PRÉCIS

THÉORIQUE ET PRATIQUE

SUR

LES MALADIES DE LA PEAU.

DE L'IMPRIMERIE DE DOUBLET, RUE GIT-LE-CŒUR.

PRÉCIS
THÉORIQUE ET PRATIQUE
SUR
LES MALADIES DE LA PEAU,

PAR M. ALIBERT,

Médecin consultant du Roi, et Chevalier de ses Ordres; Médecin de l'Hôpital Saint-Louis, Membre de la Société de Médecine de Paris, de l'Académie Joséphine de Vienne, de l'Académie royale de Médecine de Madrid, etc.

TOME SECOND.

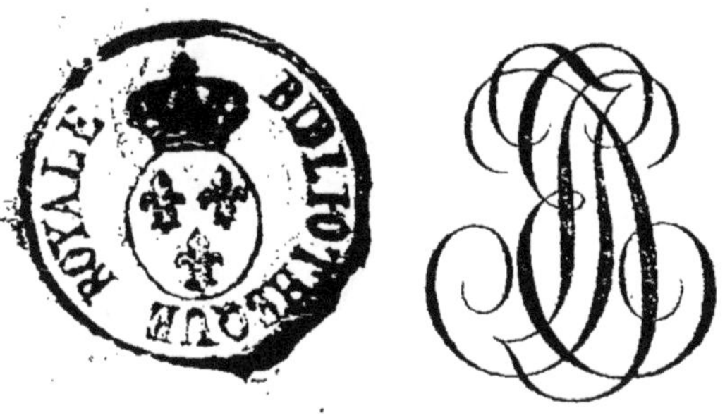

A PARIS,

CHEZ CAILLE ET RAVIER, Libraires, rue Pavée Saint-André-des-Arts, N°. 17.

1818.

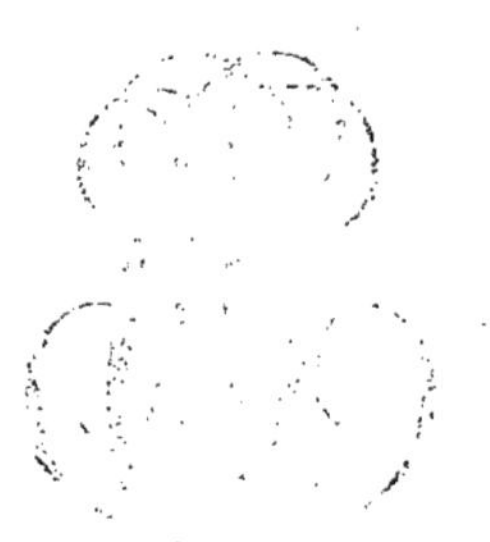
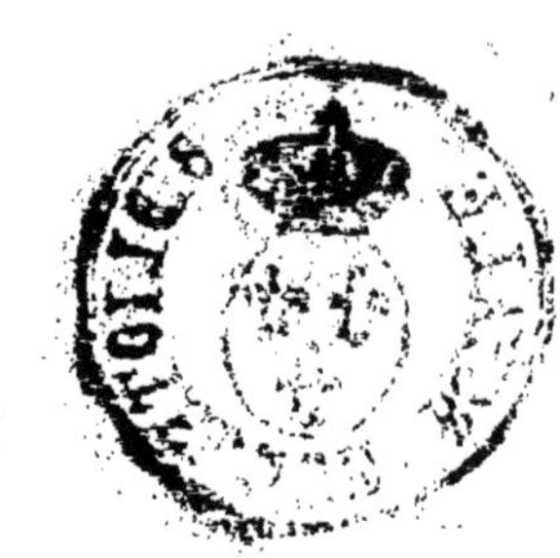

PRÉCIS

DES

MALADIES DE LA PEAU.

LES LÈPRES.

CONSIDÉRATIONS GÉNÉRALES SUR LES LÈPRES.

CCCLXXVIII. COMMENT dissiper la confusion qui règne encore dans l'Histoire des Lèpres ! Cette maladie terrible offre à l'esprit des images si repoussantes, elle épouvante à un tel point l'imagination et la pensée, elle réveille des souvenirs si tristes et si déplorables, qu'on a souvent appliqué son nom à d'autres affections cutanées, lorsque leurs progrès étoient alarmans. De là, sont provenues une foule de méprises sur son véritable caractère. Des teignes hideuses qui s'étoient étendues sur tout l'appareil tégumentaire, des dartres squammeuses très-invétérées et très-intenses, ont été fréquemment désignées sous le nom de *Lèpres* dans les écrits de quelques auteurs. Avouons même, que de nos jours, malgré les lumières répandues dans la science par une nosographie exacte, malgré les avantages procurés par la méthode analytique, on n'a que des notions insuffisantes sur un fléau si formidable pour la nature humaine.

CCCLXXIX. Il est vrai que la Lèpre est devenue plus rare de nos jours; et, si les méthodes manquoient aux anciens, les cas d'observation manquent aux modernes; c'est ce qui fait que la plupart d'entre eux, n'ont pu décrire les symptômes de la maladie avec précision et exactitude; ils ont souvent été réduits à n'en parler que sur la foi d'autrui. De là sont nées tant de discussions futiles parmi les érudits : on s'est vainement disputé, et on n'a répandu que de l'incertitude sur ce genre d'affection.

CCCLXXX. Dans une matière qui a un si puissant intérêt pour notre art, on ne sauroit s'imaginer combien les controverses nombreuses sur la valeur et la signification des mots ont été préjudiciables; combien surtout elles ont entravé la marche progressive de nos connaissances ! Elles ont infecté la Pathologie de mille erreurs. Ce n'est donc qu'après avoir attentivement contemplé la nature malade, qu'on peut, sans craindre de s'égarer, chercher dans les livres les caractères distinctifs de cette étonnante dégradation du système humain. Ce procédé est celui que j'emploie pour la publication de ce travail; et, d'après l'autorité des meilleurs écrivains grecs, je n'appliquerai la dénomination de *Lèpres* qu'aux maladies qu'ils ont eux-mêmes ainsi désignées.

CCCLXXXI. Un médecin, très-habile philologue, s'est donné beaucoup de peine pour prouver que la Lèpre décrite par le Législateur des Hébreux, n'est autre chose que l'Éléphantiasis, ou la Lèpre tuberculeuse. Il pense que les traducteurs ont mal rendu le texte. J'avoue qu'il m'est absolument impossible d'adopter son opinion. Car, pourquoi les Israélites n'auroient-ils pas été également sujets à la Lèpre squammeuse, puisque j'en trouve la description la plus fidèle dans les Livres saints? Les paroles du Lévitique, qui font entendre que les tégumens ne conservent pas le même niveau, indiquent précisément l'un des caractères les plus frappans de cette maladie, que je me propose de décrire avec beaucoup d'exactitude. Si quelqu'autre passage de l'ouvrage que je viens de citer, signale l'Éléphantiasis, je préfère penser que les deux affections ont pu avoir la même patrie : ne voyons-nous pas journellement plusieurs espèces de dartres se développer dans nos climats tempérés?

CCCLXXXII. Le but auquel j'aspire, n'est point, du reste, d'offrir à mes lecteurs un traité complet sur la Lèpre, mais seulement de ranger dans un ordre méthodique des phénomènes dont le plus grand nombre ont été sous mes yeux. Je montrerai la chaîne des rapports qui les lie à ceux déjà consignés dans d'autres ouvrages. L'expérience est un trésor qui doit se grossir par la masse des faits, à mesure qu'on les rassemble.

CCCLXXXIII. La Lèpre est la plus redoutable des maladies cutanées; elle tient une des premières places dans l'histoire des malheurs du genre humain. Nos pères la regardoient comme un signe non équivoque de la vengeance céleste; son nom seul inspiroit l'horreur à tous les peuples. Il est peu de

désastres qui aient fait autant de victimes ; et, ce qu'il y a de plus triste, c'est que la mort ne termine que lentement les souffrances des infortunés qui en sont atteints. « Il semble que ce mal, dit énergique-
» ment M. de Pons, en veuille moins à l'existence de
» l'homme qu'à ses formes, et qu'il fasse plus con-
» sister son triomphe à dégrader qu'à détruire. » Le tableau que nous en présenterons, suffira pour mettre au jour cette vérité. En effet, pendant que la peau se flétrit et se décolore, pendant que le tissu cellulaire s'altère et se tuméfie à un point extrême, pendant que le corps entier se détériore, jusqu'à devenir méconnoissable, les fonctions intérieures se maintiennent souvent dans l'intégrité la plus complète.

CCCLXXXIV. Toutefois, parmi les maladies humaines, il en est peu qui, dans leurs progrès successifs, atteignent d'une manière plus profonde les différens systèmes de l'économie vivante. Mais d'abord on frémit d'effroi quand on songe à la dégénération affreuse contractée par l'enveloppe cutanée, qui devient épaisse, écailleuse et rude comme celle des quadrupèdes ; qui prend la consistance dure et raboteuse de l'écorce des arbres. Le mal s'accroît ; le tissu muqueux, les membranes, les glandes, les muscles, les cartilages, les os, etc., rien n'est épargné par ce virus extraordinaire. Tout le corps se convertit en ulcères rongeans, ou se couvre de tumeurs carcinomateuses ; les membres se détachent et tombent en lambeaux hideux et dégoûtans. Quel tableau plus déchirant que celui d'un infortuné qui survit ainsi misérablement aux plus nobles et aux plus importantes parties de son être !

CCCLXXXV. La Lèpre est une des calamités les plus anciennes qui aient affligé le genre humain : son nom remonte jusqu'à Hippocrate. Chez les Perses et autres peuples de l'antiquité, on expulsoit les lépreux des villes, aussitôt après l'apparition du plus léger symptôme. J'ai déjà dit, qu'on regardoit cette maladie comme un affreux résultat de la colère des Dieux. Une proscription honteuse pesoit sur les malheureux qui en étoient frappés, ainsi que le rapportent les historiens ; aussi chargeoit-on d'offrandes les autels de Junon et de toutes les divinités offensées, pour parvenir à appaiser leur courroux. Il semble même que l'espèce de Lèpre qui étoit la plus odieuse, étoit la Lèpre squammeuse, qui est communément désignée sous le nom de *Leuce* dans les fastes de l'art ; car, dans plusieurs îles de la Grèce, toute couleur qui se rapprochoit de celle de la Lèpre, étoit un sujet d'épouvante, et bannie de l'enceinte des lieux habités.

CCCLXXXVI. Les Livres saints nous retracent sur-tout le tableau véritable de cette funeste maladie. Ils peignent, avec une fidélité très-remarquable, les ravages que produisoit la Lèpre sur le peuple d'Israël. On y retrouve, sur les signes pathognomoniques qui la distinguent, cet état de stupeur et d'insensibilité absolue, qui gagne successivement tout l'organe dermoïde ; la décoloration et la chûte des cheveux, qu'on n'observe guères dans les autres maladies. La tête se dépouille, dit le Législateur des

Hébreux, et l'homme n'offre alors qu'un spectacle digne de commisération. Tout le monde sait avec quelles couleurs fortes et pittoresques, l'imagination poétique et exaltée des Orientaux a reproduit l'horrible infirmité de Job, dont la peau étoit rongée d'ulcères fétides. Dieu frappa de la Lèpre le cruel Pharaon, roi d'Égypte, pour venger le sang des Juifs, dont les mains de ce tyran s'étoient si souvent souillées. Tous les siècles ont retenti du sort malheureux de Naaman, ce chef des troupes de Syrie, merveilleusement guéri par le prophète Élisée, pour s'être baigné sept fois dans les flots sulfureux du Jourdain.

CCCLXXXVII. La Lèpre naquit d'abord sous le ciel ardent de l'Égypte et de l'Arabie. Elle inonda la Grèce et l'Asie, à cause du commerce continuel de ces deux nations; mais à l'époque où les Romains soumirent tout l'Orient, ce fléau se répandit en Italie et dans toute l'Europe : la France ne fut pas épargnée. On sait que sous le règne de Philippe Ier., il y avoit des religieux soldats, désignés sous le nom d'*Hospitaliers*, auxquels étoit spécialement confié le soin des infortunés lépreux; institution bien digne d'honorer tous les siècles. Ils passoient leur vie à protéger les foibles, et aux occupations pieuses de la charité. D'une main secourable ils assistoient les malheureux, et, de l'autre, ils faisoient la guerre aux Infidèles : tantôt paisibles, tantôt guerriers, leur humanité égaloit leur valeur militaire. Louis VIII avoit spécialement mentionné les lépreux dans son testament, et il avoit fait des donations aux hospices qui les recueilloient.

CCCLXXXVIII. Il paroît, sur-tout d'après les recherches historiques de M. L. Valentin, très-habile praticien de Marseille, que l'ancienne Provence étoit une des contrées où la maladie dont il s'agit étoit la plus fréquente et la plus répandue; aussi avoit-on multiplié les hôpitaux et les infirmeries pour le traitement de ce genre d'affection, à un excès que l'on ne peut décrire. Toutes les villes en possédoient. L'hôpital dans lequel on renferme aujourd'hui les insensés, étoit jadis consacré aux lépreux : on contraignoit tous les malades à s'y renfermer.

CCCLXXXIX. On est généralement convaincu que cette affection est plutôt le résultat des mœurs et des habitudes des hommes, que du climat et des influences atmosphériques. Elle est née au milieu de la barbarie et du désordre des institutions sociales. C'est la corruption des peuples qui a perverti toutes les lois de l'hygiène publique. Les hommes qui sont habituellement mal nourris, qui vivent dans la saleté, dans l'indigence et les privations, sont aussi les plus sujets à la Lèpre; mais on a vu ce fléau disparoître à mesure que la civilisation s'est perfectionnée. Les divers soins de propreté, le fréquent usage du linge, ont beaucoup contribué à l'éteindre, et n'en ont laissé presqu'aucun vestige dans nos climats.

CCCXC. On observe qu'elle a été, en quelque sorte, liée aux grands événemens de ce globe : l'expédition des Croisades contribua singulièrement à la développer. Si l'on fouille dans les annales des peuples, on voit que les émigrations, les pélerinages, les guerres, les mélanges des nations entre elles, ont puissamment contribué au développement des affections lépreuses. Que d'exemples on pourroit citer ! Il paroît, du reste, que toutes les maladies considérées sous un point de vue général, s'éloignent de certains pays, quand les circonstances cessent de favoriser leur action. Qui oseroit donc assurer que la Lèpre ne reparoîtra pas dans toute son intensité et avec ses symptômes les plus effrayans !

CCCXCI. Quoique les maladies lépreuses se remarquent souvent dans des contrées d'une température opposée, il semble toutefois qu'elles soient particulièrement reléguées au voisinage des tropiques et de l'équateur. C'est dans ces latitudes, que la nature plus féconde et plus active, est aussi plus propre à développer les grands fléaux de l'espèce humaine. Dans tous les temps, les lieux que le soleil éclaire davantage de ses rayons, ont servi de théâtre à des affections terribles et extraordinaires.

CCCXCII. Ce phénomène fait naître une observation qui n'a échappé à aucun médecin philosophe ; c'est que chaque climat paroît spécialement favoriser le développement d'une maladie particulière, et la terre a peu d'endroits qui ne soient exposés à quelque calamité déplorable. Dans certains lieux, c'est le tissu cellulaire qui est radicalement affecté; dans d'autres lieux, c'est le système vasculaire sanguin, l'appareil respiratoire, ou les voies digestives, etc. Les voyageurs les moins instruits ont fait cette remarque; les poètes même en font mention. Ne diroit-on pas que la nature se plaît à multiplier sous mille formes la maladie ou la mort !

CCCXCIII. La Lèpre elle-même subit une multitude de modifications par le pouvoir de cette influence des climats; c'est là ce qui lui imprime un caractère prothéiforme. Aussi a-t-on mal-à-propos décrit ses principales métamorphoses, comme des espèces différentes, chez les divers peuples où elle a été aperçue. Cependant, malgré cette physionomie particulière que la Lèpre emprunte, pour ainsi dire, des causes locales qui la font naître, il y a des traits généraux qui fixent irrévocablement le genre auquel elle appartient.

CCCXCIV. C'est par conséquent une manière défectueuse de procéder, que de désigner la Lèpre par le nom des pays qui favorisent son développement : une semblable habitude a introduit beaucoup de méprises dans les ouvrages de l'art. Personne n'ignore néanmoins que plusieurs espèces de Lèpres peuvent se manifester dans les mêmes lieux; des voyageurs éclairés ont bien su les distinguer en parcourant l'Égypte et tous les pays où elle est encore endémique.

CCCXCV. Quels inconvéniens n'y auroit-il pas d'ailleurs à fixer ainsi la dénomination des différentes Lèpres, d'après les lieux où elles se manifestent! Cette affreuse maladie, qui a eu son berceau sur le sol brûlant de l'Afrique, aux bords du Nil et du Sénégal, n'a-t-elle pas fait, pour ainsi dire, le tour du globe? Tous les médecins qui ont voyagé en Égypte, l'ont rencontrée à Alexandrie, à Rosette, au Caire, à Sion, etc.; elle s'est présentée à leurs regards, sous les formes les plus dégoûtantes; les phalanges des doigts et des pieds tomboient successivement. La Nubie, la Guinée, le Congo, la Nigritie, l'Abyssinie, la côte d'Ajan, la côte de Zanguebar, etc.; les îles situées soit dans l'Océan indien, soit dans l'Océan atlantique, telles que les îles de Socotora, de Madagascar, etc., abondent en maladies de ce genre. La Lèpre est même si commune à l'île de France, que les blancs comme les noirs y sont sujets. Le nombre des affligés augmente chaque jour, et dans une proportion tellement alarmante, que l'administration de la colonie prit, il y a quelques années, un arrêté, pour les transporter tous à l'île de Coïtivy; mais on n'osa pas mettre cet arrêté à exécution, tant les malades étoient nombreux, les médecins ayant été forcés, sous des peines très-graves, de les déclarer tous. Les familles les plus considérables de l'île s'y trouvoient comprises. Les îles d'afrique, situées dans l'Océan atlantique, telles que celles de Madère, des Canaries, du Cap-Vert, de l'Ascension, etc., n'en sont point exemptes.

CCCXCVI. Parcourez l'Amérique, et vous verrez que la Lèpre s'y multiplie d'une manière effrayante: parmi les maladies du Groënland, elle tient un des premiers rangs. Le Canada, la Nouvelle-Écosse, le Mexique, les Antilles, donnent naissance à l'Éléphantiasis des jambes. M. le docteur Valentin rappelle l'habitude où l'on étoit de reléguer dans l'île de la Desirade tous les blancs lépreux qui se trouvoient à la Martinique, à la Guadeloupe, à Sainte-Lucie, à Saint-Vincent, à la Barbade, à Tabago, à la Trinité, etc. Rien de plus favorable au développement de la Lèpre, que le climat mal-sain de la Guyane.

La Terre-Ferme, la Nouvelle-Grenade, le Brésil, le pays des Amazones, le Pérou, le royaume de la Plata, etc., tous ces climats renferment des causes qui contribuent à la production de ce désastreux fléau.

CCCXCVII. La Lèpre est fréquente dans presque toutes les contrées de l'Asie. M. de S[te].-Croix a eu occasion de l'observer à la côte de Coromandel pendant son séjour à Manille. L'établissement des castes et le peu de médecins qui existent dans ce pays, empêchent que cette maladie, qu'on croit être éminemment contagieuse, ne soit convenablement étudiée. Il pense même qu'un médecin qui, par l'amour de l'art, se livreroit à ce genre de travail, perdroit la confiance publique, tant elle est en horreur. Aussi les Indiens séquestrent les lépreux, et ils font apporter tous les jours à leur porte de quoi subsister : ils font laver avec du fort vinaigre jusqu'aux chaises qui leur ont servi. La Lèpre, ainsi que l'a très-bien observé M. de S[te].-Croix, est sur-tout très-commune aux îles Philippines. Manille possède un hôpital pour la traiter; cet hôpital est desservi par les Pères Franciscains, et situé dans un lieu très-salubre. Il contenoit, lorsque M. de S[te].-Croix l'a visité, près de quatre cents malades. Les îles du Japon, les Mariannes, les Carolines, les îles de la Sonde, les Moluques, etc., offrent également le tableau de cette dégoûtante infirmité : il faut aussi nommer les royaumes de Tonquin, ceux de la Cochinchine, de Siam, etc.

CCCXCVIII. Croira-t-on qu'à la Chine on rencontre une grande quantité d'individus affectés de la Lèpre ? M. de S[te].-Croix en a vu beaucoup à Macao:

Les Portugais ont établi au-delà des portes un hospice pour les recevoir; mais une condition essentielle pour y être admis, est d'être Chinois et catholique. M. de Guignes a pareillement fait mention des ravages que la Lèpre cause dans la Chine. Il en est qui sont tellement tourmentés par la maladie, qu'ils en perdent les doigts des pieds et des mains. Le même voyageur atteste avoir observé un certain nombre de Chinois auxquels le nez étoit tombé en mortification. M. de Guignes prétend mal-à-propos que ce n'est point une vraie Lèpre, parce qu'elle n'a point un caractère contagieux : en effet, rien n'est plus douteux que ce caractère qu'on attribue communément à cette affection.

CCCXCIX. Toute la Turquie d'Asie est en proie aux horreurs de la Lèpre. Les côtes de la Natolie en sont infestées. Les villes d'Alep, de Damas, de Tripoli et d'Acre, dans la Syrie, ont vu depuis longtemps cette maladie les épuiser d'habitans, ainsi que les contrées de la Palestine et toutes les cités qu'elles renferment. Les lépreux abondent en Perse et en Arabie.

CCCC. Les savans qui ont voyagé dans la Grèce, ont vu cette maladie s'y développer avec des symptômes formidables. On la voit pulluler dans toutes les îles de l'Archipel, dans celles de Candie, de Tine, d'Andros, de Négrepont, de Tenédos, de Patmos et de Rhodes. L'île de Samos sur-tout est devenue une espèce de réfuge pour les infortunés lépreux. On les rassemble, en plus ou moins grand nombre, dans des chambres, sans songer à les guérir : on n'a d'autre intention que de les séparer du reste de la société.

Rien de plus lamentable, que la situation de ces individus, lesquels sont devenus, en quelque sorte, le rebut de la nature et des humains.

CCCCI. L'intérieur de l'Europe offroit autrefois une multitude immense de lépreux; mais la maladie a disparu avec les progrès des lumières et le perfectionnement des institutions civiles. On la retrouve néanmoins encore dans l'Europe septentrionale. Les îles rapprochées de Féroë, qui appartiennent au gouvernement d'Islande; toutes les côtes maritimes de la Norwège et de la Suède, sont le théâtre de la Lèpre fameuse connue sous le nom de *Radesyge*. Le professeur Pallas, dans son voyage en Russie, fait mention d'une maladie de ce genre, apportée en Crimée par les troupes qui ont fait la guerre contre les Persans. Les Cosaques du Jaïk disent l'avoir héritée d'un détachement d'Astracan. L'un des premiers symptômes est d'avoir le visage violet. M. Willan dit avoir observé plusieurs espèces de Lèpres en Angleterre; mais ces Lèpres ne sont autre chose que des dartres auxquelles cet auteur a imposé des noms qui ne leur conviennent pas. La France, cet empire si policé, compte encore des lépreux à Vitrolles et aux Martigues. L'Espagne enfin est renommée par la Lèpre des Asturies: cette province possède une foule d'hopitaux, dédiés à saint Lazare, qui étoient destinés pour sa guérison. On la rencontroit aussi, il y a peu d'années, dans quelques cantons de l'Italie, etc.

CCCCII. Dans quels détails minutieux il me faudroit entrer encore, si je voulois procéder ici à l'énumération de tous les lieux où a pu se montrer ce fléau si triste pour la nature humaine ! mais de semblables digressions ne font rien au but que je souhaite atteindre. Entrons maintenant dans l'histoire des faits particuliers qui constituent le genre de maladie qui nous occupe. Traçons avec fidélité le tableau des espèces. Disposons avec ordre la masse des connoissances qu'on a progressivement acquises sur cette intéressante matière. Que la méthode analytique nous guide ! notre travail sera plus utile et plus instructif.

SECTION PREMIÈRE.

FAITS relatifs à l'histoire particulière des Lèpres.

ESPÈCE PREMIÈRE.

LÈPRE SQUAMMEUSE. *LEPRA squammosa* (1).

Lèpre, se manifestant sur une ou plusieurs parties des tégumens, par des écailles plus ou moins larges, le plus souvent orbiculées, et entourées d'une aréole rougeâtre, dures, verruqueuses et rudes au toucher, quelquefois traversées par des sillons profonds, d'une couleur cendrée ou d'un gris noirâtre, comme l'écorce des arbres, souvent semblables aux écailles de certains poissons.

Obs. La Lèpre squammeuse a plusieurs variétés; n'est-il pas convenable de les distinguer, pour dissiper l'obscurité qui règne dans les ouvrages de l'art ?

A. La Lèpre blanche. *Lepra Alphos vel Leuce.* — C'est le Zaraab des Hébreux, le Bothor de Rhazès, l'Albaras ou l'Alguada d'Avicenne, etc. Les Grecs lui ont principalement donné la dénomination que je lui conserve; à cause des taches blanches et poudreuses qui se trouvent çà et là répandues sur toute la périphérie de la peau. En général, ces taches se joignent rarement pour former de grandes plaques; et cette affection, comme l'a dit Galien, a beaucoup moins d'intensité que la Lèpre ordinaire. Chaque tache est circonscrite par une aréole rougeâtre. Les distinctions qu'on a voulu établir entre

(1) Consultez la planche XXX, de mon ouvrage in-folio, sur les Maladies de la Peau, observées à l'hôpital Saint-Louis.

l'*Alphos* et le *Leuce*, sont illusoires; car ces deux états de la peau ne peuvent différer que par le degré, ce qui ne constitue pas une autre nature : seulement on observe que dans le Leuce, la peau a un aspect lanugineux, comme les feuilles du peuplier, d'où lui est venu le nom qu'elle porte.

B. LA LÈPRE NOIRE. *Lepra melas.* — Il est facile de distinguer cette variété de la précédente. On la nomme ainsi, à cause de la couleur des écailles, qui est d'un gris noirâtre : c'est la complication scorbutique qui imprime ordinairement cette nuance aux incrustations écailleuses. Les aréoles de la Lèpre noire sont par conséquent d'une couleur livide et violacée, ou d'un rouge sale; les écailles sont dures et luisantes. On la désigne aussi sous le nom de *Lèpre rouge* ou de *Lèpre scorbutique*. Cette variété a beaucoup de rapport avec le *mal de rosa*, de la province des Asturies, etc.

C. LA LÈPRE TYRIENNE. *Lepra tyria.* — Cette Lèpre se distingue des variétés déjà indiquées, parce que la peau a la dureté des écailles des poissons. Souvent ces écailles tombent spontanément et ne tardent pas à se reproduire; souvent aussi, elles forment des incrustations très-épaisses, en s'accumulant les unes sur les autres; elles forment quelquefois une enveloppe universelle sur tout le corps; les parties que recouvrent les écailles, sont quelquefois baignées d'une humidité purulente. Le propre de cette variété est de produire une desquammation d'écailles analogues à celles dont se dépouillent les serpens, d'où lui est venu son nom.

TABLEAU DE LA LÈPRE SQUAMMEUSE.

CCCCIII. L'espèce de Lèpre dont nous allons tracer le tableau, est celle que l'on désigne vulgairement sous le nom de *Lèpre des Grecs*. Elle a une variété de formes qui a introduit beaucoup de confusion dans les descriptions diverses qu'on en a données. En effet, beaucoup d'auteurs ont désigné comme des maladies particulières, des degrés ou des modifications différentes de la même maladie. Pour ce qui me concerne, je me bornerai à caractériser cette Lèpre, d'après la nature de son éruption.

Ceux qui sont atteints de la Lèpre squammeuse, ont la peau âpre, sèche et recouverte d'une poudre farineuse, ou de quelques écailles analogues. Ces écailles, presque toujours blanches, se répandent d'abord sur le cuir chevelu et sur la nuque; il est des individus qui ont la tête comme couverte d'une croûte calcaire, au travers de laquelle percent quelques cheveux rares, blanchâtres et lanugineux. Si l'on gratte les autres parties du corps, principalement les cuisses et les bras, ces parties prennent aussitôt une couleur cendrée, et finissent par blanchir entièrement. Ce genre d'altération a été fréquemment remarqué dans la province des Asturies.

Les écailles de cette Lèpre se multiplient et se recouvrent successivement au point de former, par ce moyen, des croûtes épaisses; quelquefois, elles se détachent spontanément du système dermoïde, et ne tardent pas à être remplacées par d'autres. Ce renouvellement des écailles, caractérisoit spécialement une Lèpre squammeuse que M. Valentin a eu occasion d'observer à Marseille : la peau dépouillée étoit rouge et inégalement enflammée.

C'est un spectacle bien singulier que celui que présente l'Alphos, dans l'Éthiopie et dans tous les pays chauds, dont les habitans ont la peau d'un brun foncé. Par l'état maladif, leur peau noirâtre se couvre de taches blanches, qui contrastent singulièrement avec la noirceur naturelle des tégumens : ces deux couleurs qui se heurtent, rendent le corps difforme et monstrueux à contempler.

La Lèpre squammeuse excite quelquefois un prurit si considérable, que les malades se déchirent impitoyablement la peau avec leurs ongles, dont l'empreinte devient le foyer horrible d'autant d'ulcérations.

Improba mordaci serpens prurigine Lepra,

a dit énergiquement un grand poète. Mais ce qu'il y a de plus désolant, c'est que les lépreux ne trouvent aucun secours, aucun réfuge contre ces démangeaisons. S'ils se plongent dans le bain, ils y éprouvent des crises si douloureuses, que l'eau qui les touche est bientôt rougie de leur sang ; s'ils sont dans leur lit, la chaleur du sommeil les irrite plus vivement encore.

Il arrive, pour la Lèpre, un phénomène absolument semblable à celui qui survient dans certaines espèces de dartres. D'abord, on n'aperçoit que des cercles distincts répandus çà et là sur la périphérie des tégumens; mais, par les progrès de la maladie, ces cercles s'unissent et forment de larges incrustations. On en voit dont tout le corps est blanc et écailleux; alors tous les membres sont dans un état de torpeur, d'engourdissement général et d'insensibilité, etc.

Pourtant, il est assez rare que la Lèpre squammeuse, désignée sous le nom de *vitiligue*, soit universelle, quoique les auteurs en citent des exemples. Les taches écailleuses et circulaires qu'elle produit, se bornent ordinairement à certaines parties du corps; leur vrai caractère, comme je l'ai déjà dit, est d'être plus déprimées que les parties environnantes, selon l'observation de tous les siècles, et d'être bornées par une aréole rouge et rosée : la peau est comme creusée, à mesure qu'elle se dessèche et se raccornit.

L'altération du tissu épidermoïque se propage quelquefois jusqu'aux ongles des pieds et des mains; ces ongles s'épaississent, s'alongent, souvent se recourbent et s'enfoncent dans la substance propre des chairs : ils acquièrent une difformité remarquable. Ce qu'il y a de surprenant, c'est qu'une croûte lépreuse puisse ainsi envelopper tout le corps, et intercepter la transpiration sur une surface aussi étendue, sans que ce phénomène ait des suites funestes.

On a souvent signalé sous le titre de Lèpres, des dartres qui étoient parvenues à un très-haut degré d'intensité; mais qui ne sait que la vraie Lèpre affecte plus profondément les chairs, et les réduit souvent à un état de fonte et de colliquescence ! D'ailleurs les écailles qu'elle forme, sont d'une consistance plus dure et d'une surface beaucoup plus étendue : les ravages qu'elle produit laissent, après la guérison, la peau toute cicatrisée.

Quelquefois la Lèpre se manifeste avec des symptômes superficiels, et c'est alors qu'elle prend le nom d'*Alphos*; les écailles ont alors peu de circonférence;

ce ne sont que de légères aspérités, ou de petites écailles blanches et poudreuses, dont la partie moyenne s'affaisse et se déprime. Dans cette circonstance, elle gagne rarement toute la surface du corps; elle ne s'attache qu'à certains endroits : ce sont, pour me servir des expressions de Celse, comme des gouttes ou des taches disséminées çà et là, et laissant entre elles des intervalles considérables.

Tantôt, les écailles qui recouvrent le corps, ont la couleur d'un blanc de neige ou de farine; tantôt elles sont d'une couleur grisâtre; tantôt enfin, elles sont d'une couleur foncée et livide. Lorsque les écailles se soulèvent, on voit suinter de la peau un fluide lymphatique, souvent mêlé d'une matière sanguinolente et comme corrompue; elles ne tardent pas à tomber, et elles sont alors remplacées par des incrustations nouvelles : c'est sur-tout lorsque la Lèpre se complique d'une affection scorbutique, qu'elles se détachent avec la plus grande facilité. Comme cette dernière n'attaque que des individus misérables et ceux qui vivent dans les lieux mal-sains, l'irritation s'accroît de plus en plus, et il se manifeste des ulcères dégoûtans; il arrive, dans d'autres cas, que la peau ne subit point ce dépouillement périodique dont nous avons parlé, et que les écailles sont permanentes.

Lorsque la Lèpre squammeuse est très-avancée, les jointures et les articulations semblent être frappées d'une sorte de stupeur et d'immobilité. La faculté sensitive s'anéantit. Les ongles se corrompent et tombent; les cheveux changent de couleur. Il se déclare des sueurs nocturnes et une maigreur déplorable.

Les tégumens restent desséchés et rudes. Vous croiriez voir des quadrupèdes épilés. Quel tableau nous offririons à nos lecteurs, si nous voulions retracer ici toutes les complications de la Lèpre squammeuse! On a vu des malades qui, indépendamment de la vitiligue dont ils étoient atteints, étoient en proie à des affections artritiques ou rhumatismales. On a vu des enfans se couvrir d'une vitiligue noire, après avoir éprouvé la gourme muqueuse, ou autres éruptions auxquelles ils sont communément sujets. La Lèpre squammeuse peut également se combiner avec les dartres, la gale, les scrophules, avec toutes les maladies qui attaquent plus ou moins profondément le système lymphatique.

Au surplus, alors même que la Lèpre se manifeste dans son état de simplicité, il est aisé de voir que l'irritation qu'elle produit est très-profonde, et que tous les tissus cutanés en sont atteints. On en voit la preuve dans cette sanie fétide qui stagne sous les écailles et dans de larges fissures; l'engorgement général des glandes, la chute des ongles et des cheveux, les diarrhées colliquatives, le marasme, cette lassitude affreuse dans laquelle languissent tous les membres, et bien d'autres symptômes, prouvent que le système entier est dans un état de dissolution et de corruption universelle.

Il importe de bien distinguer la Lèpre squammeuse des autres affections cutanées avec lesquelles on lui a trouvé de la ressemblance et de la connexité : telles sont les dartres, les teignes, les exanthèmes prurigineux, etc.; car ces dernières maladies présentent aussi des squammes, des aspérités, des ulcérations, des fissures, des gerçures, etc. Mais la Lèpre a des symptômes qui lui sont propres : tels sont la chute des cheveux, des sourcils, ainsi que des poils du menton, et la perte successive de la sensibilité.

La Lèpre squammeuse est subordonnée à l'influence des saisons et des variations atmosphériques. Il conste qu'elle a des exacerbations qui se déclarent principalement au printemps. Le grand observateur Forestus avoit eu soin de faire cette remarque; mais tous les accidens de la maladie se déploient aussi durant les froids rigoureux de l'hiver.

Les Pathologistes ont établi plusieurs distinctions fondées sur diverses nuances qui caractérisent cette espèce de Lèpre; mais ces distinctions peu importantes n'expriment que différens degrés de la même affection. Quelquefois l'Alphos se change en Leuce, le Leuce en Lèpre tyrienne, etc. On a vu même, à ce qu'on assure, la Lèpre squammeuse dégénérer à un point extrême, et manifester successivement tous les symptômes de l'Éléphantiasis, etc. Mais aucun fait irrécusable ne confirme cette complication, et peu d'espèces en nosographie sont aussi constatées et déterminées que celle que nous venons de décrire.

Observations relatives à la Lèpre squammeuse.

CCCCIV. *Première observation*. J'ai observé, à l'Hôtel-Dieu de Paris, un exemple très-intéressant de cette Lèpre squammeuse que les auteurs désignent dans leurs ouvrages, sous le titre de *Lèpre des*

Grecs, à laquelle ils ont donné les noms de *Leuce*, d'*Alphos*, de *Morphœa*, etc. C'est le *Vitiligo* des Latins. Mon collègue Recamier donnoit des soins à la femme qui en étoit atteinte. La malade étoit d'une stature grêle et petite, âgée d'environ trente-cinq ans : elle se disoit née de parens mal-sains. Cette dispositon maladive se manifesta dès son enfance; car elle fut sujette à la teigne. On lui administra dans les hôpitaux les soins qui conviennent en pareil cas; mais elle conserva pendant bien long-temps les glandes du col très-engorgées. On fut d'ailleurs contraint de lui pratiquer une opération pour une fistule lacrymale, qui se déclara soudainement chez elle, et qu'on ne parvint point à guérir. Cette malheureuse femme éprouva, dans le cours de sa vie, une foule d'autres accidens. Elle fit des chutes qui lui causèrent des hémorragies. Elle fut mordue au bras par un chien enragé : le célèbre Desault la cautérisa. Malgré la conduite régulière qu'elle menoit, les glandes de ses aines se tuméfièrent. Quelques années après, on jugea convenable de traiter cette affection par les préparations mercurielles : elle entra pour cet objet à l'hôpital des vénériens. On lui administra, par la voie des frictions, jusqu'à trente-deux gros d'onguent napolitain. Ce remède eut des inconvéniens; il provoqua la salivation, et fit naître des ulcères dans l'intérieur de la bouche. Nouvel accident, la malade contracta une affection psorique, qu'elle garda plusieurs années. Un flux de ventre l'exténuoit à un degré difficile à peindre. Son existence fut désormais très-douloureuse. Lorsque cette femme eut atteint l'âge de quarante-quatre ans, il lui survint au menton une sorte d'éruption croûteuse, qui offroit l'aspect d'une dartre, et qui se dirigeoit vers l'une des régions latérales et supérieures de la poitrine : cette éruption parut céder à des fumigations, et à l'usage long-temps continué des boissons émollientes. Ce fut environ un an après, qu'ayant reçu un coup violent dans les seins, il se manifesta, principalement sur le sein gauche, une multitude de petites pustules blanches, qui arrivoient à suppuration; ces pustules se propagèrent jusques sur la partie intérieure et inférieure du thorax. La malade y éprouvoit une chaleur cuisante. Enfin, quelques mois s'étant écoulés, on vit paroître sur le sein maigre et flétri des taches d'un gris cendré, qui suivoient d'abord le niveau de la peau : ces taches étoient bornées par un cercle rougeâtre, d'un rose pâle; d'ailleurs, les tégumens voisins étoient sains. Ensuite parurent d'autres taches. Les premières se desséchoient et contractoient une couleur brunâtre; le cercle restoit de la même étendue, mais il étoit d'un rouge beaucoup moins vif. Les taches se desséchoient avec le temps, et se raccornissoient, en quelque sorte, à diverses époques de leur existence. Elles présentoient les modifications suivantes : 1°. les taches ou squammes récentes gardoient exactement le niveau des tégumens, et l'aréole qui les environnoit, étoit d'un rouge très-vif; leur couleur étoit d'un gris de perle; quelquefois elles étoient d'un blanc nuancé de jaune; elles étoient rénitentes au toucher; ensuite, à mesure que les taches croissoient, elles sembloient noircir, se raccornir et se déprimer : l'aréole se conservoit, mais la partie malade étoit totalement dépourvue de sensibilité; 2°. enfin elles devenoient d'une consistance très-dure, pour ainsi dire, coriace, et le cercle aréolaire s'effaçoit entièrement. On voyoit sur quelques parties de ce même sein, des vestiges d'anciennes écailles tout-à-fait desséchées : après la chute de ces mêmes écailles, la peau restoit cicatrisée. Telle étoit la marche lente, mais régulière, que suivoit cette funeste maladie. Toutes les fois que les taches avoient parcouru leurs diverses périodes, on n'apercevoit plus sur la peau que des taches brunâtres; mais l'aréole étoit entièrement effacée. Il parut ultérieurement quelques taches superficielles, qui noircissoient rapidement, sans présenter aucune dépression. Enfin, après avoir long-temps langui dans les hôpitaux, cette femme a fini par succomber sous le poids de ses longues souffrances. Lorsque j'ai eu occasion de l'observer, elle étoit tourmentée d'un dévoiement qui lui enlevoit toutes ses forces.

Deuxième observation. — Il s'est présenté à moi une malheureuse femme de Saint-Domingue, qui étoit en proie à toutes les horreurs de l'indigence. Dans le vaisseau qui l'avoit porté en France, elle avoit vu se développer, à l'articulation de ses deux coudes et le long de ses bras, des plaques blanches affectant une forme circulaire, déprimées et environnées d'un bord de couleur pourprée; bientôt il s'en déclara deux à la partie antérieure du sternum : il y en avoit pareillement à la nuque. Sous ces plaques, existoient des ulcérations qui rendoient une sanie purulente; cette affection fit de tels progrès, que la femme en devint aveugle : elle a disparu, sans qu'on ait pu savoir ce qu'elle étoit devenue.

Troisième observation. — Rien de plus intéressant pour les progrès de notre art, que l'histoire d'Élisabeth Cayol, non réglée, qui m'a été communiquée par M. L. Valentin, de Marseille, l'un des médecins modernes qui ont été le plus attachés à la médecine d'observation. La fille dont il est question, et qui vit encore, est native des environs de Marseille; elle quitta son lieu natal, et fut admise à l'Hôtel-Dieu de cette ville pour y être traitée d'une Lèpre squammeuse qui s'étoit étendue sur l'universalité des tégumens. Cette fille étoit recouverte, sur tout le corps, d'une enveloppe ou croûte grisâtre, que M. Valentin compare, avec beaucoup de raison, à la peau d'un *éléphant épilé*. J'ai été à même de juger de la vérité de cette observation, par les échantillons d'écailles qu'il a bien voulu me faire parvenir, et que j'ai maintenant sous les yeux. Ces écailles ou croûtes étoient plus blanches au cou et au visage; elles étoient remarquables par leur consistance et par leur épaisseur, ainsi que par leur étendue; elles se détachoient périodiquement et par fragmens, comme il arrive aux serpens et aux autres reptiles qui changent de peau: elles n'étoient d'ailleurs séparées entre elles par aucun intervalle. On eut dit que cette infortunée malade étoit, pour ainsi dire, vêtue de cette enveloppe monstrueuse, jusqu'à l'entrée du vagin et du rectum. Quelle situation déplorable étoit la sienne ! Ce bouclier hideux interceptoit l'organe des sensations. Lorsqu'on examinoit attentivement la peau dépouillée et privée de son épiderme, on n'y voyoit aucune altération; il n'en suintoit aucune matière purulente; elle conservoit toujours le même luisant, le même poli. La tête présentoit un spectacle horrible. Elle étoit coiffée d'une calotte épaisse, partagée en deux parties égales d'avant en arrière, etc.; au travers de cette calotte, passoient une multitude de cheveux noirs et hideusement entortillés. M. Valentin examina attentivement les urines de la malade; elles étoient noires, d'une odeur insupportable; les selles n'étoient pas moins repoussantes par leur excessive fétidité. On ne pouvoit même approcher de cette fille, sans être affecté de la manière la plus désagréable. L'odeur lépreuse que j'ai eu occasion d'étudier, a beaucoup d'analogie avec celle qui se fait sentir dans la petite vérole confluente, durant la desquammation : on observa, du reste, que l'éruption épouvantable dont il s'agit, s'effectua dans l'espace d'environ six semaines. On administra à Élisabeth Cayol des bains savonneux; on la frictionna avec de l'huile. La peau fut absolument nettoyée par ces moyens simples; on voyoit seulement çà et là quelques plaques furfuracées. Il s'étoit déclaré sous le menton un abcès, qui parvint spontanément à suppuration. D'ailleurs, la jeune malade avoit recouvré un état parfait de santé : ses ongles n'avoient rien que de naturel. Il paroît, du reste, qu'elle avoit été frappée de cette éruption lépreuse à six reprises différentes. C'est à dix-huit mois qu'elle en fut d'abord atteinte. La maladie ressembloit alors à une espèce de gourme muqueuse, dont la tête, le col et la poitrine étoient spécialement attaqués. Élisabeth, parvenue à l'âge de deux ans, eut, à la plante de ses deux pieds, une croûte épaisse qui gênoit singulièrement la progression : cette croûte se détacha spontanément. A trois ans et demi, le cuir chevelu subit une incrustation dans toute sa surface; incrustation qui s'enleva avec la même facilité qu'une perruque, par l'application d'un mélange de cendres et d'huile d'olives. A quatre ans, tous les tégumens furent envahis; six mois après, guérison complète. A neuf ans, nouvelle éruption sur le corps, à la paume des mains, ainsi qu'à la plante des pieds. M. Valentin prétend que cette robe squammeuse dura trois mois. A treize ans, encore une éruption qui dura le même temps, et qui est parfaitement guérie à l'instant où l'on me communique l'observation.

CCCCV. Nous aurions pu sans doute consulter les divers auteurs, et rapprocher ici toutes les observations qu'on a publiées sur cette variété de la Lèpre squammeuse; mais le peu de faits qu'on a rassemblés, n'ont point été décrits avec assez de fidélité et de précision : on s'est souvent mépris sur les symptômes. Or, le but de la méthode analytique que j'ai adoptée, est d'élaguer de cet ouvrage tout ce qui est douteux et équivoque. N'est-ce pas l'unique moyen de débrouiller la confusion qui règne dans la monographie des Lèpres ?

ESPÈCE DEUXIÈME.

LÈPRE CRUSTACÉE. *LEPRA crustacea* (1).

Lèpre, se manifestant sur une ou plusieurs parties des tégumens par des croûtes tuberculeuses, inégales, sillonnées, et qui offrent beaucoup d'aspérités et de profondes gerçures. Les croûtes, qui forment de larges plaques sur les tégumens, ont beaucoup plus d'étendue et d'épaisseur que celles des dartres. Elles laissent après leur chute des cicatrices indélébiles.

Obs. Cette Lèpre offre plusieurs variétés; je ne citerai que les suivantes :

A. La Lèpre crustacée vulgaire. *Lepra crustacea vulgaris.* — Cette variété est celle qui mérite proprement le nom de *Lèpre.* Ceux qui en sont atteints, après avoir passé plusieurs jours dans un état de débilité et de mélancolie sombre, voient successivement se manifester sur la périphérie du système dermoïde, des tubercules pustuleux, qui se convertissent en croûtes rugueuses, âpres et dures. Ces croûtes, qui sont d'abord d'un jaune verdâtre, noircissent en se desséchant; elles servent, en quelque sorte, de couvercle à de petits abcès, qui contiennent une liqueur ichoreuse ou purulente, d'une odeur très-fétide.

B. La Lèpre crustacée scorbutique. *Lepra crustacea scorbutica.* — Cette variété de la Lèpre s'observe particulièrement dans la province des Asturies, en Espagne. Les habitans lui donnent le nom vulgaire de *Mal de la rosa*, à cause de la rougeur excessive qui se manifeste sur les tégumens avant la formation des croûtes. Ces

(1) Consultez la planche XXXI de mon ouvrage in-folio, sur les Maladies de la Peau, observées à l'hôpital Saint-Louis.

croûtes, de couleur cendrée et rudes au toucher, sont d'un aspect hideux; elles sont marquées et traversées par des sillons profonds, ou par des fissures qui pénètrent la peau jusqu'au vif, et sont accompagnées d'une grande douleur. Elles occupent ordinairement les métacarpes et les métatarses; quelquefois elles s'étendent en forme de collier à la partie antérieure et inférieure du col, de l'une à l'autre clavicule. D'autres croûtes descendent en avant en forme d'appendice jusques vers le milieu du sternum. Casal, célèbre médecin espagnol, a décrit et fait dessiner cette maladie. Les symptômes les plus constans de cette variété de Lèpre, sont: 1°. une vacillation continuelle de la tête, au point que les malades ne peuvent jamais rester dans un repos parfait. Casal parle d'une femme qui se balançoit comme un roseau battu par le vent, et qui étoit obligée de rétablir à chaque instant l'équilibre, en portant ses pieds en avant; 2°. une ardeur douloureuse de la bouche, des vésicules aux lèvres, la langue chargée; 3°. la débilité de l'estomac, une lassitude générale, principalement aux cuisses; 4°. des croûtes sur les métacarpes et les matatarses, en sorte que ces parties paroissent quelquefois comme brûlées. Cette ardeur dévorante qui les consume, augmente par la chaleur du lit; ils ne peuvent supporter aucune température extrême; ils pleurent pour la moindre chose, et même sans cause connue, etc.

C. La Lèpre crustacée, vulgairement appelée le *mal-mort*. *Lepra crustacea Malum-Mortuum.*—Cette variété est la Lèpre commune de nos climats. Mes prédécesseurs me paroissent l'avoir décrite exactement et avec tous les détails propres à la faire bien connoître. Les Arabes en font néanmoins mention. Cette hideuse maladie se manifeste par des pustules, qui se recouvrent de croûtes larges, profondément sillonnées, tuberculeuses, de la couleur d'un jaune verdâtre, laissant, après leur chute, la peau cicatrisée. Cette éruption attaque principalement les bras, les cuisses et les jambes ; mais je l'ai observée également au visage et à la partie antérieure de la poitrine. Cette maladie porte une atteinte profonde à toutes les fonctions. Ceux qui l'éprouvent, sont dans un état de marasme et de langueur; lorsqu'elle attaque dans le bas âge, elle interrompt la marche de l'accroissement. J'en citerai un exemple bien digne d'attention ; c'est celui d'une fille qui, à l'âge de vingt ans, paroissoit n'en avoir que dix. Chez elle, toutes les fonctions étoient dans un état de stagnation et comme dans une espèce de mort.

D. LA LÈPRE CRUSTACÉE SYPHILITIQUE. *Lepra crustacea syphilitica.* — Cette variété de Lèpre, dont je parlerai plus amplement, lorsque je traiterai des maladies vénériennes, est caractérisée par des boutons pustuleux, croûteux et tuberculeux, arrondis, inégaux, très-élevés au-dessus de la peau; certains de ces boutons sont rapprochés et comme confondus; d'autres sont entièrement isolés. Les croûtes sur-tout, dont la couleur est d'un jaune verdâtre, affectent différentes figures; tantôt elles sont épaisses, offrent des aspérités affreuses qui sont quelquefois déprimées dans leur centre, et qui, d'autres fois, sont fendillées et sillonnées dans toute leur étendue; tantôt elles sont proéminentes et mammelonées comme des stalactites. On voit des malades dont le front est comme hérissé de tubercules horribles; sous les croûtes, se trouvent souvent une matière puriforme qui est d'une grande fétidité.

TABLEAU DE LA LÈPRE CRUSTACÉE.

CCCCVI. On a souvent confondu cette maladie, soit avec la Lèpre squammeuse, soit avec l'éléphantiase ou Lèpre tuberculeuse. Sa description exacte fixera sans doute la ligne de démarcation qu'il faut établir entre les différentes espèces. Nous avons cru devoir la désigner par le caractère de son éruption dominante : en général, cette maladie se manifeste par des croûtes rugueuses, âpres et sillonnées, lesquelles sont le résultat de l'épaississement d'une matière ichoreuse et purulente.

Cette apparition de croûtes lépreuses, est précédée par d'autres symptômes. Avant que le mal éclate sur le systême dermoïde, les malades sont atteints d'une morosité sombre et d'une accablante mélancolie; ils ne peuvent triompher de l'état de tristesse qui les gagne. Il survient dans les forces un état extraordinaire de lassitude et de foiblesse, qu'aucun repos ni aliment ne sauroient réparer. Souvent aussi, les malades n'éprouvent rien qui fasse soupçonner l'invasion profonde de cette éruption affreuse; et, la Lèpre a déjà poussé des racines profondes, qu'on s'aperçoit à peine du danger qu'elle entraîne.

Cependant, on voit paroître sur les tégumens des pustules ou furoncles d'une teinte bleuâtre et comme livide. Ces pustules se rassemblent par grouppes à la surface cutanée, et présentent, comme je l'ai déjà dit, des aspérités hideuses qu'on ne peut contempler sans une espèce de dégoût, et souvent même sans une sorte d'effroi : toute la face en est horriblement dégradée. Ces végétations croûteuses, d'une forme pyramidale ou mammelonnée, mettent beaucoup de temps à se développer, et à atteindre leur entier accroissement; quelquefois, elles sont disséminées çà et là sur la périphérie de l'appareil tégumentaire, au point que le corps en paroît, pour ainsi dire, hérissé; quelquefois aussi, elles forment des plaques étendues à la partie postérieure du tronc; plus souvent encore, les membres du corps en sont tellement recouverts, qu'ils éprouvent une sorte de gêne dans les mouvemens articulaires. Les croûtes lépreuses sont assez constamment dans un état de siccité; toutefois, on voit dans quelques occasions, suinter de leur base, une humeur purulente qui est d'une couleur jaunâtre, et d'une fétidité insupportable. Lorsque les malades les arrachent avec violence, il s'en écoule un sang noirâtre; dès-lors des croûtes nouvelles ne tardent point à se former.

La Peau éprouve des altérations qu'il est intéressant de faire connoître. Elle devient rugueuse, raboteuse, inégale, acquiert une consistance épaisse, et quelquefois lardacée; la peau du visage sur-tout s'altère à un point extraordinaire : elle prend une couleur bronzée, cuivreuse et livide. Pallas a vu des lépreux dont le visage était devenu violet. On sent que de pareils désordres doivent rendre les tégumens imperméables, et interrompre l'exercice de la transpiration. Les obstacles que trouve alors la fonction des exhalans, doit influer sur la nature de l'exhalation pulmonaire qui, le plus souvent, est pestilentielle.

Il n'est pas rare de voir qu'il s'établit une irritation vive dans la membrane muqueuse qui tapisse les sinus frontaux et les fosses nasales. Une jeune malade, dont je citerai plus bas l'observation, rendoit par cette voie une matière qui paroissoit être éminemment acrimonieuse et presque corrosive; c'est sans doute cette irritation morbifique, plus ou moins continuée qui épaissit les lèvres et dilate prodigieusement les narines : il y survient souvent des ulcères d'une très-mauvaise nature; on en remarque pareillement sur la voûte du palais et dans toute la gorge.

Les fonctions intérieures s'exécutent avec une sorte de trouble et de difficulté; l'estomac et le conduit intestinal partagent les altérations morbifiques du système dermoïde : les forces digestives languissent. Les malades ont une répugnance constante pour les meilleurs alimens. Par fois, l'organe du goût est dépravé et n'appette que des substances nuisibles; aussi les malades tombent-ils dans un état de marasme qui fait journellement des progrès. Toutes leurs sécrétions se pervertissent; celle des larmes contracte une telle dégénération, que les bords des paupières sont rongés et ulcérés. Les urines sont sales, terreuses, jumenteuses, etc.

Chez certains individus, aucun mouvement de fièvre ne se manifeste dans les premières années de la maladie; chez d'autres, les désordres de la circulation s'annoncent dès le commencement. Lorsque la Lèpre est très-avancée, le pouls est foible et d'une extrême petitesse; c'est à cette même époque des progrès de l'affection, que les malades ne respirent qu'avec une douloureuse oppression, laquelle redouble par intervalles.

Les ulcères lépreux sont d'une très-longue durée : la matière purulente qui s'en échappe, est d'une qualité si caustique, que les tégumens, les cartilages, les os en sont corrodés. M. Bonpland, au retour de ses voyages, m'a remis des dessins de lépreux, dont les doigts avoient été successivement sphacélés. Est-il un spectacle plus affreux! Cette horrible décomposition s'effectue progressivement et toujours par des accidens inattendus. Un lépreux vit un jour les doigts de ses deux mains se couvrir d'un exanthême qui étoit d'un rouge foncé, mais qui, d'ailleurs, n'étoit point douloureux. La nuit suivante, ses doigts tombèrent en putréfaction. On a vu la peau entière frappée de gangrène et tomber en lambeaux chez ces infortunés, ainsi que des membres entiers se détacher du corps des individus.

Parmi les symptômes qui caractérisent cette Lèpre, en est-il un plus déplorable que cette insensibilité devenue, pour ainsi dire, générale sur tout le système tégumentaire! C'est sans doute parce que la peau s'épaissit considérablement, que les nerfs perdent la faculté de sentir. On assure qu'on peut l'inciser, sans provoquer aucune douleur. Toutefois, ce phénomène n'existe pas toujours dans la Lèpre crustacée, car la faculté sensitive n'avoit subi aucune altération chez deux individus que nous avons observés à l'hôpital Saint-Louis. Ce qu'il y a de positif, c'est que les énormes pustules qui se développent sur la peau, n'excitent presque pas de démangeaisons; quelquefois même ces démangeaisons sont nulles. S'il y a des douleurs, elles sont obtuses: on diroit qu'elles n'ont lieu que dans l'intérieur des os et des articulations.

La Lèpre crustacée reçoit une impression particulière du climat où elle se développe: elle est modifiée par les influences atmosphériques. J'ai déjà fait mention des singularités remarquables qu'offre la Lèpre des Asturies. Cette variété rappelle d'une manière parfaite la Lèpre rouge mentionnée par les auteurs Grecs. Ce sont des pustules livides, rassemblées en corymbe, environnées de taches jaunes qui se convertissent en croûtes sordides, irrégulières et sanieuses, lesquelles occupent principalement la face, les narines, etc.; les gencives sont sanguinolentes, fétides et fongueuses; la langue se couvre d'un gluten blanchâtre. Sur les lèvres et à la face interne des joues, se développe une phlogose douloureuse, avec éruption de vésicules semblablés à celles que forme le contact de l'eau bouillante : le scorbut a communiqué son empreinte à cette affection.

Dans les pays très-chauds, et dans la saison brûlante de l'été, la peau se purifie et se nettoye momentanément de toutes ses croûtes; sans doute parce que, dans cette saison, la transpiration augmente considérablement; mais au printemps, on voit reparoître dans toute leur intensité les stigmates de cette dégoûtante maladie. Les individus frappés de cette variété de Lèpre, ont une telle inaptitude pour le mouvement, qu'ils ont beaucoup de peine à ne pas chanceler dans les rues : il y en a dont les pieds sont comme glacés. La Lèpre crustacée se prolonge plusieurs années. Il n'arrive guère que les malades meurent promptement. Lorsqu'ils parviennent à la guérison, leurs cicatrices restent toute la vie.

Observations relatives à la Lèpre crustacée.

CCCCVII. *Première observation.* — La Lèpre crustacée vulgaire a été observée à l'hôpital Saint-Louis. Dans le courant de l'an XII, nous reçûmes Anne Méthivier, étoffière en soie, d'un tempérament bilieux, et ayant les cheveux très-bruns. Elle était née d'une mère phthysique, et son grand-père étoit mort d'une affection lépreuse; elle-même n'avoit joui que d'une santé très-foible dans son enfance. Elle ne fut réglée qu'à l'âge de trente ans. Le flux menstruel fut toujours très-abondant; et, à l'époque de sa cessation, cette femme n'en fut aucunement incommodée. Cinq mois après elle fut atteinte tout-à-coup d'une maladie fort singulière, qui présenta des phénomènes différens dans les diverses parties où elle se développa. D'abord, il se déclara spontanément sur les cuisses, dans le court espace d'une nuit, une douzaine à-peu-près de tubercules rouges, de la grosseur d'une noix ou même d'un moindre volume, ne faisant éprouver aucune douleur, et ayant quelque analogie avec des furoncles. Après avoir resté ainsi indolens pendant l'espace de cinq ou six jours, ils se déchirèrent par leur sommet, s'épanouirent à la manière d'une grenade, pour me servir de l'expression de la malade, et bientôt après il suinta, de leur intérieur, une humeur d'une couleur jaune, verdâtre, assez épaisse, laquelle étant desséchée, forma des croûtes brunâtres, inégales, très-luisantes dans certains points où elles sembloient être le produit d'une cristallisation. Quelques-unes de ces croûtes étoient contournées à la manière des coquilles des limaçons; elles étoient environnées d'un cercle inflammatoire, se desséchoient et tomboient après un temps plus ou moins long. Lorsque les croûtes s'étoient détachées, on voyoit alors la peau à nu, ayant une couleur amaranthe; elle étoit beaucoup plus foncée vers les bords élevés en forme de bourrelet, qu'au centre, où elle avoit une teinte pâle, et ne paroissoit que très-peu gonflée. La maladie se montra ensuite aux jambes, aux lombes et aux bras; enfin on vit bientôt suinter, des divers points de la surface de la peau, qui n'étoit aucunement malade du moins en apparence, et qui n'offroit aucune trace d'inflammation, un fluide ichoreux, semblable à celui fourni par les tubercules précédens, qui, peu à peu, s'accumula, se consolida, en formant des croûtes rondes, déprimées vers leur centre, très-proéminentes à leur circonférence, de manière à représenter une espèce d'alvéole ou de godet. Cette élévaton des bords, qui étoit d'autant plus grande, que la maladie étoit plus ancienne, tenoit à ce que, dans ces endroits, la peau s'étoit tuméfiée peu à peu sous les croûtes, restant intacte au centre. La Lèpre dont il s'agit, affecta encore différentes formes dans son développement : par exemple, au sourcil gauche, les croûtes s'avançoient comme des piramides, dont la base touchoit la peau et dont le sommet se dérigeoit en avant; après leur chûte, il restoit des tubercules rouges, arrondis, de la grosseur d'un pois. Aux deux côtés du col, elles étoient alongées transversalement à l'axe de ces parties; il y avoit des croûtes qu'on pouvoit comparer à des espèces de cristaux qui s'engrènent les uns dans les autres, ce qui leur donnoit un aspect tout rocailleux et mural, si l'on peut ainsi parler. Elles se détachèrent plusieurs fois et se régénérèrent assez constamment avec la même forme; lorsqu'elles tomboient sans se reproduire, la peau restoit flétrie et cicatrisée. Ce qu'il y avoit de remarquable dans cette Lèpre, c'est qu'elle ne causoit aucune douleur, pas même le plus léger prurit. Lors de son développement, il ne survenoit aucun trouble dans l'exercice des fonctions; la malade n'éprouvoit qu'une prostration extrême dans le système des forces, et à peine pouvoit-elle se remuer. Cette femme a langui pendant deux années dans le plus déplorable état; elle est morte avec tous les accidens de la fièvre hectique.

Deuxième observation. — Feu le professeur Leclerc me conduisit un jour à l'hôpital Saint-Antoine, pour me faire observer l'état de Marie-Claire Mathieu, âgée de cinquante-sept ans, célibataire. Son travail consistoit à vendre des gâteaux dans les rues. Dans le temps de la disette, causée par les troubles de la révolution française, les menstrues disparurent pour ne plus se montrer. Alors la malade habitoit une chambre obscure, basse et étroite; la pénurie absolue où elle se trouvoit, la plongea dans une malpropreté insigne. Huit mois s'étoient à peine écoulés depuis la cessation des règles, lorsqu'elle fut atteinte d'une fièvre continue, à laquelle se joignoit un érysipèle caractérisé par un gonflement considérable, qui étoit douloureux et empêchoit la progression. Transportée alors à l'Hôtel-Dieu, on appliqua des compresses baignées d'eau de sureau, sur la partie affectée. Au bout de sept semaines ce gonflement étoit diminué; mais il parut au bas de la jambe gauche, des espèces de végétations dures, noirâtres, etc. Cette singulière production n'occasionnoit ni douleur, ni démangeaison ; aussi la malade abandonna l'hôpital, reprit ses travaux occoutumés, fit de longues courses, etc. La maladie s'accrut fort lentement depuis sa première apparition : les croûtes tuberculeuses tomboient néanmoins, soit spontanément, soit que leur chûte fût accélérée par des bains, des lotions, etc. ; dans tous les cas, elles se reproduisoient. Quelquefois il s'écouloit alors un peu de sang de la partie dénudée. Voici quel étoit l'état de la malade, le 7 avril 1807. Gonflement rénitent de la partie inférieure de la jambe gauche, qui offroit une couleur rougeâtre; peau épaisse et écailleuse. Immédiatement au-dessus et sur l'articulation tibio-tarsienne et les malléoles, il s'élevoit de la surface cutanée, une production noirâtre, dure, solide, rugueuse, comme cornée, insensible, épaisse de deux à trois lignes, parsemée de sillons nombreux, les uns superficiels, les autres profonds, qui se coupoient en divers sens. Une énorme quantité de pus existoit sous la croûte et entre leurs intervalles; la sensibilité de la peau paroissoit un peu exaltée au fond des scissures. Les fonctions intérieures ne tardèrent pas à se déranger. Il survint un catharre pulmonaire accompagné d'une débilité considérable et d'une dépravation dans les digestions, auquel se joignit l'écoulement d'un sang clair, séreux, et en petite quantité, par les narines. Voici les symptômes qu'on observoit alors : teint cachectique, bouche amère et pâteuse, soif vive; anorexie, langue humide, blanchâtre, sans enduit; douleur à l'épigastre; constipation; peau sèche; toux fréquente; crachats muqueux et légèrement sanguinolens; oppression; douleur sous-sternale; sentiment de chaleur dans la poitrine; pouls accéléré, mou et foible;la respiration s'exécutoit avec aisance, mais il y avoit peu de sommeil la nuit. La malade ne s'occupoit guère des accidens qu'elle éprouvoit, et s'opposoit même à ce qu'on lui administrât des remèdes.

Troisième observation. — Catherine Pichon, d'un tempérament lymphatique, d'une constitution foible et irritable, ayant les cheveux et les sourcils noirs, la peau d'un blanc mat, entra à l'hôpital Saint-Louis, le 28 janvier 1806, pour la deuxième fois. Elle avoit été déjà traitée dans cet hôpital, trois ans auparavant, pour une affection lépreuse, qui avoit beaucoup diminué d'intensité; mais il étoit resté quelques croûtes et quelques ulcérations sur divers parties du corps. On imagina alors que son séjour à la campagne acheveroit sa guérison; cependant la maladie reparut et exerça de nouveau ses ravages. Son corps se hérissa tout-à-coup de croûtes; les unes grisâtres et tuberculeuses, et semblables à ces cristallisations et ces stalactites que l'on remarque par fois aux parois internes des grottes; les autres croûtes, moins élevées s'étendoient en largeur. Depuis ce temps, Catherine Pichon a séjourné dans plusieurs hospices. On a employé pour elle tous les moyens connus. Les croûtes sont tombées : il s'en est formé d'autres, et elle est arrivée à l'âge de dix-neuf ans, sans obtenir aucune guérison. Cette Lèpre a même entravé la marche de la nature ; l'accroissement ne s'est point opéré, les glandes mammaires ne se sont point développées, et l'on s'étonne, en examinant son corps, de ne trouver aucun des attributs de la puberté : tout, chez elle est resté dans l'état d'enfance. La surface du système dermoïde offre ou des croûtes, ou des ulcérations, ou des cicatrices; sur les côtés de la face sont des croûtes épaisses, jaunâtres, profondément sillonnées, qui s'étendent depuis les deux arcades zigomatiques, jusqu'aux deux angles de la mâchoire. On trouve à la partie extérieure de la poitrine, un tubercule arrondi qui s'élève en conservant la même forme; ce tubercule est d'une couleur verdâtre entouré d'un cercle rougeâtre. Ces jours derniers, il y avoit une croûte d'une largeur considérable qui couvroit le côté gauche et la partie postérieure du bassin : elle étoit mince à la circonférence, épaisse vers le centre, où elle offroit des sillons plus ou moins profonds; elle présentoit aussi des excavations dans lesquelles étoient enchâssées des végétations charnues. Sur les jambes, et principalement sur la jambe droite, on voyoit des croûtes d'un moindre volume, les unes blanchâtres, les autres grisâtres, et existant sur une peau d'un rouge violacé. Sur les épaules, sur le dos, sur les poignets et sur les pieds, on remarquoit de larges ulcérations superficielles, qui causoient à la malade des douleurs atroces toutes les fois qu'on la pansoit ;

le pus qui en découloit, étoit blanc et séreux : dans les endroits où il n'y avoit point de croûtes, ni de cicatrices, la peau étoit sèche, ridée et flétrie. Elle n'avoit plus sa souplesse, sa douceur et son coloris naturel. La malade étoit tourmentée d'un dévoiement continuel; elle étoit dans un état de maigreur extrême : toutes ses fonctions étoient altérées.

CCCCVIII. J'ai pensé qu'il seroit utile de rapprocher ainsi toutes les affections qui se rapportent à la Lèpre crustacée, et de leur avoir assigné la place qui leur convient. Ces maladies d'ailleurs méritoient une description détaillée. Quelques auteurs avoient singulièrement négligé leurs caractères distinctifs. C'est ainsi que les affections ordinairement indiquées sous les noms de *Mal-mort*, *Mal de la rosa*, avoient été, sans raison, séparées du genre des Lèpres. Si la nature fait les espèces, c'est le climat qui fait les variétés : les phénomènes qui constituent ces variétés, tiennent, pour l'ordinaire, à des causes locales, ou à la construction particulière de certains peuples, etc.

ESPÈCE TROISIÈME.

LÈPRE TUBERCULEUSE. *LEPRA tuberculosa* (1).

Lèpre, se manifestant sur une ou plusieurs parties des tégumens par des tubercules ou des tumeurs, des végétations, des fongosités, qui rendent le corps des malades plus ou moins difforme. La peau s'épaissit, devient dure, inégale, rugueuse, et offre l'aspect de celle d'un éléphant. Les cheveux et les poils tombent ou blanchissent. Les membres perdent la faculté de sentir.

Obs. Cette espèce de Lèpre est celle qui a été la mieux décrite par les anciens. Le pinceau d'Arétée nous l'a transmise avec les couleurs les plus énergiques et les plus fidèles. J'ai cru devoir établir deux variétés principales de la Lèpre tuberculeuse.

A. La Lèpre tuberculeuse léontine. *Lepra tuberculosa leontiasis.* — Les phénomènes les plus saillans de cette variété se font observer principalement sur le visage du malade. La peau du front est traversée par des rides hideuses. *Lepra exorta est in fronte ipsius.* Les lèvres sont considérablement épaissies, et les narines effroyablement dilatées. Ces sortes de lépreux ont une voix rauque et comme rugissante; les oreilles prennent un accroissement prodigieux; les yeux sont rouges, enflammés, scintillans : ils semblent imprimer la terreur et peindre la colère, etc. Tous ces accidens pathologiques donnent aux malades l'air et la physionomie terrible du lion.

B. La Lèpre tuberculeuse éléphantine. *Lepra tuberculosa elephantiasis.* — Les phénomènes de cette variété

---

(1) Consultez les Planches XXXII XXXIII et XXXIV de mon ouvrage in-folio, sur les Maladies de la Peau, observées à l'Hôpital Saint-Louis.

se manifestent principalement dans les extrémités inférieures. On observe sur une ou sur les deux jambes des lépreux, une peau dure, bosselée, de couleur grisâtre, laquelle a une ressemblance parfaite avec le cuir de l'éléphant. Les pieds, les jambes se gonflent successivement, ainsi que les cuisses, au point d'acquérir un volume prodigieux. Souvent cette tuméfaction se propage jusqu'aux hanches, etc. Le tissu cellulaire ne forme plus qu'une grande masse lardacée; souvent la peau rompue offre des ulcères fongueux, dont il n'est plus possible d'arrêter les ravages. Quoique le siége le plus fréquent de cette variété de Lèpre soit dans les extrémités inférieures, les bras ne laissent point d'en être atteints. Je citerai plusieurs observations de cette singulière maladie, dont Avicenne a fait mention, et qui s'est montrée quelquefois à Paris. Elle a des rapports manifestes avec celle dont M. Alard a traité dans un ouvrage particulier sur cette matière. La tumeur ressemble à un œdème, mais elle a plus de rénitence. Il n'est pas rare de voir que son développemement soit précédé par un frisson de fièvre, une douleur et une tumeur glanduleuse dans l'aîne : on aperçoit sur ces parties, de la rougeur et des stries particulières qui indiquent tout le trajet des vaisseaux lymphatiques. La fièvre continue pendant toute la durée de l'accroissement des glandes; souvent elle revient par intervalles et à chaque paroxysme. Les tumeurs semblent s'accroître; ensuite elles restent stationnaires pendant plusieurs années. La jambe affectée devient alors insensible, et les malades sont condamnés à la traîner comme un poids inerte pendant toute leur vie; car ces sortes d'altérations résistent communément à tous les remèdes.

Tableau de la Lèpre tuberculeuse.

CCCCIX. On a mal-à-propos confondu cette Lèpre, qui porte aussi le nom d'*Éléphantiasis*, avec les autres espèces que j'ai précédemment décrites; cependant, je pense qu'elle doit être envisagée comme constituant une espèce toute différente. Il suffit, pour nous en convaincre, de porter nos regards sur les pustules tuberculeuses qui se manifestent principalement aux jambes et aux bras; il suffit de diriger surtout notre attention sur l'état pathologique des tégumens. S'il survient des croûtes, comme dans l'espèce précédente, ces croûtes, de couleur cendrée, n'ont point la même forme que dans la Lèpre crustacée: elles sont peu élevées, et ne sont absolument que le résultat d'une humeur sanieuse et tenace qui s'échappe de l'intérieur des pustules. On n'observe, dans les autres Lèpres, ni ces tumeurs noueuses, ni ces ulcérations lardacées et rougeâtres qui ont lieu principalement aux oreilles, à la nuque, aux dos, etc.; ni ces engorgemens variqueux, ni ce soulèvement épouvantable du corps muqueux, ni cette horrible déformation des traits de la face, qui rend l'être humain méconnoissable, et lui donne l'aspect des Satyres ou des lions; ni cette altération sinistre de la voix, qui imite le rugissement des plus féroces quadrupèdes, etc. Tous ces accidens sont spécialement réservés à la Lèpre tuberculeuse.

C'est le système lymphatique qui est spécialement atteint, dans la Lèpre dont il s'agit. La substance graisseuse paroît s'accumuler dans les cellules du tissu muqueux; les membres thorachiques et abdominaux grossissent d'une manière aussi rapide que monstrueuse; les extrémités inférieures subissent surtout une altération très-remarquable. On aperçoit çà et là à leur surface, une foule de petits boutons charnus, qui s'ulcèrent et donnent lieu à la formation de quelques croûtes rugueuses, inégales, verdâtres, etc. Toutes les veines se relâchent et tombent dans un état variqueux; on les voit quelquefois se tuméfier au point d'acquérir le volume des jambes de l'éléphant: c'est ce qui arrive dans la province des Asturies. Casal a vu aussi les mains de certains malades, tellement gonflées, qu'elles ressembloient aux mains des géans. Cette remarque a été faite avant lui. Les doigts, dit Avicenne, sont cachés sous des tumeurs volumineuses. Comme le tissu cellulaire est d'une texture très-serrée, soit à la paume des mains, soit à la plante des pieds, ce tissu n'est jamais tuméfié; mais le dos de ces parties est énormément bosselé.

Le même auteur a observé une autre espèce de dégénération du tissu cellulaire de la face chez trois ou quatre individus. Leur physionomie étoit tellement altérée qu'elle n'étoit plus une physionomie humaine. Il n'y avoit ni tubercules, ni croûtes, ni écailles; mais le front, les sourcils, les oreilles, les yeux, les narines, les lèvres, prenoient un accroissement considérable, au point que tous leurs traits n'étoient plus connoissables. On désigne cette circonstance particulière dans les symptômes, sous le nom de *Satyriasis*; on ajoute qu'elle est surtout signalée par l'incontinence des malades, et par une odeur aussi fétide que celle des boucs. J'ai fait dessiner la tête d'un homme qui étoit atteint d'une affection analogue.

Il est vrai que la peau ne représente pas toujours ces tubercules hideux dont j'ai fait mention. Elle se trouve généralement engorgée, au point que tous ses tissus se confondent; elle est parsemée d'éminences psoriques qui provoquent un prurit violent; elle ne peut plus nourrir les poils et les cheveux; aussi s'en dépouille-t-elle entièrement. Les malades deviennent chauves; les sourcils tombent, et c'est à cet unique phénomène qu'on reconnoît les commencemens de l'Éléphantiasis : c'est alors que les membres perdent absolument la faculté de sentir.

Dans ce moment, j'ai sous mes yeux une jeune demoiselle atteinte de la Lèpre tuberculeuse. Sa peau est toute parsemée de durillons : elle y éprouve les sensations les plus singulières. Il lui semble, dit-elle, qu'on lui pousse des tégumens en dehors, pour en faire sortir des bosses. D'autres fois ses cuisses et ses jambes, ses bras, ses avant-bras et ses mains sont fatigués par des engourdissemens, comme si tous les membres étoient serrés par des ligatures, ou fortement serrés et comprimés par des gaînes. Quand la malade gratte sa peau, il lui semble toujours qu'il y a un voile interposé entre ses doigts et la portion des tégumens qu'elle touche. Elle éprouve par fois dans l'intérieur de son corps, des agitations, comme si elle étoit ébranlée par le son d'un tambour.

D'ailleurs, sous quelque ciel que se développe cette maladie si redoutable, on s'aperçoit aisément que les mêmes phénomènes la caractérisent, et que ses affreux ravages sont les mêmes par-tout. Arétée en retrace le tableau le plus terrible et le plus effrayant. On a eu tort, ce me semble, de blâmer les comparaisons, les images, les métaphores dont use ce grand peintre pour fortifier ses descriptions. Les expressions figurées convenaient particulièrement au langage animé des Grecs; aussi voit-on que les noms des maladies les plus extraordinaires, rappellent toujours un objet matériel avec lequel ces maladies ont quelque ressemblance.

La Lèpre tuberculeuse s'établit d'une manière presqu'insensible dans l'économie animale. Ses premiers symptômes sont trompeurs et peu alarmans. On voit les malades tomber dans une sorte de débilité générale qui les rend presqu'incapables d'aucun mouvement; ils ont eux-mêmes un penchant invincible pour la nonchalance et le repos; ils sont dans un état continuel de torpeur et d'assoupissement; tous leurs membres sont affectés d'une souffrance vague, et lorsqu'ils veulent les remuer, ils éprouvent une gêne très-fatigante dans les articulations des membres. J'en ai vu qui croyoient entendre un craquement dans leurs os.

Bientôt la maladie s'annonce par des signes moins équivoques; la face prend une teinte violacée ou bleuâtre. Il se manifeste sur la peau du front, des oreilles et du reste du corps, des taches rouges entourées d'une aréole plus vivement colorée; quelquefois ces taches sont jaunes et présentent une nuance verdâtre, ainsi que je l'ai observé chez un homme qui arrivoit de l'Ile-de-France. Les pommettes surtout sont affreusement maculées. Les tégumens sont frappés d'insensibilité, symptôme précurseur de cette épouvantable maladie. Les médecins qui ont eu occasion de remarquer la Lèpre tuberculeuse dans les Colonies, ont vu assez constamment ces deux phénomènes concourir. On peut même dire que cet accident a lieu dans tous les climats.

L'altération de la peau se prolonge bientôt jusque sur le système muqueux; un mouvement fluxionnaire catharral se dirige vers les sinus frontaux et y cause une douleur forte et gravative; de l'intérieur des fosses nasales qui se tuméfient, s'échappe une humeur âcre qui corrode les tégumens; les sensations de l'odorat sont affoiblies; l'irritation se propage; la respiration devient pénible; la membrane qui recouvre l'intérieur de la gorge, se couvre d'aphtes et d'ulcérations; l'haleine est d'une fétidité extrême, et les malades épouvantent les assistans par une voix rauque et presque rugissante. Ce qui augmente le désordre, c'est que les glandes amygdales se tuméfient, la luette se relâche et il s'établit une salivation abondante.

La peau devient calleuse et raboteuse; le cuir chevelu est affreusement gercé; le front, sillonné par des rides larges et profondes, prend un aspect luisant et onctueux. Ce qui ajoute à la difformité; c'est la proéminence des sourcils qui se couvrent de tubercules pustuleux; c'est la dilatation prodigieuse des veines des tempes qui noircissent en devenant variqueuses. On est effrayé de l'épaisseur des lèvres, qui sont livides; lorsqu'elles s'entr'ouvrent, elles laissent apercevoir les dents recouvertes d'un limon noirâtre et d'une odeur insupportable; les oreilles, dont la couleur est d'un rouge sale, sont si monstrueuses, qu'elles ressemblent à celles des grands quadrupèdes : elles sont d'un tissu si flasque et si mollasse, qu'elles s'ulcèrent et fournissent, par des crevasses hideuses, une matière putride. Non, la mort elle-même, n'offre point des traits aussi affreux et aussi dégradés !

Le tissu cellulaire continue de s'altérer et de se convertir en une masse informe, fongueuse et toute lardacée. Les jambes, les cuisses et les bras, éprouvent une telle intumescence et une telle dureté, qu'ils ne prennent point l'empreinte des doigts. Qui croiroit que ce mal se présente sous des formes plus redoutables, plus dégoûtantes encore, à mesure qu'il fait des progrès ? La peau qui avoit commencé par se couvrir de taches de différentes couleurs, se couvre bientôt de tumeurs verruqueuses, qui viennent au visage, aux lèvres, au palais, aux parties génitales, etc.; ces tumeurs acquièrent quelquefois un volume très-considérable : on en voit qui sont comme des noix ou comme des œufs. Raymond parle d'une femme dont le visage étoit devenu horrible par l'énorme quantité de verrues dont il étoit recouvert; elles étoient d'une nature gommeuse et d'un roux fauve. Ces tumeurs suppurent, se recouvrent de croûtes et se convertissent quelquefois en ulcères rongeans qui se groupent les uns sur les autres, et qui n'épargnent ni les cartilages, ni les os, etc. Tout le corps est en proie à une fonte purulente et putride.

Mais sur-tout ce qui répugne à raconter, c'est l'état de sphacèle dans lequel tombent les parties vivantes; en sorte que les malades meurent, pour ainsi dire, en détail, et subissent la plus affreuse mutilation; ainsi on voit les doigts des pieds et des mains, les oreilles, le nez, etc., se détacher en lambeaux.

M. Bonpland, au retour de ses intéressans voyages, m'a remis des dessins de lépreux, chez lesquels la plus affreuse carie avoit désuni les articulations et provoqué la chute des phalanges : les dents tombent par fois de leurs alvéoles.

Il est utile de décrire les ulcères lépreux. Ces ulcères sont d'un rouge sale; leurs bords sont relevés, durs, inégaux, d'une couleur livide et bleuâtre : la suppuration énorme, qui en découle, ressemble à de la lavure de chair. On assure toutefois que cette suppuration, toute copieuse qu'elle est, soulage les douleurs intérieures qu'éprouvent certains individus, lesquels ne laissent pas de vaquer à leurs occupations. Tant de maux doivent sans doute jeter les malades dans la plus profonde mélancolie; aussi la plupart n'éprouvent aucun attrait pour les plaisirs de la vie : tous les objets leur font horreur. Quelque situation qu'on leur donne, cette situation leur devient insupportable; leur sommeil est inquiet et agité par les rêves les plus sinistres.

Tous ces désordres que nous venons de décrire, doivent provoquer les altérations les plus graves dans les fonctions intérieures : le pouls est souvent dans une oppression extrême. Il étoit à peine perceptible chez un lépreux qui mourut à l'hôpital Saint-Louis. Il est rare que les digestions s'accomplissent avec facilité; les facultés du goût sont tellement dépravées, que les malades éprouvent une aversion invincible pour les alimens. Quelquefois ils ont une faim canine et une soif dévorante. Ces infortunés rendent des urines aussi troubles que celle des jumens; quelquefois elles sont claires et sans élaboration. L'accident qui alarme le plus, est le défaut de respiration qui devient stertoreuse et embarrassée. Il y a un sentiment presque continuel de suffocation. La soif est pour eux un tourment, parce que la voûte du palais est enflammée et tapissée d'ulcérations brûlantes.

Les organes de la génération sont presque toujours altérés. On a beaucoup parlé du penchant vers le coït, qui tourmente ordinairement les lépreux; cependant, j'ai observé un phénomène absolument contraire chez un homme atteint de la Lèpre tuberculeuse. Le professeur Pallas assure avoir vu des lépreux qui avoient une répugnance constante pour les plaisirs de Vénus; chez les femmes, même accident; d'ailleurs, la menstruation est laborieuse et quelquefois interrompue.

Enfin, les lépreux peuvent mourir par les progrès de la maladie. Une fièvre dévorante vient les consumer; un dévoiement colliquatif, des flux sanguinolens se déclarent; c'est dans ces malheureuses circonstances que les membres des malades sont frappés d'une rigidité spasmodique; c'est alors que les sens de l'odorat, de la vue, sont entièrement abolis, que le pouls s'affaisse de plus en plus, que la respiration se ralentit, que les malades tombent dans un marasme qui excite la compassion. J'ai assisté à l'agonie d'un homme qui succomboit à la Lèpre tuberculeuse. C'est même à ses derniers momens que le peintre a saisi les traits horribles de sa maladie. Il exhaloit une puanteur qui infectoit toutes les salles de l'hôpital; ses regards étoient meurtris par la douleur et le désespoir. Il inspiroit une telle épouvante aux assistans, que leur pitié en étoit, pour ainsi dire, étouffée.

Observations relatives à la Lèpre tuberculeuse.

CCCCX. *Première observation.* — Le premier exemple de la Lèpre tuberculeuse que j'aie observé, s'est rencontré chez un pauvre bucheron de la forêt des Ardennes, nommé Arnout : c'est le même individu que M. Ruette, alors élève de l'hôpital Saint-Louis, eut occasion d'observer à l'époque où il soutint sa thèse sur l'Éléphantiasis. Cet homme, qui pouvoit avoir atteint l'âge d'environ trente ans, rapportoit l'origine de sa maladie à une chute de cheval qu'il avoit faite dans l'eau. Il fut exposé à un froid très-vif et très-prolongé. A cet accident succéda une fièvre très-véhémente. Une contusion forte, qu'il reçut à la jambe droite, fut suivie, deux mois après, d'un épaississement prodigieux de l'épiderme, et d'un engorgement consécutif de cette même jambe : il étoit dès-lors âgé de quatorze à quinze ans. Cet engorgement dura jusqu'à vingt ans, époque à laquelle il se prolongea jusqu'à la cuisse. Dans la suite, la jambe et la cuisse gauches furent également attaquées ; elles étoient recouvertes d'écailles qui se desséchoient, tomboient, et étoient remplacées par d'autres : tel est du moins le rapport que le malade fit de ce qui avoit précédé, lorsqu'il se présenta à l'hôpital. Mais alors (c'étoit en l'an 7) sa peau avoit totalement contracté la dégénération lépreuse ; elle étoit dure, calleuse, hérissée de tumeurs et de tubercules, hideusement traversée par des rides profondes ; elle étoit d'une couleur grisâtre semblable à celle de l'éléphant ou du chien de mer. Plusieurs personnes furent alors à même d'observer des fragmens de cette peau dégénérée, que M. Ruette présenta à différentes sociétés savantes. D'ailleurs, le malade avoit les autres symptômes qui caractérisent la Lèpre tuberculeuse; son visage étoit horriblement tuméfié; il offroit deux larges sillons le long de la commissure des deux lèvres devenues très-épaisses; le front étoit proéminent, et présentoit beaucoup de rides; les oreilles et les ailes du nez avoient monstrueusement grossi; sa face étoit huileuse et blafarde, etc.; son haleine étoit pestiférée. Le malade ne rendoit que des sons rauques et glapissans; le ventre étoit extrêmement gonflé, etc. Le malade succomba. Nous donnerons plus bas son autopsie cadavérique.

Deuxième observation. — Je consigne ici l'un des exemples les plus terribles de la Lèpre tuberculeuse. Louis-Joseph Dujardin, ancien domestique dans la Guyane française, âgé de quarante-cinq ans, né en France, dans le département du Nord, de parens morts dans un âge peu avancé. Tempérament bilieux-lymphatique; constitution forte; ayant les cheveux bruns. Dujardin d'ailleurs ne se rappeloit pas avoir éprouvé, jusqu'à l'âge de dix-huit à dix-neuf ans, aucune maladie remarquable. Arrivé au dépôt des troupes, à Lorient, pour se rendre aux Colonies, et obligé de s'embarquer six mois après, il en fut empêché par une légère inflammation érysipélateuse à la face, qui n'eut aucune suite fâcheuse. Depuis, parti pour Cayenne, il éprouva, à son arrivée, une fièvre qui prit d'abord le caractère de continue, puis celle de tierce, laquelle ne céda qu'à l'usage long-temps continué du quinquina aromatisé par la canelle, le girofle et autres épices. Sorti du service, Dujardin entreprit et conduisit des travaux pour les chemins de Cayenne. C'est à cette époque, et au milieu de toutes les intempéries des saisons et du climat, qu'il fit une chute sur la partie centrale de l'abdomen; il en résulta un gonflement considérable, qu'on dissipa par l'usage des cataplasmes. Relevé de maladie, Dujardin entra comme économe à l'hospice de l'Ile-la-Mer : là, il se traita d'une gonorrhée, ainsi que d'une gale canine; mais les remèdes qu'il employa furent insuffisans, ce qui prolongea long-temps ces maladies. Après trois ans de séjour dans l'île, il entreprit le cabotage le long de la côte de Cayenne, fit le voyage de Surinam, etc. Il est utile de rapporter toutes ces circonstances, parce qu'elles peuvent jeter quelque lueur sur la nature des causes qui produisent la Lèpre tuberculeuse. Vers ce même temps, il habita un canton très marécageux et couvert, tous les matins, de brouillards très-épais. Il se sentit saisi d'une fièvre très-véhémente avec délire : il se rétablit. Après avoir navigué et avoir essuyé beaucoup de traverses, il se détermina à rentrer en France. Il vendit le peu qu'il avoit et s'embarqua. Lorsqu'il se fut approché des contrées européennes, il éprouva une toux très-rebelle; cette toux ne lui laissoit aucun repos : elle dura pendant dix-huit mois. A peine cette affection fut dissipée, qu'il en survint une autre non moins terrible, et d'où date à-peu-près la maladie dont il s'agit dans cet ouvrage : c'étoit une fluxion phlegmoneuse à la partie latérale droite de la face; fluxion formée aux dépens de la glande parotide du même côté, et pour laquelle furent employés les résolutifs et les émolliens. La tumeur dissipée, il se manifesta une œdématie de la face, des mains, des jambes, etc.; vers le même temps, on remarqua une exsudation séreuse de la peau, qui se dépouilla de son épiderme sur les côtés du nez; il se formoit sur les joues des croûtes d'un jaune verdâtre, d'où suintoit un liquide fétide et abondant. D'ailleurs on remarquoit une bouffissure presque générale, plus sensible vers le visage, ainsi qu'aux extrémités supérieures et inférieures, avec des rides très-prononcées. Tout le système dermoïde étoit dur à un point qu'on eût dit qu'il étoit dans un état de squirre; tous les poils étoient tombés : il s'en étoit néanmoins conservé quelques-uns sur une portion de la barbe. Les cheveux avoient subi le même sort. Les ongles des pieds et des mains étoient altérés par le desséchement, autant que par une matière jaunâtre, épaisse, susceptible d'acquérir beaucoup de dureté et de consistance. Indépendamment de ces phénomènes morbifiques, on remarquoit des petits boutons isolés, arrondis, élevés, semés de loin sur les bras et les jambes, se rapprochant beaucoup, au premier aspect, des verrues, aussi durs qu'elles, mais sans stries. Le mucus du nez couloit difficilement : il étoit mêlé d'un sang noir et épais. Bientôt on vit s'accroître tous les symptômes. Il arriva un gonflement phlegmoneux et érysipélateux tout le long du bras gauche, avec des phlyctènes considérables à la partie interne de l'avant-bras; la respiration étoit presque étouffée. Je fis pratiquer des fomentations aromatiques; j'administrai des boissons vineuses, des décoctions de quinquina, etc. Le pouls se soutenoit; l'altération et la soif étoient insupportables. Le nez du malade sembloit acquérir de jour en jour plus de volume. C'est alors que le visage devint affreux : il étoit d'une grosseur démesurée. Les élèves qui venoient à l'hôpital Saint-Louis suivre mes leçons de clinique, furent frappés d'une sorte d'épouvante lorsqu'ils virent ce malheureux étendu sur son grabat, et qu'ils entendirent sa voix rauque et glapissante; ils crurent entendre les rugissemens d'une bête féroce : sa vue seule inspiroit l'effroi. Le peintre qui le peignoit ne pouvoit supporter l'odeur fétide qui s'exhaloit de sa bouche; j'étois contraint de le supplier pour qu'il supportât courageusement ses dégoûts; je me mettois à côté de lui; je l'aspergeois de vinaigre : je suis encore à comprendre comment nous avons pu rester, pendant cinq jours, environnés de cette infection. Il y eut une nuit terrible : la fièvre se déclara avec violence; le malade crachoit le sang et le pus. Les membres du malade sembloient tomber dans une espèce de mortification. Il y avoit des phlyctènes qui perçoient et qui étoient remplacés par des escarres blanchâtres. L'affoiblissement étoit à son comble; les yeux abattus, larmoyans. Les croûtes s'étendirent considérablement et prirent, du côté de la bouche et du nez, un aspect brunâtre; elles étoient situées circulairement sur le côté et le long de la commissure des lèvres. Ces croûtes, avec les rides horribles du visage, contribuoient à imprimer à la physionomie du malade l'aspect du lion. Enfin, la Lèpre fit des progrès considérables. La prostration des forces devint extrême; le pouls étoit foible et déprimé; la poitrine s'embarrassa; le malade cessa d'expectorer. Il mourut dans les angoisses les plus d[illegible]rantes. Nous donnerons plus bas l'autopsie cadavérique.

Troisième observation.—M. Valentin a bien voulu me faire parvenir l'observation et le dessin d'un lépreux de Vitrolles. Il se nomme Louis Guéidon; son âge, au moment où il a été observé, étoit d'environ trente six ans. Il étoit célibataire. Sa face était hérissée de tubercules inégaux, dont la plupart égaloient le volume d'un gros pois; il y en avoit de plus considérables encore, particulièrement ceux qui étoient situés au milieu du front et à la racine du nez: certains égaloient par leur grandeur, de grosses avelines. Ces tumeurs contigues et rangées avec régularité les unes sur les autres, s'étendoient dans toute la longueur du front, et formoient, pour me servir des expressions de M. Valentin, comme un chapelet qui seroit artistement appliqué au-dessus des arcades surcilières. Ces tubercules étoient insensibles et non ulcérés; néanmoins on en distinguoit un à la partie antérieure du col, d'où suintoit une sanie fétide. Il s'étoit manifesté à la surface des membres thorachiques et abdominaux, des élévations ou empoules plus ou moins aplaties, d'une teinte cuivreuse et indolente. Comme les tubercules de la face, ces ulcérations étoient recouvertes de squammes. On les piquoit vainement avec des aiguilles; on les pinçoit avec les ongles; le malade n'éprouvoit absolument rien: il étoit dans une insensibilité complète. On sent bien que l'ensemble de tous ces tubercules devoit donner au malade l'aspect le plus hideux. Cet homme d'ailleurs ne pouvoit se livrer à aucun exercice, ni entreprendre aucun travail, sans que sa respiration en fût considérablement gênée. Voix rauque, et quelque temps après aphonie totale, au point qu'il articuloit à peine quelques sons. Tubercules et ulcères rongeans dans l'intérieur de la bouche ; au centre de la voûte du palais, on apercevoit aussi quelques élévations. Pour observer plus soigneusement ce malade, M. Valentin l'avoit fait venir à l'Hôtel-Dieu de Marseille, où il fut mis sous la direction de M. Niel, praticien très-recommandable. Il ne put y rester qu'environ deux mois ; c'est alors que M. Valentin eut occasion de le faire peindre et qu'il voulut bien me procurer le dessin de la face, lequel est d'une fidélité extraordinaire. Je reviens au détail des symptômes que le malade éprouvoit. Indépendamment des tubercules saillans dont nous avons déjà fait mention, le tissu cutané étoit parsemé de durillons, qu'on n'apercevoit qu'en passant la main sur la peau. Cependant, il y en avoit de plus considérables par leur volume, qui se trouvoient situés à la joue gauche, à la lèvre supérieure et sur toute la surface du menton. On remarquoit à la surface de quelques-uns des tubercules dont nous avons déjà parlé, des ulcérations auxquelles succédoit la formation d'une croûte de couleur verdâtre. Il paroît que les parens de Guéidon jouissoient d'une santé excellente, et qu'ils n'avoient aucune infirmité analogue à celle que nous venons de décrire. On lira, du reste, de plus amples renseignemens sur ce lépreux, dans un mémoire présenté à la faculté de médecine de Paris, par M. Valentin.

Peu de médecins montrent autant de zèle que lui pour le progrès des sciences; peu les cultivent avec autant de constance et un désintéressement aussi louable.

Quatrième observation. — M. Lordat, habile médecin de Montpellier, a recueilli l'observation d'un matelot de Gênes, qui étoit atteint de la Lèpre tuberculeuse. Ce malheureux avoit été esclave à Tunis pendant deux années. La maladie avoit commencé par des taches brunes : elle fit bientôt des progrès sensibles. Ce matelot, âgé de trente ans (lorsqu'il se présenta à M. Lordat), paroissoit pourtant avoir sur son visage tous les signes de la décrépitude et de la vieillesse, quoiqu'il eût autrefois une physionomie très-agréable. Il n'avoit presque plus de cheveux. Les symptômes les plus remarquables étoient la dépilation de la barbe, des paupières et des sourcils, etc.: trois ou quatre poils paroissoient à peine sur le menton. M. Lordat remarqua que les parties inférieures des avant-bras, les jambes et les pieds, etc., étoient pareillement privés de poils, etc. La face étoit bosselée çà et là par des éminences larges et d'une couleur assez analogue à celle du cuir qu'on a tanné. Dans les intervalles que laissoient ces éminences, on voyoit que les tégumens avoient conservé la couleur qui leur est propre; de semblables tumeurs s'observoient sur le tronc, sur les bras, sur les cuisses, etc. On voyoit des rides affreuses sur le dos des mains, qui étoient d'un gris-brun cendré; quand on tendoit la peau et qu'on dissipoit ainsi les rides, alors cette enveloppe avoit un aspect luisant. Il y avoit des durillons dans le tissu cellulaire. Ce tissu étoit très-épais sur le dos des phalanges. Les métacarpes présentoient des raies et des gerçures transversales, pareilles à celles que l'on observe sur la peau des éléphans. M. Lordat a remarqué chez ce malade, que le muscle interosseux de la main et l'abducteur du pouce étoient desséchés et contractés : cette contracture rapprochoit tellement les doigts, qu'elle s'opposoit à son abduction. La peau des jambes et des pieds étoit tendue et dure, parsemée d'écailles et de tubercules grenus, etc. Tuméfaction et dureté du tissu cellulaire, en sorte que le malade pouvoit à peine fléchir le pied. Il s'étoit formé sur la peau des pieds, des gerçures profondes, d'où fluoit une sanie putride et infecte. Ce sont particulièrement les traits de la face qui avoient subi une déformation totale; les yeux étoient, en quelque sorte, masqués par la peau des sourcils; le nez considérablement grossi et épaté; fosses nasales presque bouchées par le gonflement et la tuméfaction des cartilages qui les forment; les lèvres prodigieusement tuméfiées; la langue profondément sillonnée. La peau avoit perdu la faculté de sentir : on la traversoit impunément avec des épingles; le malade n'éprouvoit aucune douleur, quoiqu'on la piquât jusqu'au sang. Son haleine étoit fétide, repoussante; sa voix étoit rauque. M. Lordat observe néanmoins que malgré l'extinction de sa voix, on distinguoit son idiôme naturel, au milieu des sons presqu'éteints qui sortoient de sa bouche. Le pouls étoit remarquable par sa rareté et sa lenteur; les urines étoient rouges et bourbeuses. Douleurs articulaires assez graves pour gêner considérablement la progression. On n'observoit aucune altération dans les facultés intellectuelles; seulement l'individu étoit enclin à la mélancolie, etc.

Cinquième observation.—Rien de plus déplorable à raconter que l'histoire d'un malheureux Colon qui est venu me consulter à Paris, et qui périra infailliblement de la maladie qui le tourmente. Mille autres indispositions l'avoient, en quelque sorte, préparé à cette affection. Il étoit depuis long-temps sujet à de graves ophtalmies : il avoit des flux dyssentériques qui ne lui laissoient pas un instant de calme; ces flux débilitans étoient, en quelque sorte, devenus habituels chez le malade. Un jour, qu'il venoit de dîner, on vit se manifester tout-à-coup de grandes taches sur son visage; ces taches étoient d'un jaune tirant sur le rouge de feu, à-peu-près comme la couleur de la fleur du souci. On mit aussitôt le malade à l'usage des sucs d'herbes. Il sortit alors de nouvelles taches au bras gauche et à la cuisse du même côté. On fut alarmé, et on employa les sudorifiques les plus actifs, la squine, la salsepareille, etc.: le mal, au lieu de diminuer, fit des progrès. Dès-lors il lui survint au front des taches rouges; la peau de cette partie du visage se dessécha et se rida, comme la pellicule qui s'observe à la surface du lait que l'on fait bouillir. Le bras droit, précisément à la partie qui porte sur la table, lorsqu'on écrit, devint tout-à-fait jaunâtre, et la peau tout-à-fait insensible, jusqu'à ne pas s'apercevoir de la présence d'une épingle qui y resta attachée. Toute la nuit cependant les nerfs des bras étoient dans une agitation continuelle : il lui survenoit des crampes à la main et particulièrement au petit doigt. On avoit soumis ce doigt à l'électricité, à l'occasion d'un coup qu'il avoit reçu; et, depuis ce temps, il n'avoit cessé de lui causer les douleurs les plus vives. Lorsque le malade eut usé des sudorifiques, il se développa une quantité innombrable de taches sur tout le corps et aux genoux sur-tout, il se manifesta une grande tache rouge, qui prit une apparence herpétique. Ce malheureux résolut dès-lors de venir à Paris. Dans ce même temps, il éprouvoit des sueurs si abondantes à la tête qu'il ne pouvoit faire un pas sans qu'il ne fût singulièrement affoibli. Il avoit sur les lèvres, sur le nez et sur les joues, des verrues qui se dissipèrent avec de l'eau mercurielle. Lorsqu'il me consulta, la peau de ses bras étoit insensible; celle des jambes l'étoit aussi en quelques endroits. On voyoit sur tout le corps des granulations sans nombre. Le derme étoit comme affecté d'un empâtement général. Le malade ressentoit une espèce de gêne dans ses extrémités inférieures, comme s'il eût été serré par un brodequin. Il avoit les yeux gorgés; ses malléoles s'enfloient par intervalles, et il lui restoit une douleur assez habituelle dans les jointures. Il étoit surtout affecté d'un gonflement extraordinaire du prépuce. D'ailleurs rien ne l'empêchoit de vaquer à ses affaires domestiques, de poursuivre même des travaux de tête, qui exigeoient de profondes méditations. Les remèdes administrés n'eurent aucun résultat. Le tissu cellulaire prit dans la suite un accroissement qui alarma tout le monde. Le malade tomba dans un abattement extrême. Il s'est embarqué pour retourner dans son pays. Ses oreilles étoient monstrueuses et ulcérées.

CCCCXI. La Lèpre tuberculeuse pourroit être appuyée par un plus grand nombre d'exemples; car c'est la plus commune de toutes. Il semble même qu'elle n'ait pas sensiblement diminué sur le globe, comme les autres espèces. Presque tous les voyageurs modernes l'observent et rapportent, à ce sujet, les détails les plus affreux.

SECTION DEUXIÈME.

Faits relatifs à l'histoire générale des Lèpres.

CCCCXII. Les différentes Lèpres que nous avon signalées dans la première partie de cette dissertation se ressemblent par des symptômes frappans et essen tiels : le caractère du genre se retrouve dans les troi espèces que nous avons décrites. Vallésius et tous le praticiens expérimentés les désignent sous la commun dénomination de Lèpres. En effet, on observe dan toutes, le même mode d'altération dans les fonction les plus importantes de l'économie animale. On y remarque une lésion profonde dans la faculté sensitive, la chute des cheveux, des poils et des ongles, qui semble annoncer une sorte de stagnation dans les actes de la vie nutritive; une lenteur extraordinaire dans la marche progressive des accidens et des phénomènes; enfin une multitude de traits d'analogie, qu'il est facile de reconnoître : ces affections ont d'ailleurs une physionomie particulière qui les rapproche et les sépare entièrement des autres infirmités humaines. Retraçons ici les symptômes généraux de cette épouvantable maladie.

ARTICLE PREMIER.

Des phénomènes généraux qui caractérisent la marche des Lèpres.

CCCCXIII. Le tableau que nous allons tracer à nos lecteurs, doit se composer de tous les caractères communs aux différentes espèces de Lèpres; il doit même comprendre toutes les modifications que peuvent imprimer à ces espèces, le climat, le tempérament, mille autres circonstances relatives au régime, à la manière de vivre de ceux qui en sont affectés.

CCCCXIV. La Lèpre, comme on a eu occasion de l'observer, change très-facilement de physionomie et d'aspect; elle reçoit les formes les plus variées de toutes les causes qui contribuent à son développement. Est-il étonnant que les descriptions aient tant varié? Est-il étonnant qu'on lui ait donné tant de noms différens?

CCCCXV. Dans son début, la Lèpre est, pour ainsi dire, méconnoissable. Elle s'annonce par des signes qui n'ont aucun caractère alarmant; quelquefois elle existe depuis long-temps, sans que le malade se soit aperçu du danger qui le menace. De simples taches jaunes, blanches ou rougeâtres s'offrent çà et là sur la périphérie du système dermoïde. Les médecins s'y trompent fréquemment, et les rapportent à un vice dartreux ou scorbutique. Il est, en outre, d'autant plus facile de se méprendre sur le vrai caractère de ces taches, que la plupart ressemblent aux éphélides; or, on sait que ces éruptions accompagnent ordinairement les maladies particulières qui surviennent dans l'intérieur des viscères abdominaux. Souvent, comme l'a observé Casal, la peau prend une couleur noire; elle devient épaisse, rugueuse et comme onctueuse, mais on ne voit aucune écaille, aucune croûte, aucune pustule, ni aucune autre affection extérieure. Les malades conservent un certain embonpoint; mais la face a quelque chose de difforme et de repoussant; la respiration est embarrassée; le souffle des malades est continuellement fétide, quelquefois assez analogue à celui des chairs gangreneuses et en putréfaction.

CCCCXVI. Ce changement de couleur dans la peau est par fois suivi de la chute des cheveux et des poils des sourcils, qui tombent d'abord successivement et en petite quantité; les mains et les pieds commencent dès-lors à perdre la faculté de sentir, et c'est déjà un des symptômes qui doit exciter les plus vives craintes. Il est bon néanmoins d'observer que toutes les fois que la sensibilité s'altère et s'émousse par le développement de la Lèpre, ce n'est jamais à un égal degré dans toutes les parties du corps. Cette observation a déjà été faite par M. Frank, sur un individu dont le bras a été modelé en cire; la pièce m'a été donnée par M. Larrey, lequel la tenoit de M. le comte d'Harac, disciple du célèbre professeur de Vienne. J'ai dans ce moment sous mes yeux une jeune fille chez laquelle ce phénomène n'a absolument lieu que sur la peau des épaules. Lorsqu'on lui touche les mains ou le visage, elle a la sensation d'un voile qui l'empêche de sentir le contact de la main.

CCCCXVII. Il peut arriver que la Lèpre reste stationnaire pendant plusieurs années, sans prendre un accroissement notable, surtout quand les malades observent très-régulièrement les lois de la diététique. La Lèpre des Kosaques, dont Pallas fait mention, n'acquiert toute sa force qu'au bout de quatre ou cinq années : on assure même qu'elle ne devient mortelle qu'à la septième année revolue. Il est des individus qui en sont atteints depuis leur bas âge, et qui la conservent jusqu'à un âge très-avancé. Il est assez commun de voir que les taches augmentent à peine d'une ligne dans l'espace de douze mois.

CCCCXVIII. Indépendamment des symptômes que nous venons d'énumérer, et qui sont communs à toutes les espèces de Lèpres, il en est d'autres non moins graves, et dont il importe de tenir compte. C'est ainsi que les parties du corps qui sont couvertes de taches, sont frappées d'engourdissement et de langueur : les Lèpres portent leurs ravages jusques dans les mouvemens articulaires.

CCCCXIX. Bientôt ces taches se convertissent en écailles, qui sont plus ou moins déprimées dans la propre substance de la peau. Il paroît du reste que ce genre d'altération cutanée s'est développé très-anciennement, et qu'Hippocrate avoit eu occasion de l'observer. Le corps du lépreux se couvre quelquefois de croûtes horribles, qui sont autant de foyers épars d'une suppuration fétide et dégoûtante; dans cette affreuse dégénération, les malades ressemblent à des cadavres desséchés; leur chair pâle et flétrie n'a pas seulement l'aspect de la mort, elle en a la triste insensibilité. Aucune douleur n'est éprouvée, soit qu'on employe le fer, soit qu'on employe le feu pour la provoquer.

CCCCXX. D'autres fois, la maladie propage ses désordres dans tout le tissu cellulaire, et donne lieu à des difformités qui inspirent l'étonnement et l'effroi.

La peau du front s'engorge considérablement entre les deux sourcils; elle se hérisse de tubercules d'une teinte brune ou violacée; les oreilles changent aussi de couleur, et leurs lobes s'accroissent d'une manière monstrueuse; les pommettes se tuméfient, deviennent saillantes, d'un aspect livide et comme vineux; le nez se dilate effroyablement, ce qui produit dans la voix une sorte d'extinction, qui est un symptôme sinistre. Les mains, les bras, les pieds, les jambes s'engorgent; les ongles tombent ou se dessèchent. On voit çà et là, sur les extrémités thorachiques et abdominales, des tumeurs, des nodosités qui déforment le système dermoïde.

CCCCXXI. C'est alors que les doigts devenus lourds, épais et durs comme le marbre, perdent en entier la faculté du sentiment. Le mal rampe de phalange en phalange. Les membres acquièrent une telle pesanteur, qu'ils deviennent un véritable fardeau; quelquefois même, par la plus affreuse catastrophe, les membres se détachent et meurent avant le corps; ils tombent dans une fonte colliquative. On a vu des mains entières se détacher du corps des lépreux. C'est alors que le désespoir s'empare des malades; d'autres cachent soigneusement leur état, rougissent de se montrer, et, par une impulsion irrésistible de leur instinct, ils évitent la présence de l'homme sain. M. L. Valentin rapporte que lorsqu'il fut arrivé à Martigues, et que le bruit se fût répandu dans cette ville qu'il venoit visiter les lépreux, la plupart de ces infortunés s'enfermèrent et que d'autres prirent la fuite; enfin il y en eut qui ne voulurent point avouer qu'ils en étoient atteints. On en voit même qui se donnent la mort. Comment supporter la vie dans des situations aussi déplorables!

CCCCXXII. Cette affreuse dégradation du tissu cellulaire, imprime à l'homme les formes les plus bizarres. Les extrémités inférieures imitent quelquefois, de manière à s'y méprendre, les jambes et les pieds de l'éléphant; d'autres fois, la face s'altère au point de présenter l'aspect des satyres fabuleux, des lions et autres animaux féroces. Arétée et Avicenne ont fait mention de ces monstrueuses métamorphoses.

CCCCXXIII. Parlerai-je des ulcères qui labourent tout le corps, et qui ne se cicatrisent qu'en laissant sur la peau des taches indélébiles? Ces ulcères attaquent premièrement le visage et vont ensuite aux parties charnues du corps; on en voit pareillement dans les fosses nasales et dans la gorge, ce qui ne contribue pas peu à donner aux malades une voix rauque et rugissante. L'un des lépreux qui sont morts à l'hôpital Saint-Louis, avoit la voix menaçante et sépulcrale, comme si elle sortoit d'un souterrain. Souvent ces plaies si profondes se guérissent spontanément, et alors ces infortunés sont remplis d'espérance; mais quel est leur chagrin, de les voir renaître dans une autre partie du corps! C'est une mutilation continuelle.

CCCCXXIV. Les malades ne se meuvent plus qu'avec peine, et comme des masses. Il est des lépreux qui deviennent si monstrueux, qu'ils passent leur vie dans une froide immobilité. A cette inertie de tout le corps, se joint une stupidité complète de toutes les facultés intellectuelles, Dans un état si misérable, les tégumens contractent un tel endurcissement, que la transpiration en est supprimée; si elle s'opère, elle est d'une fétidité intolérable : c'est surtout le produit de l'exhalation pulmonaire qui est pestilentiel. Les autres excrétions ne sont pas de meilleure nature : l'urine est épaisse, bourbeuse, se collant aux parois du vase qui la reçoit; les excrémens sont noirs, secs et comme brûlés; ces excrémens passent avec une difficulté extrême, et la constipation est très-opiniâtre.

CCCCXXV. Les forces digestives sont dans un état de langueur déplorable. Toutefois les malades sont tourmentés par une soif inextinguible. La langue est revêtue d'un enduit fuligineux; elle est affreusement gercée et couverte de granulations verruqueuses et confluentes; les veines qui rampent à sa surface sont prodigieusement dilatées. Elle est pesante et sans mouvement; c'est ce que Lucrèce a parfaitement rendu par les vers qui suivent :

Atque animi interpres manabat lingua cruore,
Debilitata malis, motu gravis, aspera tactu.

Certains lépreux ont une aversion invincible pour les substances grasses et alimentaires : chez d'autres l'appétit est véhément.

CCCCXXVI. On peut consigner ici ce que rapporte Aëtius, touchant les désirs impétueux qui portent les lépreux au coït C'est sans doute ainsi que la maladie se perpétue de génération en génération. Quel supplice d'être dégradé dans ses traits, d'être un objet de dégoût et de répugnance pour ses semblables, et d'être néanmoins en proie à tous les désirs, à toutes les fureurs de l'union des sexes ! M. Sonnini allègue l'exemple d'un infortuné qui, la nuit même où il mourut, se livra à toutes les impulsions physiques de son tempérament. Ce fait en rappelle un autre dont le même observateur a été le témoin. Il a vu à la Canée, dans l'île de Candie, une assez grande quantité d'individus de l'un et l'autre sexe, renfermés, selon l'usage, dans de chétives baraques situées hors des portes de la ville. C'est là que ces misérables s'abandonnoient, sans pudeur, aux vils excès d'une irritation voluptueuse. M. Sonnini assure qu'on les trouvoit quelquefois prenant leurs dégoûtans ébats le long des chemins, et au milieu du jour; les vieillards même n'étoient point exempts de ces désirs effrénés. Cependant, il est vrai de dire que ce penchant n'existe pas toujours. J'ai rapporté l'observation d'un malade, qui avoit perdu la faculté virile par les progrès de la Lèpre tuberculeuse. Ces sortes de cas ne sont pas très-rares.

CCCCXXVII. D'ailleurs, il peut arriver que les parties de la génération éprouvent une altération profonde, qui est le résultat des accidens nombreux dont nous venons de faire mention. Casal parle d'un enfant âgé de quinze ans, dont la peau lisse ne paroissoit atteinte d'aucune espèce d'éruption; mais ses testicules ressembloient à une énorme grappe composée de plusieurs grains blancs, ou à une collection d'avelines, qui seroient dépouillées de leur enveloppe.

CCCCXXVIII. Lorsque la Lèpre a fait des progrès considérables, la respiration commence à devenir lente et difficile ; il survient des suffocations aussi violentes que si on avoit le col serré avec un cordon ; le pouls est petit, inégal, misérable. Les malades finissent par tomber dans le scorbut ou dans l'hydropisie. Tout devient insupportable à ces êtres si malheureux : ni les bains, ni la nourriture, ni la diète, ni le repos ne leur sont favorables ; le sommeil est nul et la veille est terrible.

CCCCXXIX. Il est une Lèpre particulière qui n'altère aucune fonction de l'économie animale. Dans cette espèce d'Éléphantiase il n'y a souvent qu'une jambe d'affectée, et l'on diroit que cette infirmité est absolument locale. J'ai montré plusieurs de ces malades à mes élèves. Ils avoient les jambes bosselées, parsemées de nodosités et d'excroissances. Le danger n'est jamais pressant, à moins que le gonflement du tissu cellulaire ne dépasse les génoux, et n'augmente progressivement ; alors tous les sucs blancs du corps vivant paroissent se pervertir ; les os tombent dans la nécrose, et les parties molles dans l'athérome. La Lèpre a constamment un caractère chronique ; c'est sans doute la perte de la faculté sensitive durant le cours de cette affection désastreuse, qui empêche la fièvre de s'allumer. On voit survenir cependant, dans certaines circonstances, les symptômes d'une fièvre adynamique qui conduit rapidement le malade à la mort.

ARTICLE II.

Considérations sur le diagnostic des Lèpres, et sur leurs rapports d'analogie avec quelques autres maladies cutanées.

CCCCXXX. On trouve dans les livres saints les caractères les plus frappans, pour établir le diagnostic de la Lèpre; on y trouve même des signes qui prouvent que les Juifs ont connu ses différentes espèces. C'est ainsi que le prêtre ne se méprenoit jamais sur l'existence de la vitiligue, lorsque le corps se couvroit de taches blanches, et que les cheveux et les poils se décoloroient, lorsque les parties affectées se déprimoient dans la propre substance des chairs, etc., *affectus facies cute erat depressior :* les anciens ont particulièrement insisté sur l'importance de ce signe.

CCCCXXXI. L'insensibilité est-elle dans tous les cas un signe non équivoque de la présence de la Lèpre? Non, sans doute; car la privation de la faculté sensitive, n'existe pas toujours dans toutes les espèces de Lèpre. D'ailleurs elle n'a lieu absolument que dans la partie de la peau qui est affectée, et M. Ruette en a très-bien fait la remarque. Si on enfonce bien avant une épingle, ou tout autre corps, dans la propre substance des tégumens, on produira certainement une douleur. C'est vraisemblablement à la dureté et à l'épaississement de l'épiderme qu'il faut attribuer l'insensibilité qui se manifeste dans l'appareil cutané.

CCCCXXXII. On n'est pas plus fondé à dire (comme on l'a déjà avancé) que le caracètre spécial de la Lèpre consiste dans une dégénération du tissu cellulaire en substance lardacée et parsemée de tubercules; car, il est des maladies qui ne sont pas lépreuses, et dans lesquelles on observe néanmoins ce même genre d'altération : on la rencontre dans plusieurs tumeurs lymphatiques qui s'observent à l'hôpital Saint-Louis. Beaucoup d'auteurs en rapportent des exemples. Ceux qui pensent qu'un des signes les plus caractéristiques de la Lèpre consiste dans la chute et la décoloration des cheveux, qui ressemblent à de la laine fine, ne sont pas fondés; car, sous ce point de vue, elle se rapproche infiniment de la teigne faveuse. Au surplus, il en est de la Lèpre comme des autres maladies. Pour bien juger de son existence, il ne faut point avoir égard à un symptôme isolé, mais à l'ensemble de ses symptômes.

CCCCXXXIII. Je pense que pour bien fixer le diagnostic des Lèpres, il est nécessaire de faire une étude de tous leurs rapports d'analogie avec toutes les maladies qui leur ressemblent. On a eu tort, en premier lieu, de les confondre avec les dartres. En effet, les écailles qui se forment dans le développement de celles-ci, sont minces, transparentes, absolument semblables aux pellicules qui recouvrent les oignons; dans les Lèpres, au contraire, les écailles sont dures, opaques, d'une consistance très ferme : les tégumens sont raccornis comme le cuir desséché. Ce que j'ai dit des écailles peut s'appliquer aux croûtes qui se manifestent en pareil cas. Dans les dartres, elles sont plates, peu épaisses, et se détachent facilement de la peau, par l'action des topiques émolliens, tandis que dans les Lèpres, elles sont rudes, âpres, tuberculeuses, d'une surface très-étendue, profondément sillonnées et très-adhérentes aux tégumens.

CCCCXXXIV. On avoit cru trouver des rapports manifestes entre les affections lépreuses et les affections psoriques. Un auteur ancien avoit avancé que l'Éléphantiase pouvoit être considérée comme le plus haut degré de ces maladies si communes parmi le peuple. Mais n'avons-nous pas vu dans nos hôpitaux des gales compliquées parvenir à un degré d'intensité extrême, et pourtant, en cette circonstance, jamais les accidens de la Lèpre ne se sont manifestés.

CCCCXXXV. On a eu tort de vouloir confondre la Lèpre avec la syphilis et d'assurer qu'elle n'est qu'une modification ou métamorphose de cette dernière affection : ces deux maladies peuvent avoir, à la vérité, des phénomènes qui leur sont communs. On observe effectivement que le vice syphilitique se convertit en Éléphantiase, se hérisse de croûtes tuberculeuses, etc. ; mais dans la Lèpre, il survient communément une altération profonde de la sensibilité, qui en fait une maladie à part. La Lèpre est malheureusement une affection presque toujours incurable ; au contraire, la syphilis se guérit assez constamment quels que soient ses progrès.

CCCCXXXVI. Les trois Lèpres dont j'ai donné l'histoire, ne peuvent se confondre entre elles. La Lèpre squammeuse diffère manifestement de la Lèpre crustacée ; la présence et la disposition de ses écailles, suffisent pour l'en faire distinguer. Elle ne diffère pas moins de l'Éléphantiase ; car les taches qui la caractérisent ne sont jamais accompagnées ni du gonflement, ni de l'endurcissement du tissu cellulaire. Les taches de la Lèpre squammeuse sont d'ailleurs très-remarquables par l'aréole rouge qui les entoure, ainsi que par la dépression qui s'opère dans leur centre, et dont les plus anciens auteurs ont parlé : un seul phénomène peut fréquemment exister dans les trois espèces, c'est l'altération de la sensibilité.

ARTICLE III.

Considérations sur le pronostic des Lèpres.

CCCCXXXVII. Quoique la nature soit le plus souvent impuissante dans les maladies lépreuses, il ne faut pas en conclure que ses efforts sont, dans tous les cas, inutiles. Si le corps infecté est robuste, il peut arriver que le venin s'use peu à peu et soit éliminé de la masse des humeurs. Nous avons vu arriver à Paris un militaire de l'armée d'Égypte, entièrement guéri de la Lèpre par les soins de M. Larrey. Ce militaire, qui a obtenu sa réforme, travaille aujourd'hui dans l'un des départemens de la France, et jouit d'une santé parfaite.

CCCCXXXVIII. On doit, du reste, présumer que ces maladies étoient plus faciles à guérir dans les premiers temps de leur existence; toutefois, d'après l'aveu des plus anciens maîtres de l'art, elles étoient presque toujours suivies de la mort, lorsqu'elles parvenoient à une intensité considérable. Le grand et judicieux Arétée désespéroit surtout des malades, lorsqu'ils portoient sur leur face l'empreinte de tous les désordres intérieurs qui affoiblissent les viscères, lorsque les traits de la physionomie étoient totalement déformés, etc. C'étoit particulièrement un symptôme sinistre, que cette fonte colliquative qui s'établissoit dans les humeurs, que cette horrible ulcération et décomposition du système vivant, etc.

CCCCXXXIX. Quelquefois les malades languissent, mais leurs fonctions intérieures, telles que la digestion, la respiration, etc., s'exécutent avec régularité. Il en est qui, dans cet état, vaquent même aux devoirs du mariage, et fournissent une très-longue carrière. Un voyageur m'a dit avoir vu, aux îles Philippines, une famille entière de lépreux qui parvenoient tous à l'âge de soixante-dix ou soixante-quinze ans. Des médecins qui ont pratiqué leur art dans les lieux où la Lèpre est endémique, attestent que des enfans nés de parens infectés, sont fréquemment parvenus à un état de santé supportable, lorsqu'on avoit soin de leur donner des alimens choisis, lorsqu'on les confioit à des nourrices bien saines, enfin lorsqu'on prenoit toutes les mesures nécessaires pour étouffer les progrès du virus lépreux.

CCCCXL. Il en est de la Lèpre comme des autres maladies. Cette affection est nécessairement très-dangereuse pour les complications dont elle est susceptible. On comprendra aisément que lorsque le venin de la variole, du scorbut, du mal syphilitique, viennent s'unir à une maladie aussi terrible que la Lèpre, ces différens maux doivent en accroître singulièrement les symptômes. Il est néanmoins probable que la complication syphilitique est la plus fréquente; car, comme nous l'avons déjà observé, c'est un des tristes accidens de la Lèpre, qu'alors même que certains individus sont le rebut de la nature entière, ils sont tourmentés par les désirs et les emportemens lascifs les plus effrénés. Les femmes qui, dans cette circonstance, cèdent à la fougue de leur tempérament, doivent être ce qu'il y a de plus impur.

CCCCXLI. Il est encore une bien triste observation, c'est qu'alors même que la Lèpre ne se manifeste qu'avec les symptômes qui lui sont propres, et qu'elle est exempte de tout autre mélange morbifique, son pronostic n'en est pas moins incertain, et que la Lèpre est presque toujours mortelle. Telle est l'opinion du célèbre Franck. En effet, cette maladie porte spécialement son atteinte sur les systèmes les plus importans de l'économie animale; elle altère radicalement la fonction la plus nécessaire à la vie, la nutrition; elle met obstacle aux sécrétions les plus nécessaires; elle désorganise tous les tissus, et sappe la vie jusques dans ses fondemens. Ainsi donc, en général, on peut assurer que la Lèpre est une maladie fort dangereuse; et, dans les cas même où elle n'entraîne pas la mort des individus, l'existence qu'elle permet est plus triste que la mort même.

CCCCXLII. D'après ce que nous avons dit sur les effets des complications, le médecin doit, surtout, examiner ce qui arrive, lorsque d'autres maladies attaquent un lépreux. La variole, par exemple, parcourt chez lui ses périodes comme dans un homme sain; si pourtant elle est confluente, et s'il survient de la diarrhée, les malades courent le risque d'une mort certaine. Schilling a vu souvent que, dans des membres qui n'étoient que légèrement attaqués avant l'invasion de la petite vérole confluente, les symptômes s'exaspéroient à un tel point que les doigts se séparoient de leurs articulations, sans douleur et sans difficulté.

CCCCXLIII. Les enfans qui naissent de parens lépreux, dit l'auteur que je viens de citer, meurent presque toujours, à moins qu'on ne les sépare, presqu'à leur naissance, de leur mère infectée. Lorsqu'ils sont confiés à des nourrices saines, et qu'ils sont transportés dans un air pur, ils sont quelquefois exempts de cette maladie.

CCCCXLIV. Il faut tirer le prognostic de la Lèpre, non-seulement des périodes de la maladie, mais encore du tempérament et de la constitution physique des individus. Pour qu'un médecin puisse fixer son jugement, il doit préalablement s'informer des différentes causes qui ont pu produire la Lèpre : c'est par cette exploration qu'il parviendra à déterminer un traitement utile et à prédire ce qui doit arriver.

CCCCXLV. La Lèpre est surtout une maladie dans laquelle il est impossible de fixer le temps de la guérison. En effet, souvent on ne voit sur le corps des malades que des signes très-légers de l'existence de la Lèpre, et pourtant le mal n'en est pas moins invétéré : c'est alors surtout qu'il faut beaucoup de temps et de soin pour qu'on puisse l'extirper entièrement; car personne n'ignore qu'elle n'arrive à sa fin qu'après un intervalle de beaucoup d'années.

ARTICLE IV.

Des causes organiques qui influent sur le développement des Lèpres.

CCCCXLVI. Je ne rappellerai point ici tout ce que les anciens ont écrit sur les causes organiques qui favorisent le développement des affections lépreuses. On avoit présumé d'abord que ces fléaux épouvantables étoient le triste résultat de quelque virus qui avoit plus ou moins fermenté dans l'économie animale, et qui se développoit spontanément dans les humeurs. On avoit même disserté avec plus ou moins de diffusion sur la nature de ce virus terrible auquel on s'est plu à attribuer des qualités acides, alcalines, salines, visqueuses, acrimonieuses; enfin les qualités les plus vénéneuses et les plus malfaisantes; mais le lecteur sentira combien il est difficile d'écrire avec exactitude et précision sur des matières de ce genre. A quels écarts on se livreroit, si l'on adoptoit de pareilles hypothèses! Les rôles qu'on a fait jouer à la pituite, à l'atrabile, ne sont pas moins fictifs et imaginaires. On trouve aussi, dans les auteurs grecs et arabes, des dissertations prolixes sur la corruption totale des humeurs dans toutes les affections lépreuses, qui ne sont pas mieux fondées.

CCCCXLVII. Les symptômes qui se développent dans cette affreuse maladie, le changement de couleur et l'insensibilité de la peau, la tuméfaction du tissu cellulaire, la formation des tubercules, les ulcérations, les exfoliations écailleuses, les plaques croûteuses, ne peuvent se manifester sans qu'il survienne une altération grave et profonde dans les vaisseaux et dans les nerfs qui se distribuent au système dermoïde. C'est surtout dans les lymphatiques que l'activité de la vie se ralentit; le corps muqueux éprouve des altérations morbifiques qui tiennent à la faculté qu'il a de croître et de s'allonger; ses aréoles se remplissent d'un suc étranger : il se forme des végétations, des fongosités, des boursoufflemens, des verrues, etc.

CCCCXLVIII. Presque tout le monde s'accorde à dire que la voie héréditaire est la cause la plus fréquente du développement de la Lèpre. On assure, dit M. L. Valentin, que cette affreuse maladie n'existe à Vitrolles, que parce que jadis elle y fut transportée par les habitans de Martigues, qui s'y marièrent avec des personnes atteintes de l'infection. Ce fut un nommé Goiran qui vint s'y établir : il eut, dit-on, trois filles qui moururent de la maladie. J'ai vu deux femmes à l'hôpital Saint-Louis, qui avoient reçu la Lèpre de leurs parens. M. Fodéré a fait la même remarque à Nice, où il a été consulté par deux lépreux. La cause d'hérédité est si puissante, que les enfans qui naissent de parens lépreux, ne tardent guère à périr, à moins qu'on ne s'empresse de modifier leur constitution physique en leur faisant sucer le lait d'une nourrice bien saine et bien portante, en les faisant changer d'air, de climat et de situation, en n'omettant rien de ce qui peut modifier et améliorer leur disposition originelle.

CCCCXLIX. Il peut arriver qu'une cause externe, agissant avec véhémence sur les organes d'une mère, d'ailleurs très-saine, le fœtus en reçoive de telles impressions que les phénomènes de la Lèpre se développent quelque temps après la naissance. J'ai été témoin d'un fait dont il importe de donner communication à nos lecteurs. Une jeune demoiselle, qui se dirige d'après mes conseils, à Paris, est affectée des principaux phénomènes de la Lèpre tuberculeuse. Son père et sa mère jouissent encore d'une santé parfaite; mais celle-ci accoucha d'elle au milieu des massacres révolutionnaires. Elle avoit vu porter dans les rues la tête d'un malheureux, que le peuple de Paris venoit d'immoler à sa vengeance : cette commotion rejaillit jusque sur l'enfant qu'elle portoit dans son sein. Elle accoucha d'une fille qui est restée lépreuse depuis cette époque, signalée par tant de calamités.

CCCCL. Parmi les causes originaires qui prédisposent aux affections lépreuses, ne doit-on pas comprendre le tempérament physique des individus? Ceux dont le système lymphatique est frappé d'une foiblesse relative, y sont plus exposés que les autres; aussi la Lèpre dirige-t-elle spécialement ses ravages sur les glandes, sur les membranes, sur les os et sur tous les organes qui coopèrent à la nutrition..

CCCCLI. En faisant mention des dartres, nous avons eu occasion de remarquer qu'elles devoient souvent leur origine à d'autres maladies. Je n'ai pas vu à l'hôpital Saint-Louis que les dartres les plus invétérées, ayent jamais donné lieu aux phénomènes de la Lèpre : on assure pourtant que les maladies herpétiques, scorbutiques ou syphilitiques, lorsqu'elles dégénèrent, peuvent devenir ses causes productrices.

D'ailleurs, il est possible que des topiques indiscrètement employés pour guérir certaines maladies de la peau, irritent cette enveloppe, au point de faire naître l'affection lépreuse : M. L. Valentin cite des exemples qui semblent le prouver.

CCCCLII. Le trouble ou l'arrêt des sécrétions les plus importantes dans l'économie animale, introduisent de grands désordres dans le tissu cellulaire et les vaisseaux absorbans : de cette cause peuvent naître des affections lépreuses. Dans les climats spécialement propres à favoriser leur marche et leur activité, on les voit quelquefois succéder à la suppression des hémorroïdes. Un médecin qui a beaucoup voyagé dans l'Amérique méridionale, a observé que la Lépre se manifestoit chez des jeunes filles dont la menstruation étoit dificile ou interrompue : elle paroît aussi non moins fréquemment chez des individus en bas âge, dont l'accroissement s'effectue avec difficulté et irrégularité.

ARTICLE V.

Des causes extérieures qu'on croit propres à favoriser le développement des Lèpres.

CCCCLIII. Le climat paroît influer d'une manière très-directe sur la production des différentes espèces de Lèpre : c'est principalement dans les contrées brûlantes du globe que se déploye ce fléau si terrible pour le genre humain, et probablement l'Afrique fut son berceau. Il ne faut rien moins qu'une température excessive pour produire les plus affreux résultats : aussi la rencontre-t-on aux latitudes les plus opposées; et la Lèpre est aussi funeste sur les glaces du nord, que sous les feux ardens de la zone torride.

CCCCLIV. La Lèpre est surtout fréquente dans les lieux où une extrême chaleur s'unit à un air humide et chargé de miasmes marécageux. Elle abonde chez les peuples qui habitent l'Arabie, l'Égypte, l'Abyssinie, lAmérique méridionale, etc. Les îles de Java, Batavia, etc., présentent des circonstances atmosphériques qui favorisent singulièrement son activité. Elle dévaste le royaume de Siam, parce que les terres y sont basses et presque submergées, que les habitations sont situées sur les bords de la mer, etc. On a souvent parlé de l'île de Bourbon, comme propre au développement de l'Éléphantiasis; or, cette île est remplie de lacs et d'eaux croupissantes. L'homme que nous avons vu mourir à l'hôpital Saint-Louis, de la Lèpre tuberculeuse, avoit puisé le germe de son horrible mal dans l'air impur de Cayenne. C'est la position mal-saine de Martigues, et son voisinage des salines, qui y rendent la Lèpre commune : les évaporations continuelles de l'étang contribuent singulièrement à pervertir le tissu cellulaire.

CCCCLV. La Lèpre n'épargne que les climats dont l'air est fréquemment renouvelé; c'est ce qui arrive dans les pays où la végétation est très-abondante. Mais comment ne pas redouter l'excès de la chaleur atmosphérique, dans des lieux où tout semble concourir pour la rendre plus malfaisante; dans des déserts abandonnés, où aucun arbre ne vient modérer son action. Hendy attribue la maladie glandulaire de l'île de la Barbade, à la disette des arbres qui protégeoient autrefois cette île contre les ardeurs du soleil. M. le docteur Alard, observateur exact et judicieux, accuse l'action des vents sur le système lymphatique. Il pense que parmi les intempéries atmosphériques, il n'est pas de cause plus directe que leur influence, pour la production de certaines endémies. Les vents sont spécialement nuisibles par le contraste de leur fraîcheur avec la haute température du climat. Les maladies lépreuses sont également très-communes dans les pays où des nuits froides et humides succèdent à des journées brûlantes.

CCCCLVI Les alimens de mauvaise nature, engendrent, à la longue, tous les symtômes de la Lèpre. Dans leurs chétives demeures, les habitans des îles Moluques ne vivent que d'une viande putréfiée et corompue; aussi les lépreux de ces îles, sont couverts de chancres, de verrues, etc. Les pauvres du Japon se nourrissent de poissons gras et visqueux et les Siamois préfèrent le poisson pourri au poisson frais. Il est des peuples qui mangent des sauterelles, des lézards, etc. L'usage du cochon peut produire la Lèpre; aussi le législateur des Hébreux avoit-il interdit expressément la chair de cet animal. M. Larrey a observé les effets funestes de cette nourriture sur les Français qui étoient en Égypte. Il est digne d'attention qu'on en fait un fréquent emploi à l'île de France, et que la Lèpre y est très-commune, comme nous l'avons déjà dit plus haut.

CCCCLVII. Casal, qui a tracé une description fidèle de toutes les affections cutanées, dans la province des Asturies, remarque trés-bien que le maïs ou le millet des Indes fait la principale nourriture de ceux qui sont atteints de cette maladie; car leur pain est composé avec de la farine de maïs. C'est à l'aide de cette même farine, qu'ils fabriquent une bouillie qu'ils mêlent avec du lait ou du beurre de lait. Ils n'ont presque toujours que des viandes salées, où de mauvais fruit. Leur pain est fait avec de la pâte non fermentée. Ils n'ont à boire que de l'eau. Les peuples du nord mangent égalemeut des viandes salées, ou desséchées à l'air, etc. Leur pain est de mauvaise farine d'avoine. Ils ne boivent que du lait gâté. Ils se dessèchent l'estomac avec de la mauvaise eau-de-vie, etc.

CCCCLVIII. On trouve assez habituellement la Lèpre chez les peuples qui vivent dans une malpropreté extrême. M. Larrey observe que les Égyptiens changent rarement de vêtemens; qu'ils couchent pendant l'été, sur un terrain sale et poudreux, etc. Si cette maladie fut si commune immédiatement après les Croisades, c'est qu'alors les hommes manquoient de linge et vivoient dans une dégoûtante saleté. C'est, en grande partie, pour remédier à ces inconvéniens, que Louis VIII fit bâtir tant de léproseries, et qu'il assigna des revenus considérables à ces établissemens. Examinez tous les pays où la Lèpre est endémique, vous verrez qu'elle est presque toujours causée par la manière de vivre des habitans : c'est un fait digne de remarque, qu'elle a disparu sur la terre à mesure que les ressources de l'hygiène se sont multipliées. De nos jours, les habitans des côtes de la Norwège ne sont sujets à la radesyge, que parce qu'ils s'entassent dans des huttes mal-saines; la fumée ne sort jamais de leurs demeures; la plupart dorment sans lit avec des habits mouillés. D'ailleurs leurs vêtemens sont tissus avec une laine de mauvaise qualité; on les imbibe d'huile de poisson pour les rendre imperméables à la pluie : ce sont ces sales vêtemens que les pêcheurs gardent souvent pendant plusieurs mois, jusqu'à ce qu'ils tombent en lambeaux. De là vient sans doute que le métier de pêcheur contribue si fréquemment à la production de cette maladie. M. Révolat, médecin de l'hôpital militaire de Nice, vient de communiquer à M. Valentin l'histoire d'un l'épreux nommé Pierre Saraut, qui d'abord n'avoit eu qu'un ulcère situé au-dessus de la malléole interne de la jambe gauche. Mais l'existence pénible qu'avoit cet individu, et le contact habituel de l'eau de la mer, avoient en quelque sorte décidé l'Éléphantiasis; cet homme vit encore aujourd'hui. Il se place ordinairement sur le pont de Nice, pour implorer la générosité des passans.

CCCCLIX. On a, dans tous les temps, répandu l'épouvante touchant le caractère contagieux de cette horrible maladie; mais on s'est trop fié peut-être, sur ce point, à des traditions mensongères. Les livres saints nous rappellent tous les soins que Moyse se donnoit pour séparer du peuple Juif les individus infectés de la Lèpre. Les lois anciennes commandoient les précautions les plus sévères. Qui ne fuiroit un lépreux, dit énergiquement Arétée de Cappadoce! Schilling assure que cette affection est communicable par le coït; elle peut, dit-il, se transmettre par une co-habitation continuelle, par l'haleine, par l'odeur fétide qui s'exhale des ulcères : elle passe journellement des nourrices aux nourrissons, etc.

CCCCLX. Le virus lépreux, dit Schilling, a une qualité fermentative; il produit un mouvement intestin qui infecte successivement la masse entière des humeurs. Aussi voit-on à Bagdad un lieu solitaire environné d'un mur; ce lieu est rempli de petites baraques, dans lesquelles tous les lépreux sont contraints de se retirer. Niebuhr, du reste, dans son voyage en Arabie, allègue un fait qui prouveroit la contagion rapide de la Lèpre, s'il étoit d'une authenticité incontestable. Il rapporte qu'un individu lépreux, ayant conçu une passion très-violente pour une femme, eut recours à une supercherie aussi odieuse que coupable pour la posséder. Il se revêtit, pendant quelques jours d'une chemise fine, et parvint ensuite à la lui faire acheter pour un prix très-modique : à peine eut-il appris que la Lèpre s'étoit communiquée à l'objet de son amour, qu'il en fit informer le gouvernement, en sorte que cette malheureuse victime se trouva bientôt renfermée dans la même maison que lui.

CCCCLXI. M. de Pons, dans son voyage à la Terre-Ferme, parle des précautions sans nombre que prenoit, en Amérique, la police espagnole, pour s'opposer à la propagation de l'infection lépreuse. On portait les scrupules jusqu'à classer dans le même genre des maladies cutanées ou glanduleuses qui s'étoient montrées rebelles à des remèdes énergiques, souvent même des maladies qu'on ne se donnoit pas la peine de traiter, et qui offroient un appareil de symptômes plus ou moins alarmans. M. de Pons fait aussi mention d'un hôpital dédié à Saint Lazare, qui est situé dans la partie orientale de Caracas, et dans lequel on renfermoit les personnes de l'un et de l'autre sexe, dont la peau se trouvoit souillée par quelque ulcération ou par quelque pustule. Le moindre indice de Lèpre que l'on rencontroit, faisoit décider que la maladie étoit incurable : on avoit soin pourtant de séparer les sexes dans ces lieux de reclusion; mais on leur permettoit de s'unir par les liens du mariage; grand inconvénient, puisque c'étoit le moyen de propager une maladie si funeste. M. de Ste.-Croix m'a parlé de l'hôpital de Manille, lequel au moment de son voyage aux îles Philippines, renfermoit environ une quarantaine de lépreux. Cet hôpital, situé dans un lieu salubre, est desservi par des religieux franciscains qui sont logés à part et prennent des précautions extrêmes, lorsqu'ils vont faire, l'inspection de leurs malades, etc. Ils ne touchent jamais aux vases ou autres meubles dont se servent ces infortunés. On lave soigneusement avec de fort vinaigre, les lieux où ils ont pu se reposer quelques instans, etc.

CCCCLXII. Quelques observateurs citent néanmoins d'autres faits qui devroient faire révoquer en doute l'influence de la contagion sur le développement de la Lèpre. M. Sonnini parle d'un homme doué d'un tempérament très-ardent, qui communiquoit souvent avec sa femme, quoique celle-ci n'eût jamais éprouvé aucun symptôme de pareille maladie.

Ce qui doit surprendre, c'est que trois enfans nés de leur union, jouissoient également de la meilleure santé. Pallas dit qu'un grand nombre de Kosaqnes commercent journellement avec des personnes attaquées de la Lèpre, sans la contracter, ou que du moins cette maladie ne se communique qu'avec une extrême lenteur. Les deux individus lépreux que nous avons gardés à l'hôpital Saint-Louis, n'ont jamais été séquestrés de leurs voisins. Ils recevoient des soins très-particuliers de nos charitables religieuses et de nos infirmiers.

CCCCLXIII. Rien de plus manifeste que l'action des causes morales sur la production de la Lèpre. M. le docteur Lordat a justement apprécié ces causes. Il a vu un homme dont j'ai déjà cité l'observation, et chez lequel la crainte avoit déjà déterminé les premiers symptômes de cette maladie. Il remarque que ces affections sont très-souvent le triste résultat de l'oppression et de l'esclavage. M. Martin a vu l'exemple d'une jeune fille chez laquelle les symptômes de la Lèpre se manifestèrent quelque temps après être tombée dans un puits, et avoir éprouvé la plus vive frayeur.

CCCCLXIV. Des causes purement mécaniques peuvent déterminer des accidens absolument analogues à ceux de la Lèpre tuberculeuse. Nous avons eu occasion d'observer à l'hôpital Saint-Louis la nommée Marie-Agnès Lequilien, tapissière, qui, six mois auparavant, avoit été opérée d'un cancer au sein gauche. Le bras et l'avant-bras du même côté s'étoient successivement tuméfiés, et étoient devenus d'un volume et d'une pesanteur aussi considérables que dans l'Eléphantiasis. La peau, prodigieusement tendue, faisoit éprouver dans toute la longueur du membre un sentiment de constriction et de fourmillement; ensuite le membre devint insensible : il présentoit plusieurs éminences larges, aplaties et de forme variée, qui paroissoient tenir à une épaisseur plus considérable du chorion. On observoit sur la peau des granulations, des rides, des gerçures, des dépressions telles qu'on les remarque dans l'espèce de Lèpre que je viens d'indiquer.

ARTICLE VI.

Des résultats fournis par l'autopsie cadavérique des lépreux.

CCCCLXV. N'espérons point puiser de grandes lumières dans les autopsies cadavériques. La Lèpre se montre si rarement de nos jours, que l'occasion manque pour les pratiquer. Personne n'ignore que l'anatomie est à peine cultivée dans les lieux où réside cette affection endémique. Jadis, lorsqu'elle infestoit toutes les contrées de l'Europe, la superstition, l'ignorance, les préjugés, les vaines craintes, interdisoient aux gens de l'art les plus utiles recherches. Je vais citer quelques faits qui ne sont pas sans intérêt.

CCCCLXVI. Dans un savant mémoire présenté à la Faculté de Médecine de Paris, M. le docteur Valentin fait mention de l'ouverture d'une femme, morte de la Lèpre tuberculeuse, par M. Martin, chirurgien distingué de Vitrolles. Ni les viscères du thorax, ni ceux de l'abdomen, n'offrirent aucune altération remarquable. On disséqua avec soin les tumeurs sous-cutanées; ces tumeurs étoient des kistes contenant une sérosité gluante et de couleur rougeâtre.

CCCCLXVII. M. Larrey ayant ouvert le cadavre d'un militaire qui avoit succombé à la Lèpre, fut frappé du volume extraordinaire qu'avoit acquis le foie; la couleur de ce viscère étoit considérablement altérée et rembrunie; il étoit d'une dureté extrême. La vésicule du fiel étoit pleine d'une bile très-épaisse. La rate étoit squirreuse. Il y avoit un engorgement considérable dans les glandes du mésentère. On apercevoit çà et là des tubercules très-durs, et qui avoient la consistance d'une matière gypseuse. Le tissu cellulaire, considérablement aminci, étoit parsemé de granulations plâtreuses et d'une couleur blanchâtre. La peau n'avoit plus l'élasticité qui lui étoit propre; elle étoit dure et coriace comme le parchemin.

CCCCLXVIII. J'ai été témoin oculaire du fait qui va suivre. M. Ruette, ancien élève de l'hôpital Saint-Louis, excellent observateur, procéda, en ma présence, à l'autopsie cadavérique du nommé Arnout, mort de l'Éléphantiasis, et dont j'ai cité l'observation. Voici les phénomènes dont nous crûmes devoir tenir compte. L'organe pulmonaire étoit dans une espèce de fonte purulente; la rate et le foie n'avoient point leur couleur ordinaire; le tissu de ces viscères étoit flasque et mollasse; la langue et tout le corps muqueux étoient parsemés de tubercules durs; il y avoit de fortes adhérences entre les muscles et les tendons;

les vaisseaux artériels étoient remplis d'un sang visqueux et noirâtre.

CCCCLXIX. Cette observation se rapproche beaucoup de celle qui avoit été faite par Schilling; il avoit remarqué que toutes les fois qu'on amputoit la jambe ou la cuisse à un lépreux, on n'avoit pas besoin de lier l'artère crurale, ni de recourir aux styptiques, attendu que le jet du sang est très-foible. Schilling avoit pareillement observé que la couleur du sang des lépreux étoit plus obscure et comme noirâtre. Le sang des lépreux, recueilli dans des vases, n'offre qu'une très-petite quantité de sérum : j'ai fait la même remarque sur le sang des scorbutiques à l'hôpital Saint-Louis.

CCCCLXX. Les os d'Arnout, que nous examinâmes de concert avec M. Ruette, étoient spongieux et ramollis. Ce genre d'altération s'observe fréquemment chez les lépreux. On n'y trouve aucun vestige de périoste. Leurs lamelles internes se séparent facilement les unes des autres; leur cavité ne contient plus de substance médullaire; ils ne forment, avec les tendons et les muscles, qu'une masse compacte et lardacée. On a vu des sujets chez lesquels le radius, le cubitus, le tibia et le péroné, les petits osselets des pieds, etc., étoient tellement réunis, adhérens et confondus, que le plus habile anatomiste pouvoit à peine les démêler. C'est surtout à Schilling que l'on doit ces remarques.

CCCCLXXI. Je dois consigner ici l'autopsie cadavérique d'un individu dont je rapporte l'histoire dans cette dissertation. J'ai déjà dit qu'il étoit mort après avoir parcouru toutes les périodes de l'Éléphantiasis. Nous procédâmes à l'ouverture du cadavre, qui présenta les phénomènes suivans. L'habitude du corps étoit blafarde, jaunâtre; le visage offroit des rides très-prononcées, surtout au front et au-dessus des commissures des lèvres; les yeux dépourvus de cils et de sourcils; les paupières altérées par une matière puriforme avec quelques croûtes irrégulières d'un jaune verdâtre; tous les poils du menton et des lèvres, en partie tombés; enduit fuligineux des gencives et de la langue; les bras, particulièrement le bras gauche, dépouillés de l'épiderme, laissoient le tissu muqueux à découvert et semé de larges plaques gangréneuses; les ongles étoient desséchés et détachés; même disposition dans les extrémités inférieures, lesquelles étoient en partie infiltrées, et en partie phlogosées, etc. L'état intérieur n'étoit pas mieux. Les glandes de la peau étoient engorgées; les os du crâne étoient friables; point d'épanchement dans les ventricules du cerveau; seulement à sa partie postérieure nous avons remarqué un peu de sérosité accumulée entre l'arachnoïde et la pie-mère; le cervelet d'ailleurs très-sain; dans la poitrine, la plèvre étoit adhérente avec le poumon; le péricarde sain sans épanchement dans sa cavité; le cœur plus volumineux d'un quart que dans l'état ordinaire; dans les ventricules, des portions polypeuses, offrant l'aspect et la consistance de la fibrine; pour ce qui est de l'abdomen, le foie étoit dans son état naturel sans la moindre lésion; la vésicule très-distendue par une grande quantité de fluide jaunâtre, contenant en outre quelques calculs biliaires; le mésentère étoit parsemé de tubercules comme pierreux; les intestins, l'estomac, l'œsophage, le pharinx, le larinx étoient recouverts d'un enduit muqueux d'une couleur bleuâtre; la rate étoit plus volumineuse et plus consistante que de coutume; le pancréas et les reins dans l'état sain, ainsi que les capsules et les uretères; la vessie étoit raccornie extraordinairement, au point qu'elle eût pu contenir à peine un œuf de poule; les membranes de ce viscère étoient devenues prodigieusement épaisses.

CCCCLXXII. Vous comparerez cette série de dégradations observées à l'hôpital Saint-Louis, avec celles qui ont été l'objet des recherches de Schilling, de Raymond, de Lorry, de Laborde, de Bajon, de Vidal, de L. Valentin et autres auteurs qui se sont occupés avec zèle de cet intéressant sujet d'observation; vous y trouverez une analogie singulière dans les symptômes et dans les phénomènes, qui ne permet plus de confondre la place qu'il convient d'assigner aux Lèpres dans les systèmes nosologiques.

ARTICLE VII.

Vues générales sur le traitement des Lèpres.

CCCCLXXIII. Tout est à rechercher, tout est à découvrir dans le traitement qui convient le mieux à la guérison des Lèpres. En effet, comment cette affection seroit-elle combattue avec succès dans des climats où règne un aveugle empyrisme, où toute méthode curative est négligée, où on se complaît, pour ainsi dire, avec son mal, où l'on se familiarise avec ses symptômes, où l'on vit dans une ignorance complète des règles de l'art?

CCCCLXXIV. Ce qui est cause sans doute qu'on a encore si peu perfectionné les procédés curatifs des Lèpres, c'est la persuasion où l'on est que cette maladie est incurable. J'ai déjà eu occasion d'observer que dans presque tous les pays, on séquestre les lépreux, et qu'on les abandonne à leur malheureux sort. Cette mesure s'exécute même sur les nègres qu'on auroit intérêt de guérir et de conserver, ainsi que l'assure Bajon, ancien chirurgien-major de l'île de Cayenne. A peine voit-on se manifester chez eux quelques légers accidens, qu'on les renferme dans des cases séparées, et c'est là qu'on se contente de les nourrir pendant le reste de leur vie. Bajon ajoute même que lorsque les blancs sont atteints du *Mal-roûge*, ou, ce qui est la même chose, de la Lèpre tuberculeuse, ils n'osent révéler leur maladie à personne, et qu'ils la cachent aussi long-temps qu'ils le peuvent; alors même qu'elle se manifeste aux mains et au visage, ils restent indifférens, et consultent rarement les personnes de l'art : ils ont plutôt recours à des arcanes, ou à des topiques insignifians qui aggravent singulièrement leur position.

CCCCLXXV. D'ailleurs la destruction d'un tel fléau exige communément un très-long espace de temps, et les malades manquent presque toujours de patience. L'anecdote suivante le prouve. M. Desgenettes, qui s'est couvert de gloire à l'armée d'Orient, par ses lumières autant que par son intrépide courage, étoit un jour consulté par un Arabe lépreux de la caravane du Mont Sinaï, qui, malgré sa dégoûtante infirmité, ne laissoit pas de vaquer encore à des travaux pénibles. La peau de cet homme ressembloit à du cuir desséché; elle étoit toute couverte de cicatrices, parce qu'on avoit déjà eu recours à l'application du feu. Le célèbre médecin que je viens de nommer, lui parla d'abord d'un traitement préparatoire qui dureroit environ trois mois : c'étoit des bains tièdes et quelques préparations opiacées. *Trois mois*, répondit l'Arabe impatienté, *je pensois qu'à l'aide de quelque charme tu me soulagerois promptement; je veux, avant que le soleil se lève trois fois, être hors de l'Égypte.*

CCCCLXXVI. On voit, d'après ce que je viens de dire, d'où vient que si peu d'individus guérissent de cette horrible maladie. Bien loin de rallentir leur zèle, les praticiens doivent donc fortifier le courage des lépreux; ils ne doivent pas néanmoins leur dissimuler le danger qui les menace, et combien il faut de persévérance dans l'observation des lois diététiques et des remèdes que l'art prescrit. Cette observation est si nécessaire, qu'il est souvent arrivé que les malades tomboient dans le désespoir au moment où la nature étoit sur le point de reprendre son énergie et son pouvoir.

CCCCLXXVII. Un traitement aussi difficile que celui de la Lèpre, exige nécessairement quelques moyens préparatoires; il importe, en conséquence, de rechercher quelles sont les causes qui ont pu la faire naître. Si cette maladie dépend de la violation du régime, il ne faut donner aux lépreux qu'une nourriture saine et de bonne digestion. Le savant et laborieux M. Roussille-Chamseru, auteur du Rapport sur le *Mal-rouge* de Cayenne, a judicieusement insi[s] sur la nécessité de changer les alimens du malade, de ne lui administrer qu'une nourriture fort douc[e] etc. Si la malpropreté la développe, on placera [le] malade en bon air, etc. La plupart des affections l[é]preuses n'étoient produites autrefois que par l'oub[li] des règles de l'hygiène, par la disette du linge, et[c.] On doit obvier à ces diverses causes avant de com mencer un traitement.

CCCCLXXVIII. Comme il est constant que l[a] Lèpre est fréquemment entretenue par des influence[s] locales et atmosphériques, il est par fois nécessair[e] de faire passer les lépreux dans d'autres pays : c'es[t] ainsi qu'il seroit utile de transporter ailleurs ceux d[e] Vitrolles. Une jeune dame est arrivée de Saint-Domingue à Paris, avec les premiers accidens de la Lèpre tuberculeuse. Son corps étoit souillé de taches et de pustules rougeâtres. Il est digne d'observation que le mal n'a plus fait de progrès, et qu'il est au contraire sensiblement diminué depuis qu'elle habite un climat tempéré. Un des grands moyens pour la réussite d'un plan de traitement, seroit donc de faire voyager les lépreux et des les placer sous un nouveau ciel. D'ailleurs, il est hors de doute que le mouvement doit singulièrement seconder l'action des divers remèdes, puisque rien ne peut contribuer davantage à rétablir la transpiration.

CCCCLXXIX. Il paroît que dans le traitement des Lèpres le froid entrave puissamment la marche et l'activité des efforts de la naure; aussi a-t-on constaté, par l'expérience, que les remèdes qu'on administre pendant l'hiver, sont plus nuisibles qu'utiles; qu'ils suscitent le dévoiement, la foiblesse, les spasmes, sans jamais apporter le moindre soulagement.

CCCCLXXX. Ce qui déconcerte le médecin dans le traitement des maladies lépreuses, c'est qu'il survient par fois d'autres maladies qui peuvent être considérées comme des épiphénomènes; telles sont les fièvres inflammatoires et adynamiques, les petites véroles, etc. Dans ce cas, il est urgent de remédier aux symptômes de la maladie aiguë; on a recours sans délai aux anti-phlogistiques : c'est le précepte que donnent les praticiens exercés. Si la fièvre est d'un genre très-putride, on a recours aux anti-septiques les plus forts. On met à contribution l'écorce du Pérou. Il n'est pas rare de voir les mouvemens fébriles être très-favorables à la curation de la maladie lépreuse. Il n'en est pas de même lorsque la Lèpre se complique avec d'autres maladies chroniques, particulièrement avec des maladies qui atteignent plus ou moins profondément les glandes et le système lymphatique; ces affections se fortifient alors l'une par l'autre, et les lépreux sont dans un danger imminent.

ARTICLE VIII.

Du traitemsnt interne employé pour la guérison des Lèpres.

CCCCLXXXI. On est dans un grand embarras, quand on veut déterminer quels sont les remèdes intérieurs qui conviennent dans le traitement des diverses

Lèpres : on n'a rien acquis de positif sur ce point. Il faudroit, dit Pallas, que ces maladies fussent observées pendant plusieurs années par des médecins instruits ; alors on parviendroit peut-être à arrêter leurs funestes progrès et à les detruire entièrement. Je l'ai déjà fait remarquer. La Lèpre semble ne s'être développée, jusqu'à ce jour, que sur le sol de l'empyrisme; aussi l'a-t-on traitée sans méthode et sans discernement. Pour trouver, en conséquence, les remèdes les plus propres à combattre ses accidens, n'est-il pas utile de bien noter les cas dans lesquels la nature a agi salutairement, et a triomphé de l'intensité du mal? Il faut connoître les procédés curatifs que le hasard a fournis; car c'est ainsi que la plupart des remèdes ont été découverts, et qu'on est parvenu à perfectionner le traitement de presque toutes les maladies.

CCCCLXXXII. En attendant que l'expérience ait mieux prononcé, je me bornerai à citer quelques faits. Nous avons déjà parlé plusieurs fois du nommé Fourrat, chez lequel la Lèpre s'étoit portée au plus haut degré d'intensité. Lorsqu'il arriva de l'Égypte en France, il étoit dans un état de maigreur difficile à décrire; ses yeux étoient caves et plombés; ses lèvres grosses et livides; ses fosses nasales gonflées; son visage étoit sillonné par des rides hideuses, son haleine étoit empestée; ses mains et ses pieds engourdis et presqu'insensibles; sur ses genoux et sur ses coudes, s'élevoient des croûtes tuberculeuses qui recouvroient des ulcères affreux; le malade étoit dévoré de mélancolie : tel étoit son état, lorsque M. Larrey entreprit de le traiter. On lui administra d'abord quelques légers laxatifs; il fut mis ensuite à l'usage d'une décoction de racine de bardane et de patience. Le matin, Fourrat prenoit du vin de quinquina à des doses plus ou moins fortes; le soir, on lui administroit une petite dose de sirop de salsepareille pour provoquer la transpiration; et pour appaiser les douleurs de la nuit; le camphre et l'opium trouvaient leur emploi. Par fois on substituoit à ces moyens quelques sudorifiques plus actifs, comme, par exemple, le soufre doré d'antimoine, etc. On donnoit des extraits amers : celui de fumeterre étoit préféré. Quant aux ulcères, on avoit d'abord provoqué la chute des croûtes par des applications émollientes, et les pansemens se faisoient avec la pomade anodine. Quelque temps après, M. Larrey eut besoin de recourir au cautère actuel, pour rétablir la sensibilité dans les parties qui environnoient les ulcères lépreux, etc. C'est par ces moyens simples que Fourrat parvint, dans la suite, à une entière guérison. Depuis ce temps, les cicatrices dont tout son corps est parsemé, sont restées fermes et solides.

CCCCLXXXIII. Au surplus, dans une matière aussi nouvelle et aussi peu avancée que la Lèpre, chaque médecin a, pour ainsi dire, proposé sa recette, sa plante ou son remède de préférence. Schilling préconise la décoction d'un bois et d'une racine qu'on appelle *Tondin*, et que l'on dit appartenir au genre des Paulinia : c'est un arbrisseau qui croît dans les marais de la colonie de Surinam, et qui est remarquable par son amertume et son astringence. En Crimée, on cherche à guérir cette maladie avec la décoction d'une espèce de raisin de mer (*anapsis aphylla*), qui vient dans ce pays, ainsi que sur les bords du Jaik, où il a été employé de même, mais sans succès.

CCCCLXXXIV. Toutes les plantes toniques et sudorifiques ont été citées avec éloge. On a loué avec exagération la saponaire, la salsepareille, la contrayerva, la serpentaire de Virginie, la zédoaire, etc. Odhélius recommande le *ledum palustre*; Callisen le trèfle d'eau et l'écorce d'orme pyramidal; Crichton, médecin de l'hôpital de Westminster, a procédé à quelques essais sur les effets de la douce-amère, et il assure avoir obtenu les plus grands succès de l'administration de cette plante. M. de Pons a vu guérir à Saint-Domingue une maladie qui avoit tous les caractères de la Lèpre. Le malade avoit le corps couvert de pustules, et les phalanges de ces doigts rongées, les ongles s'en détachoient déjà. Un régime convenable et un sirop composé de sassafras, de gayac, de salsepareille et de squine, firent disparoître tous ces hideux symptômes. Dans l'espace de deux mois, le malade recouvra une santé parfaite. Cette cure honorable fut dirigée par M. Raiffer, médecin français.

CCCCLXXXV. Le docteur Mangor, qui s'est beaucoup occupé de la Radesyge ou Lèpre du Nord, donnoit six grains d'extrait de ciguë à prendre deux fois par jour; il soumettoit en même temps les malades à une diète très-rigoureuse. Bruce, dans son voyage en Nubie et en Abyssinie, fait mention des expériences qu'il a inutilement tentées avec l'extrait de cigüe préparé à la manière de Stork. Il rapporte lui-même qu'il eut occasion de voir dans une maison voisine de la sienne, un homme affecté de l'Éléphantiasis, et qu'il fut à même de l'observer consécutivement pendant deux années; c'est alors qu'il fit l'essai de ce remède, soit extérieurement, soit intérieurement, d'après l'indication du célèbre Russel, médecin d'Alep, sans procurer le moindre soulagement au malade : les expériences furent faites dans l'Abyssinie. Bruce, pendant son séjour à Gondar, avoit obtenu du roi et du raz Michael, la permission de procéder à tous les essais qu'il jugeroit convenables afin d'éclaircir ce point intéressant de médecine pratique.

CCCCLXXXVI. Pour combattre une maladie aussi terrible que la Lèpre, il est probable néanmoins qu'on pourroit tirer quelque parti des plantes vénéneuses, si on étoit fixé sur leur mode d'administration. Le fait suivant prouve que leur action pertubatrice seroit d'une grande utilité. M. de Ste.-Croix a ouï dire dans l'Inde qu'un malheureux lépreux souffroit tant, qu'il avoit résolu de se détruire. Il eut recours, pour y parvenir, aux branches d'une espèce de thitimale, dont le suc laiteux et corrosif passe dans le pays pour un poison très-violent. Au lieu de trouver la mort, il éprouva une commotion extraordinaire qui fit disparoître la Lèpre.

CCCCLXXXVII. Depuis fort long-temps on avoit venté les effets de la teinture de cantharides pour le le traitement de la Lèpre; mais M. Robert Willan, qui l'a combinée avec l'écorce du Pérou, prétend n'en avoir retiré aucun effet avantageux. N'est-ce pas ici le cas de parler d'un médicament dont l'administration inspiroit d'abord de vives craintes, et que les médecins de l'Inde ne craignoient pas d'opposer aux progrès dévastateurs de l'Éléphantiasis : c'est l'arséniate de potasse qui forme la base de la solution si connue de Fowler ? Les docteurs John Redman Coxe et Thomas Girdlastone affirment avoir opéré des cures merveilleuses par cette préparation : la dose est de dix ou douze gouttes qu'on augmente successivement, et qu'on administre dans un véhicule quelconque. Quelques praticiens ont proposé l'arseniate de soude qu'on fait dissoudre dans quelqu'eau spiritueuse, comme l'eau de fenouil, de menthe, etc. Je ne puis dire à quel point ce remède a pu être favorable ; j'ignore sur quels faits s'appuient de semblables observations.

CCCCLXXXVIII. On ne s'est pas contenté de recourir aux sels neutres arsenicaux. On a osé introduire l'arsenic même dans les diverses recettes qu'on a proposées pour combattre un mal aussi redoutable que la Lèpre. Je crois devoir consigner ici l'extrait d'un Mémoire persan, rédigé par le fils du médecin de Thamas-Kouli-Kan. Il avoit accompagné ce célèbre conquérant dans son expédition fameuse pour l'Indoustan ; et, il raconte lui-même comment ce secret lui fut révélé. Ce fut, dit-il, en 1783, qu'il reçut la visite du sage Maulavi-Mir-Muhamet Hussai'n, homme très-versé dans toutes les connoissances utiles, lequel étoit accompagné de M. Richard Johnson, et se rendoit de Lac'hnau à Calcuta. Il se fit un plaisir de communiquer à l'auteur du Mémoire que je cite, une ancienne formule des médecins Hindous, qu'il disoit n'être pas seulement utile pour combattre le Jud'ham ou Éléphantiasis, mais encore toutes les maladies lymphatiques du même genre. La préparation s'effectue ainsi qu'il suit. On prend un tolà (105 grains) d'arsenic blanc nouvellement préparé, et six fois autant de poivre noir; on les triture et pulvérise ensemble pendant quatre jours consécutifs dans un mortier de fer; on les réduit ensuite en poudre impalpable dans un mortier de pierre, avec un pilon de même matière, et on ajoute une quantité suffisante d'eau pure pour composer des pilules de la grosseur d'un grain d'ivraie ou d'un petit pois : on en prend une soir et matin, dans une feuille de bétel ou dans de l'eau froide. Le fils du médecin de Thamas-Kouli-Kan, conformément aux conseils de son savant et respectacle ami Maulavi-Mir-Muhamet Hussai'n, l'administra à plusieurs malades très-dangereusement atteints. Dieu est témoin, ajoute-t-il, qu'ils se trouvèrent mieux, qu'ils furent complètement guéris, et qu'ils sont maintement vivans, à l'exception d'un ou deux qui moururent par d'autres accidens. On peut consulter les faits qu'il rapporte au sujet de plusieurs individus qui ont été rapidement guéris du Jud'ham, par l'emploi d'un tel remède. *Extraits of Asiatic Researches, or Transactions of the society, institutes in Bengal, sor inquiring into they history and antiquities, the arts, sciences and litterature of Asia.*

CCCCLXXXIX. Quelquefois, les moyens les plus

doux sont plus efficaces que les remèdes énergiques dont nous venons de parler. A l'Ile-de-France, un individu attaqué de la Lèpre, ayant ouï dire que l'île déserte et sabloneuse (Diego Garcias) abondoit en tortues de mer, s'y transporta, dans l'idée que les bouillons faits avec la viande de ces animaux, et qui passent pour être anti-scorbutiques, pourroient opérer sa guérison. La tradition ajoute qu'au bout de quelques mois, il fut effectivement rétabli. Tous les jours, dit-on, il prenoit un bain de sable, qui provoquoit une sueur abondante. Les matelots attaqués du scorbut, en revenant des Indes orientales, ont recours au même remède à l'île déserte de l'Ascension, qui fournit beaucoup de tortues, dont le bouillon leur est prodigué. On a donné trop d'éloges à la chair de vipère ou de lézard, qui n'agit pas mieux, en pareil cas, que la chair de poulet: les eaux d'orge, de gruau, etc., sont très-convenables.

CCCCXC. Un changement total dans la nourriture peut opérer une révolution salutaire, et procurer la guérison. Casal parle d'une femme lépreuse qui se mit à désirer et à rechercher avec soin le beurre de lait de vache; elle vendoit tout ce qu'elle avoit pour en acheter et s'en nourrir : ce régime fit disparoître tous les symptômes. J'ai vu, du reste, un homme atteint d'une dartre squammeuse incurable, que la diète lactée soulageoit insensiblement aussitôt qu'il s'y soumettoit; ce qui prouve qu'on pourroit tirer un grand parti du régime.

ARTICLE IX.

Du traitement externe employé pour la guérison des Lèpres.

CCCCXCI. Il faut mettre à la tête des moyens externes qu'on peut employer avec le plus d'avantage pour la guérison des Lèpres, les bains tièdes et émolliens, dont Raymond faisoit un fréquent usage. Russel accordoit la préférence aux bains de mer; Lorry recommandoit les bains de vapeur. C'est ici le lieu de répéter les grands éloges qu'on s'accorde à donner aux eaux sulfureuses de Barèges, de Bagnères-de-Luchon, etc. Un homme âgé d'environ quarante ans, atteint d'une Lèpre squammeuse commençante, vint réclamer mes soins à Paris; je lui conseillai les eaux sulfureuses de Tivoli. Il fut d'observation authentique, qu'à mesure qu'il prenoit des douches, la peau devenoit plus souple, et les symptômes extérieurs s'évanouissoient. Cet homme partit à-peu-près guéri; seulement, il est vrai de dire que sa peau conservoit une certaine disposition à s'exfolier. J'ignore si l'hiver aura produit une rechute.

CCCCXCII. Les médicamens qui sont les plus propres à la guériron des Lèpres, sont, sans contredit, ceux qui sont les plus propres à rétablir la transpiration. A l'hôpital Saint-Louis, nous employons les bains fumigatoires sulfureux, les bains de vapeurs, etc. Quoique les bains tièdes conviennent principalement pour remplir ce but, on a observé avec raison qu'il falloit en user avec une extrême prudence; car, si la Lèpre est parvenue à son plus haut degré d'intensité, les malades ne peuvent guère les supporter sans de grandes anxiétés, des lassitudes, des palpitations, des spasmes, des convulsions, etc. J'ai voulu faire administrer des bains à une jeune lépreuse qui se trouvoit à l'hôpital Saint-Louis; elle souffroit davantage, et pouvoit à peine s'y soutenir.

CCCCXCIII. M. Lordat a proposé récemment l'usage des frictions mercurielles, pour la curation de l'Éléphantiasis. Son dessein, dit-il, étoit de relever l'activité du système absorbant, et de dégorger ainsi le tissu cellulaire. Un semblable moyen avoit été d'abord discrédité. M. Lordat pense effectivement que, dans quelques circonstances, il a pu renforcer la disposition scorbutique : peut-être ce remède réussirait-il si l'on prenoit des précautions qui ne sont pas encore bien déterminées. J'ai lu quelque part qu'à Orenbourg, on provoqua la salivation chez un Kosaque qui étoit à mi-terme de sa maladie, ce qui lui fit rendre une grande quantité de sang. La Lèpre avoit paru diminuer; mais ce Kosaque, livré à lui-même, au lieu d'observer un régime, reprit son service ordinaire, et le mal reparut avec plus de violence. J'ai voulu faire l'essai des frictions mercurielles sur une jeune lépreuse dont j'ai eu occasion de parler dans le cours de cette dissertation. A chaque friction, la malade éprouvoit de forts accès de fièvre qui m'empêchèrent de continuer; je me bornai alors à des frictions pratiquées sur toute la peau, avec un linge imprégné de la fumée de soufre, comme l'avoit jadis conseillé Boerhaave en semblable occasion, pour une femme atteinte de la Lèpre squammeuse.

CCCCXCIV. Il importe d'avoir un soin particulier des ulcères lépreux, que l'on pourra panser avec la teinture de myrrhe, celle d'aloës, etc. ; on use aussi de la décoction de quinquina ou de quelque bois aromatique. On interdit l'onguent mercuriel; mais quelques médecins anglais indiquent l'onguent de goudron; l'on fait en même temps usage des lotions aqueuses ou saturnines, fréquemment renouvelées. Quand l'épiderme se régénère, il convient de fortifier l'organe cutané par des lotions spiritueuses, et de pratiquer des embrocations sur toute la surface du corps. Au surplus, je n'en dirai pas davantage sur une matière de cette importance; j'imiterai la prudence d'un célèbre praticien de nos jours, et je dirai comme lui : *Nos nostrum his de rebus donec certior experientia loquatur, suspendimus judicium.*

LES PIANS.

CONSIDÉRATIONS GÉNÉRALES SUR LES PIANS.

CCCCXCV. Je n'ai pu voir que deux fois ce genre extraordinaire de maladie; mais j'ai recueilli, sur sa nature, les documens les plus authentiques. J'ai rassemblé les observations avec la plus sévère impartialité. Pour éclaircir les faits incertains, j'ai cru qu'il était convenable de m'affranchir de beaucoup de préjugés qui règnent dans les livres et qui ont obscurci les discussions savantes de quelques écrivains célèbres. J'ai cherché à considérer les Pians sous toutes leurs formes. J'ose garantir qu'on sera frappé des différences qui distinguent les deux espèces que j'ai déterminées.

CCCCXCVI. Le hasard seul m'a présenté cette affection terrible; car elle n'existe guère dans les climats où la température est modérée. Née au milieu des sables brûlans de l'Afrique, sur les rives du Sénégal, et dans l'air impur de la Guinée, elle est le triste apanage des noirs habitans de la zône torride. La honteuse habitude qu'ont ces peuples barbares de trafiquer de leurs semblables, de vendre leurs enfans, et jusqu'à leurs femmes, pour servir en esclaves chez les Européens, a contribué beaucoup à la propager.

CCCCXCVII. C'est de ces plages arides et perpétuellement embrâsées, que ce fléau dévastateur a, pour ainsi dire, menacé toutes les races humaines. Les nègres Africains le répandirent dans le Nouveau-Monde, lorsqu'ils y furent conduits pour en cultiver les vastes déserts. Personne n'ignore cette fatale époque. Ainsi, les révolutions du globe servent à étendre les maux du genre humain.

CCCCXCVIII. On a, du reste, remarqué que, parmi ces nations sauvages, celle dont les habitans, venus des sources du Niger, sont désignés sous le nom de *Banbaras*, est communément la plus exposée aux atteintes des Pians. Aussi ne vivent-ils que de chair corrompue ; ils recherchent de préférence le petit mil, le maïs et autres substances végétales qui fatiguent à l'excès leurs organes digestifs.

CCCCXCIX. Un pareil genre de nourriture influe sans doute sur le développement de cette maladie, en déterminant la dépravation de la lymphe. Ce qui sembleroit le confirmer, c'est l'observation intéressante de Pouppé-Desportes, qui a vu le Pian se déclarer spontanément chez quelques gallinacées de Saint-Domingue, surtout chez les pintades et les dindons, qu'on alimente uniquement avec les semences de l'*holcus spicatus*, ou petit mil.

D. On a beaucoup disputé sur l'origine du Pian. On a dit que ce virus avoit en quelque sorte fourni le germe de la maladie syphilitique; on a prétendu que les compagnons de Christophe-Colomb l'avoient d'abord puisé en Amérique, et qu'à la suite des modifications imprimées par le changement de climat, l'éruption pianique avoit pris peu à peu en Europe le caractère que nous connoissons à la contagion vénérienne. Mais cette conjecture est absolument fausse et dénuée de tout fondement.

DI. En effet, le Pian, ainsi que j'aurai occasion de l'observer plus bas, ne se communique que très-difficilement aux blancs, malgré l'intimité des rapports que la plupart d'entr'eux entretiennent avec les négresses attaquées de ce mal, et quelque fréquens que soient devenus ces rapports, depuis que la dépravation la plus absolue des mœurs a gagné ce pays : d'après une telle considération, on est suffisamment autorisé à penser que les équipages de Colomb n'ont pu s'inoculer le virus du Pian en Amérique, et que, par conséquent, ils n'ont pu l'apporter en Europe.

DII. Il paroît que les Arabes connoissoient cette horrible maladie, qui ravage encore l'Afrique et les Indes. Dans les siècles moyens, on lui avoit donné le nom de *Variola magna*, parce qu'on avoit cru lui trouver quelque ressemblance avec la variole. Cette ressemblance serait plus frappante s'il étoit constaté que le Pian ne se manifeste qu'une seule fois chez le même individu, comme la plupart des auteurs le présument; les observations de Loëffler paroissent du reste confirmer cette assertion. On assure même qu'il se guérit spontanément et de lui-même, lorsque l'art ne vient y apporter aucun remède.

DIII. Le Pian a néanmoins été soumis aux mêmes inconvéniens que la maladie vénérienne. Les charlatans, les médicastres, les compositeurs de recettes, se sont emparés de son traitement : d'ailleurs, par un préjugé aussi injuste que barbare, les blancs qui ont subjugué les noirs ont trop dédaigné de leur donner les soins convenables. Ce n'est qu'à l'époque où ils ont redouté pour eux-mêmes cette affection contagieuse, qu'ils ont dû sérieusement s'en occuper.

DIV. Il est intéressant de voir les températures variées du globe terrestre influer si puissamment sur les ressorts de la vie, et offrir l'empreinte d'une nature, tantôt foible, tantôt énergique. C'est dans les climats chauds que s'effectue principalement la dégénération du tissu cellulaire. Il semble que, sous un ciel brûlant, ce tissu soit spécialement accessible aux atteintes morbifiques les plus graves. La patrie de la Lèpre devoit être celle du Pian et d'une foule d'infirmités analogues. De pareils fléaux éclatent principalement au voisinage de l'équateur. Aussi Loëffler remarque-t-il que cette éruption horrible se développe avec plus de fréquence dans l'Amérique méridionale que dans l'Amérique septentrionale.

DV. Toutefois, les qualités ardentes de l'atmosphère n'ont pu influer que secondairement sur la multiplication rapide du Pian, parmi les nègres. Car, il est positif qu'il est des contrées en Afrique, particulièrement celles qui sont civilisées, où cette maladie cutanée est absolument inconnue. On a toujours dit qu'elle n'existoit point à la côte de Mosambique ni à Madagascar; on ne l'a point vue à l'Ile-de-France où l'on n'importe que les nègres de ces pays. Cette assertion est confirmée par tous ceux qui y pratiquent la médecine, et qui n'ont jamais eu occasion d'y observer le Pian.

DVI. On doit du reste peu s'étonner des ravages produits chez les nègres, par les progrès du Pian, si l'on jette un coup-d'œil physiologique sur la constitution particulière de leur espèce; plus vigoureusement organisés que les blancs, leur système dermoïde est d'un tissu beaucoup plus dense et beaucoup plus ferme; il est doué d'une sensibilité plus vive et plus exquise, etc. De là vient qu'ils éprouvent constamment les effets les plus remarquables, lorsqu'ils sont atteints par différentes maladies cutanées. Nous avons eu souvent l'occasion de constater cette observation à l'hôpital Saint-Louis sur les nègres qui viennent y subir un traitement pour la gale ou pour diverses dartres auxquelles ils sont sujets. On doit d'ailleurs en être peu surpris; car c'est une remarque très-vulgaire que les nègres conservent très-long-temps sur leur peau l'empreinte de châtimens infligés par la brutalité de leurs maîtres.

DVII. Au surplus, j'estime que les pathologistes me sauront gré de leur offrir ici dans toute sa vérité le tableau d'une affection qui se montre si rarement en Europe, et qui semble n'avoir été départie qu'à une seule espèce d'hommes. Les faits qui serviront à cette peinture ont autant d'intérêt que d'importance. On est frappé de surprise, lorsqu'on contemple les nuances innombrables que présentent les maladies mises en rapport avec l'organisation physique des peuples. On voit, ainsi que j'ai déjà eu occasion de le remarquer, que la douleur règne dans tous les lieux, et que la nature est aussi prodigieusement diversifiée dans les maux dont elle nous accable, que dans les biens qu'elle nous dispense.

SECTION PREMIÈRE.

Faits relatifs à l'histoire particulière des Pians.

ESPÈCE PREMIÈRE.

PIAN RUBOÏDE. *FRAMBOESIA batinoïdes* (1).

Pian, se manifestant sur une ou plusieurs parties des tégumens par des excroissances composées de petits lobules granulés, qui rendent une humeur ichoreuse et d'un vert jaunâtre, qui pullulent et se développent à la manière des fraises ou des framboises, dont elles ont la forme, la couleur et très-souvent le volume. Cette maladie contagieuse n'attaque communément que les nègres : elle est plus rare chez les blancs.

OBS. C'est sans raison que plusieurs nosologistes ont voulu établir des différences entre le Pian d'Amérique, proprement dit, et l'Yaws endémique dans la Guinée. Ces maladies sont absolument identiques et ne sont que légèrement modifiées par les influences du climat. C'est au Pian ruboïde qu'il faut pareillement rapporter l'affection connue sous le nom de *Sibbens* ou *Siwens*, apportée en Ecosse dans le temps de Cromwel par les soldats qu'il y mit en garnison. On peut consulter la relation de Gilchrist, publiée dans le troisième volume des Essais physiques et littéraires d'Édimbourg. *An Account of a very infectious distemper prevailing in many places*, etc. Cette maladie

---

(1) Consultez la planche XXXV de mon ouvrage in-folio, sur les Maladies de la Peau, observées à l'hôpital Saint-Louis.

présente pour symptôme extérieur des tubercules spongieux qui ressemblent à des fraises. Quand ces tubercules sont totalement formés, ils s'enfoncent très-profondément dans la chair qui paroît excavée tout exprès pour les recevoir. Ils sont fréquemment recouverts par des croûtes noires dont la surface a beaucoup d'aspérité. Ce qui rapproche surtout le Pian ruboïde ou l'Yaws de Guinée du Sibbens écossais, ce sont des éruptions verruqueuses qui souillent le visage et qui ont la plus grande analogie avec les pustules de la petite vérole, lorsqu'elle est parvenue à son entier développement. Elles sont accompagnées de chaleur et de tuméfaction, de manière que les yeux en sont quelquefois fermés.

Tableau du Pian ruboïde.

DVIII. Je vais décrire le Pian ruboïde, tel que j'ai pu l'observer à Paris, sur un individu qui a été long-temps sous mes yeux. J'ajouterai ensuite à ce tableau, les traits recueillis par des voyageurs sincères et véridiques. Le Pian d'Amérique ou Yaws d'Afrique est aussi très-communément désigné par les médecins sous le nom de *frambœsia*, à cause de la ressemblance qu'on a cru trouver entre ses pustules et les fruits rouges du framboisier : il est appelé *gattoo* par les nègres de la Guinée. Il peut attaquer les différentes parties du corps, particulièrement le cuir chevelu, les oreilles, les lèvres, le visage, les aines, les aisselles, les organes de la génération, etc., telle étoit du moins la maladie dont j'ai été le témoin, et dont je consignerai ici l'histoire fidelle.

Le Pian se déclare par l'éruption d'une multitude de petites pustules granulées et fongueuses, qui croissent successivement et s'élèvent considérablement au-dessus du niveau de la peau. Ces pustules rougeâtres ou d'un violet foncé sont tantôt isolées, tantôt réunies au nombre de deux ou trois. Des intervalles des grains qui les forment, s'échappe continuellement une humeur ichoreuse d'un jaune nuancé de vert, d'une consistance gluante et visqueuse. Si cette humeur séjourne long-temps sur ces excroissances, elle devient d'une puanteur excessive; les malades éprouvent des démangeaisons et une sorte de tension dans la totalité des tégumens.

Lorsque le Pian ruboïde commence à se manifester, on aperçoit d'abord sur la périphérie du système dermoïde, quelques maculatures ou taches assez semblables dans leur origine à des piqûres légères de puces; à ces taches, succèdent bientôt des végétations ou éminences qui, par leur aspect, simulent des framboises ou des mûres. Dans certaines circonstances, le système dermoïde est si profondément altéré, que les poils et les cheveux tombent ou paroissent flétris et décolorés.

Le Pian ruboïde ne parcourt pas toujours ses périodes avec une égale rapidité; ses progrès sont relatifs ou proportionnés au tempérament des individus qu'il attaque. Il arrive pour cette maladie, ce qui survient aux autres éruptions : les framboises ou mûres sont d'autant plus volumineuses que les malades sont plus vigoureux et plus robustes, etc. Chez les nègres qui sont foibles et débiles, d'une maigreur extrême, le Pian met beaucoup de temps pour parcourir ses périodes. Les pustules sont moins considérables; il en est qui sont d'une prodigieuse ténuité.

Souvent les framboises ou fraises qui constituent le Pian ruboïde, dégénèrent extraordinairement et se convertissent en horribles ulcères d'une fétidité insupportable. La plupart de ces ulcères sont recouverts de croûtes noirâtres et d'un aspect hideux. Souvent, ils offrent des chairs blafardes, boursoufflées, livides et corrompues. Les chirurgiens apposent quelquefois des caustiques sur ces végétations opiniâtres; mais on les voit renaître sous des formes plus alarmantes encore.

Ce qui est remarquable dans la considération du Pian ruboïde, c'est la pustule principale qui surpasse les autres par sa circonférence et sa profondeur, et qui se change en ulcère rongeant. Tout le tissu dermoïde en est dévoré. On croit communément que ce large et horrible ulcère est en quelque sorte le réservoir de tout le venin pianique. Les nègres croient que tout les maux secondaires qui souillent la peau jaillissent de cette source impure : de là est venue l'expression vulgaire de *Mama-Pian* ou de *Mère des Pians*, à laquelle on a communément recours, pour qualifier cette grande ulcération, qu'on peut comparer au bouton que le peuple nomme *maître-grain* dans la petite vérole confluente. Aussi faut-il se garder de sécher trop promptement cette énorme pustule, qui sert d'émonctoire à l'économie animale.

Les nègres condamnés à des travaux rudes et énervans ont fréquemment la paume des mains sèche et horriblement lacérée, ainsi que la plante des pieds. C'est à ces excoriations, à ces dépouillemens du derme, qu'on donne assez communément le nom de *crabes*, parce qu'ils offrent des ramifications calleuses semblables aux pattes de ces insectes; cette affection, purement locale, est tout-à-fait indépendante du Pian. La peau dans ce cas est entièrement morte et inanimée, et ressemble à un cuir sec et raccorni; ce qui contribue surtout à produire ce phénomène, c'est l'habitude où sont les nègres de courir les jambes nues sur une terre brûlante. Ils marchent continuellement sur le sable, sur des débris ou fragmens de coquilles, etc.; souvent même ces corps étrangers pénètrent jusque dans les parties charnues, séjournent dans les crevasses, y causent des inflammations, des douleurs, des ulcères, etc.; et si les nègres sont déjà infectés, tout le virus pianique se porte vers ces parties.

Observation relative au Pian ruboïde.

DIX. J'ai observé le Pian dans son plus haut degré d'intensité sur la personne de George Bartos, batteur de blé, âgé de trente ans, né dans la Hongrie. Cet homme étoit d'une haute stature, d'une habitude de corps sèche et maigre. Il nous assura que ses parens avoient toujours été sains; il se rappeloit lui-même avoir eu la petite vérole dans son enfance, et une teigne muqueuse dont il avoit été parfaitement guéri. A quinze ans, il entra au service militaire, où il resta jusqu'à dix-huit. Alors, il déserta et passa en France pour y subsister à l'aide de son travail. Il s'y maria quelque temps après avec une jeune fille très-fraîche et très-bien portante. Il vivoit dans la plus austère sagesse, lorsque tout-à-coup, sans cause connue, tant sur la lèvre supérieure que sur le sommet de la tête, parurent trois boutons pustuleux accompagnés d'une démangeaison assez vive. Un chirurgien de la campagne appliqua sur ces boutons les feuilles d'une plante dont le malade ne put nous dire le nom. Cette affection fit des progrès rapides en très-peu de temps, soit d'elle-même, soit qu'elle fût provoquée par des grattemens fréquens que déterminoit un prurit intolérable. L'éruption occupa bientôt toute la tête et les deux lèvres de la bouche. Désespéré, il entra à l'hôpital Saint-Louis, et il étoit alors dans un état déplorable; tout son cuir chevelu étoit gonflé, tuméfié et recouvert de tumeurs fongueuses, sillonnées dans tous les sens, composées d'une agglomération de grains ou lobules, qui leur donnoient l'aspect de bourgeons, ou plutôt de framboises symétriquement arrangées les unes à côté des autres. Il découloit de ces tumeurs une matière sanieuse et fétide, qui devenoit épaisse et se condensoit en croûtes, lesquelles masquoient un peu la forme des végétations; même disposition au pubis et aux organes génitaux. Croira-t-on que les cheveux et les poils se conservoient au milieu de ce désordre? Les oreilles ne tardèrent point à être attaquées. Leur surface étoit enflammée, rouge et comme grenue; elles fournissoient un écoulement assez abondant que nous vîmes se supprimer par intervalles. La membrane muqueuse des fosses nasales donnoit surtout une grande quantité de mucosités épaisses, d'un jaune tantôt rougeâtre, tantôt grisâtre, un peu sanguinolent. Il y avoit un corysa continuel;

la région mastoïdienne gauche et la partie postérieure du pavillon de l'oreille du même côté, étoient affectées d'un gonflement inflammatoire. La peau ainsi distendue se gerçoit, se fendoit, et de ces crevasses il s'écouloit une humeur assez analogue à celle dont nous venons de parler. Je n'ai pas besoin de dire ici que tous les remèdes employés en pareil cas, furent mis à contribution : que nous eûmes, particulièrement, recours aux mercuriaux; mais ce fut en vain. Après six mois de souffrances, la position de George Bartos empira singulièrement; il tomba dans le marasme et fut pris d'une diarrhée colliquative, à laquelle il succomba. Nous donnerons plus bas le résultat de son autopsie cadavérique.

DX. Cette unique observation me paroît compléter le tableau que je voulois tracer du Pian ruboïde. Je me suis borné à l'exposition de tous les symptômes caractéristiques, et n'ai tenu aucun compte de quelques accidens secondaires, qui dépendent uniquement des complications de cette maladie avec d'autres éruptions cutanées.

ESPÈCE DEUXIÈME.

PIAN FONGOÏDE. *FRAMBOESIA mycoïdes* (1).

Pian, se manifestant sur une ou plusieurs parties des tégumens par des tumeurs fongueuses, ovales, qui naissent et se développent successivement sur le visage, sur les membres thorachiques et abdominaux; ces tumeurs, dont le tissu a beaucoup d'analogie avec celui des champignons, s'ouvrent comme des fruits putréfiés, et laissent échapper une matière ichoreuse, d'une odeur repoussante.

Obs. N'ayant observé cette maladie qu'une seule fois, je ne puis déterminer s'il y a des variétés qui se rapportent à l'espèce que je décris. La maladie que j'appelle *Pian fongoïde* est vulgairement désignée sous le nom de *vérole d'Amboine;* c'est le Pian des îles Moluques dont parle Bontius, le *Pocken amboynse* des Hollandois; on peut néanmoins la comparer avec les *Therminthes* des anciens auteurs. Ce sont de petites tumeurs fongueuses surmontées d'une pustule, d'une figure orbiculaire, d'une couleur noire ou d'un brun verdâtre, ce qui les a fait comparer aux fruits du thérébinthe; qu'on ne s'étonne pas s'il y a contradiction chez les auteurs, relativement à la grandeur des therminthes. En effet, il est de ces excroissances qui ont tout au plus le volume des pois chiches ou des baies de genièvre, ainsi qu'on peut le voir dans le dessin du Pian fongoïde que j'ai fait graver dans mon Ouvrage in-folio. Comme la maladie est généralement fort rare, il est possible que la plupart des observateurs qui en ont parlé n'en aient vu que d'une très-petite dimension.

---

(1) Consultez la planche XXXVI, de mon ouvrage in-folio, sur les Maladies de la Peau, observées à l'hôpital Saint-Louis.

TABLEAU DU PIAN FONGOÏDE.

DXI. Bontius a fait mention de ce Pian; il se manifeste, selon lui, par des tubercules qui présentent, pour ainsi dire, la consistance et la dureté des squirres. Ces tubercules affectent spécialement le visage, et successivement les bras, les extrémités inférieures, etc. On les voit avec le temps se ramollir, s'ouvrir, et fournir un pus épais, gommeux, d'une couleur verdâtre. Il en résulte des ulcères virulens; le liquide qui en découle est d'une telle acrimonie qu'il cause des escarres sur la peau.

On distingue en conséquence deux périodes dans la marche et le développement du Pian fongoïde. Dans le premier temps de son existence, les végétations sont tellement dures et rénitentes, qu'on est loin de soupçonner une suppuration prochaine. Mais dans la seconde période, la peau qui les recouvre se déchire et chaque tubercule devient un ulcère fétide; c'est par les progrès de leur décomposition, que ces tubercules prennent successivement la couleur d'un noir verdâtre, ou une teinte violacée très-obscure. On s'imagine voir des fruits se pourrir sur la tige qui les supporte.

Les pustules du Pian fongoïde ressemblent, pour la plupart, à des verrues, lorsqu'elles commencent à se développer; ensuite elles grossissent, prennent la forme des champignons, et se répandent en très-grand nombre à la surface du corps. Il arrive par fois, que presque tout le système dermoïde en est recouvert.

Cette maladie prend absolument le masque de la

maladie vénérienne ; cependant, elle est loin de causer des douleurs aussi vives. Il est assez rare d'y voir se manifester des exostoses, des caries, enfin tous les ravages que la syphilis produit sur les os. Mais les désordres extérieurs sont presque toujours plus horribles.

Les excroissances du Pian fongoïde ne sont pas toutes du même volume ; il en est qui restent longtemps très-petites, et qui ne sont pas plus considérables que des grains de raisin ou des lentilles ; d'autres sont aussi volumineuses que des morilles ou que ces fruits rouges et sillonnés du *solanum lycopersicon*, que l'on désigne ordinairement dans l'économie domestique sous le nom de *tomates* ou *pommes d'amour.*

Après quelques mois, les tumeurs s'affaissent et se dessèchent ; la peau ridée et flétrie est d'une telle insensibilité, qu'on peut quelquefois la couper avec des ciseaux, sans que les malades éprouvent la moindre sensation pénible. Ceux-ci tombent peu à peu dans un amaigrissement qui les énerve à un point extrême ; ils finissent par succomber, ou par traîner une vie misérable pendant beaucoup d'années.

Observation relative au Pian fongoïde.

DXII. Nous avons vu à Paris le nommé Lucas, âgé de cinquante-six ans, né d'un père très-robuste. Sa mère cependant avoit eu au visage un ulcère chancreux, qui fut guéri par l'application d'un caustique ; on ajoute même qu'il avoit eu un frère qui mourut à quelques lieues de Versailles par les progrès d'une maladie cutanée, laquelle fut constamment méconnue par le chirurgien, dont il réclama les soins. Quant à l'affection extraordinaire de Lucas, elle débuta par une éruption furfuracée qui n'offrit d'abord aucun symptôme alarmant. Peu de temps après, il se développa sur différentes parties du corps, de petits tubercules, offrant une surface lisse et comme vernissée, sans changement de couleur à la peau; quelques-uns néanmoins présentoient une légère couleur brunâtre. Ils avoient leur siége sur divers points de la face, tels que le front, les sourcils, les paupières, le nez, les joues, la lèvre supérieure dans toute son étendue, le menton. Il en survint aux aisselles, aux jarrets, aux aines, à la hanche droite, aux bourses, à la partie interne des cuisses, aux jambes, etc. Ces tubercules ressembloient d'une manière parfaite à des morilles ou aux champignons désignés sous le nom d'*agarics*; ils se multiplioient à un tel point, que nous en comptâmes quatorze sur le visage. Ces tubercules affreux avoient une grande base; ils avoient une consistance spongieuse et paroissoient résulter de l'engorgement des glandes cutanées; ils fournissoient une humeur ichoreuse, roussâtre, qui teignoit le linge, tantôt en vert, tantôt en jaune. Cette humeur devenoit concrète par l'action de l'air, et formoit à leur surface une couche croûteuse de couleur brune ou grisâtre, ayant un aspect luisant et s'enlevant d'elle-même après la dessication. La plupart de ces tumeurs finissoient par se crever et s'affaisser sur elles-mêmes; elles laissoient à leur place une peau flétrie et inerte, que la fille de Lucas coupoit patiemment avec des ciseaux, sans que jamais elle ait contracté aucun vice analogue à celui de son malheureux père, et sans que celui-ci éprouvât la moindre douleur. Quelques-unes de ces tumeurs avoient une forme arrondie, de la grosseur d'une aveline; d'autres étoient oblongues et simuloient assez bien des pommes de terre ou des champignons. A la suite d'un vif chagrin, il y eut des vésicules ou ampoules qui parvinrent rapidement à leur maturité, et qui n'étoient ici qu'un symptôme secondaire; la maladie s'accrut considérablement. Lucas fut malade cinq ans, et languit sept mois dans son lit; il éprouvoit des douleurs lancinantes dans les ulcères qui s'étoient formés par la décomposition des tubercules; il devint extrêmement maigre, et il étoit à la fois tourmenté par la lienterie et par un appétit vorace. Il s'éteignit enfin dans les langueurs de la fièvre hectique.

DXIII. Ce qu'il y a de surprenant dans cette observation, c'est que le Pian fongoïde, qu'on croit relégué à Amboine et spécialement aux îles Moluques, se soit montré sur un individu des environs de Paris, qui avoit à la vérité voyagé en qualité de militaire, mais qui n'avoit jamais été exposé aux influences d'un climat très-chaud. On n'est pas moins surpris que cette maladie ait duré cinq années, sans empêcher Lucas de vaquer aux exercices de son état. Il étoit employé dans l'Administration des eaux et forêts. Il a laissé une femme et des enfans qui sont en apparence bien constitués; l'un d'entr'eux est néanmoins sujet à l'alopécie et à un gonflement des testicules qui augmente par intervalles.

SECTION DEUXIÈME.

Faits relatifs à l'histoire générale des Pians.

DXIV. J'offre maintenant à mes lecteurs, dans un même tableau, tous les phénomènes qui concernent les deux espèces de Pian que j'ai décrites. On pourra mieux se convaincre de leurs rapports nombreux : ce rapprochement a beaucoup d'intérêt.

ARTICLE PREMIER.

Des phénomènes généraux qui caractérisent la marche des Pians.

DXV. Le Pian ruboïde ou Yaws de Guinée, le Pian fongoïde ou Pian des îles Moluques, le Sibbens d'Écosse, les Therminthes des auteurs anciens, ne sont absolument que des affections analogues, plus ou moins modifiées et nuancées par la puissante influence du climat, du tempérament physique des hommes, etc. La maladie a dû recevoir différens noms, selon les pays où elle s'est développée.

DXVI. Les divers Pians commencent à se développer d'une manière à-peu-près identique. La peau s'altère et se ternit; on voit paroître çà et là des éminences fongueuses, qu'on prendroit d'abord pour des verrues; ces verrues ne tardent pas à s'accroître. Dans le Pian ruboïde et le Sibbens d'Écosse, elles prennent et présentent quelquefois l'aspect d'une grosse mûre ou d'une grande framboise ; rien de plus distinct que les lobules qui les constituent. Dans le Pian fongoïde, les pustules sont encore plus considérables ; elles égalent en circonférence les champignons dont elles ont la forme et la structure celluleuse. On en voit qui sont véritablement squirreuses.

DXVII. A quelque espèce de Pian qu'appartiennent les tumeurs spongieuses dont nous venons de faire mention, il s'en écoule une matière gluante, souvent comme gommeuse, d'une qualité tellement mordicante, que lorsqu'elle est répandue sur des portions saines du système dermoïde, elle y creuse des ulcères d'un aspect affreux, dont les ravages s'étendent rapidement. Les boutons même des Pians deviennent autant de foyers d'ulcération, et l'on voit des malheureux porter toute leur vie des traces indélébiles de ce mal odieux, lorsqu'ils n'ont pu y succomber. La peau est si profondément altérée que les cheveux et les poils perdent leur couleur ordinaire.

DXVIII. On a remarqué plusieurs différences dans le volume des pustules produites par le Pian ; et cette diversité a fait établir des distinctions. Il est assez commun de les voir s'élargir considérablement, quoique elles soient surmontées par des végétations fongueuses ; ce sont les *gros Pians*. Dans d'autres cas, on n'aperçoit que des boutons d'une très-petite forme, qui se terminent en une pointe aiguë ; on les indique sous le nom de *petits Pians*. Leur couleur est également très-sujette à différer : tels sont les *Pians rouges*, que l'on regarde comme les plus redoutables et ceux qu'on aime le moins à traiter.

DXIX. Les Pians mûrissent, se dessèchent et se remplacent successivement avec une lenteur remarquable; mais alors même qu'ils disparoissent, ils traînent à leur suite une foule d'incommodités et d'altérations secondaires : telles sont les *Guignes*, sortes de végétations charnues, assez semblables aux fruits dont elles portent le nom. On a vu quelquefois la peau s'épaissir d'une manière horrible et difforme, et donner naissance à des tumeurs plates, dont les racines ont été comparées à des pattes de crabes, d'écrevisses; dans d'autres cas, la peau se recouvre d'une éruption squammeuse ou furfuracée. Au surplus, tous ces désordres n'ont lieu que sur les tégumens, et les parties intérieures ne sont point encore attaquées; ensuite les ravages vont plus loin, etc.

DXX. Il en est des Pians comme de tous les autres genres d'éruption; plus les tubercules sont petits, plus ils sont disséminés en grand nombre sur la surface dermoïde. Les tubercules d'un grand volume se déclarent communément aux parties de la génération, à l'anus, aux aisselles, au cuir chevelu, parce que la peau s'y trouve d'un tissu plus spongieux que partout ailleurs. Ils simulent quelquefois de la manière la plus surprenante les grands accidens de la maladie vénérienne : la plupart sont environnés d'une aréole bleuâtre, et se recouvrent de larges croûtes; beaucoup diminuent et s'applatissent graduellement sans arriver à suppuration.

DXXI. C'est surtout dans le Sibbens ou Pian écossais qu'on remarque des phénomènes qui ont le plus grand rapport avec les phénomènes de la syphilis.

Gilchrist, en effet, a vu que presque toujours le Sibbens débute par une inflammation de la luette et du voile du palais ; il a vu que les amigdales sont fréquemment ulcérées et recouvertes d'une pellicule blanchâtre. Les enfans à la mamelle qui en sont attaqués dans la bouche ou dans le gosier, meurent de faim, parce qu'ils ne peuvent exécuter le mouvement de succion. Dans d'autres cas, les glandes sous-maxillaires se gonflent ; on voit de larges tumeurs dans l'intérieur de la bouche ; ajoutez à ce symptôme un enrouement continuel qui est d'un sinistre présage.

DXXII. Le Pian se déploie avec plus ou moins de fureur, selon les tempéramens qu'il rencontre. Les individus dont la fibre est molle et lâche ont à redouter l'ascite ou l'anasarque. Ceux qui sont doués d'une constitution sèche et grêle, tombent peu à peu dans le marasme. La tête des malades se couvre d'ulcères, dont les bords sont calleux et comme déchirés : ces ulcères sont d'une puanteur si intolérable, que les corps de ceux qui en sont atteints, dit Gilchrist, sont, pour ainsi dire, corrompus avant leur mort. Rien n'excite davantage la compassion que les cris que leur arrache la douleur.

DXXIII. De tant de maux il résulte souvent des flux violens par les yeux, par les fosses nasales et par les oreilles. Loëffler a vu même la matière pianique sortir en abondance de l'urètre, en sorte qu'il croyoit d'abord que le malade étoit affecté d'une blénorragie syphilitique ; mais quelques jours après il voyoit paroître des boutons de frambœsia qui terminoient cet écoulement. On a vu dans quelques circonstances, ainsi que l'observe Peyrilhe, « par une sorte de crise « qui assure la vie et la guérison du malade, l'humeur « viciée se jeter sur une partie du corps et y pro- « duire une maladie incurable. » Il peut en effet survenir des paralysies, des oppressions, la cécité, mille autres maux plus accablans encore.

DXXIV. Lorsque l'air est humide et nébuleux, on voit fréquemment se former sur le corps des malades des tumeurs leucoplegmatiques. C'est alors qu'on rassemble les nègres autour d'un grand feu, qu'on les fomente avec des dissolutions astringentes, qu'on leur administre des laxatifs doux, qu'on les retient dans des appartemens chauds, etc. L'éruption pianique est accompagnée d'une fièvre assez forte; d'autres fois, cette fièvre est à peine sensible, les malades éprouvent des lassitudes, des douleurs gravatives dans la tête; ils ont un dégoût invincible pour les alimens; ils passent leurs nuits dans les insomnies les plus fatigantes.

DXXV. Lorsque les Pians ont fait des progrès considérables, le virus pénètre jusques dans le système osseux, et y produit des ravages considérables. Les os frappés par la douleur, se gonflent, deviennent spongieux; ils peuvent aussi se carier ou tomber dans un véritable état d'ostéo-malaxie; on croit voir des rachitiques; les cartilages s'ulcèrent et augmentent considérablement de volume. C'est alors que les malades ne trouvent pas un instant de repos.

DXXVI. Il semble que les Pians soient moins terribles lorsqu'ils attaquent les blancs que lorsqu'ils attaquent les nègres. Les infirmités du genre humain s'affoiblissent sans doute en passant d'une espèce à une autre ; ce qu'il y a de positif c'est que les blancs sont très-rarement sujets aux petits Pians, qui sont les plus opiniâtres et les plus rebelles. Bajon a rencontré pourtant des malades européens qui se plaignoient de douleurs vives dans les articulations et dans la propre substance des os.

DXXVII. On assure que le Pian ne se déclare qu'une seule fois chez le même sujet ; il est malheureux, dit M. le docteur L. Valentin, qu'on n'ait pu constater ce fait d'une manière irrécusable ; il établiroit une différence manifeste entre cette maladie et l'affection vénérienne. On ajoute, au surplus, que si on a vu le Pian reparoître dans quelques circonstances, c'est qu'il n'avoit pas été entièrement détruit. Loëffler a voulu tenter des expériences sur ce point de doctrine, et il atteste que les individus qu'il a radicalement guéris du Pian, ne l'ont jamais repris, quoiqu'il les ait déterminés à s'exposer de nouveau à la contagion. Quelques observateurs modernes sont d'un avis absolument contraire.

DXXVIII. Lorsque l'éruption pianique n'est point accompagnée de symptômes très-graves, la nature seule opère la guérison dans la plupart des cas ; il peut néanmoins arriver que l'éruption soit très-longue, et que les boutons persistent plusieurs années sans causer précisément des douleurs ou d'autres incommodités. Cependant, malgré cette apparence de bénignité, le poison éclate quelquefois d'une manière inopinée, et donne lieu à des accidens désastreux.

Nous avons vu à Paris un nègre de Saint-Domingue qui étoit resté dans un état de paralysie dans les extrémités inférieures, après la guérison mal dirigée du Pian ruboïde.

ARTICLE II.

*Considérations sur le diagnostic des **Pians**, et sur leurs rapports d'analogie avec quelques autres maladies cutanées.*

DXXIX. Il est de la plus grande importance d'acquérir toutes les notions nécessaires pour bien fixer le diagnostic des Pians; car il est plusieurs maladies dont ils se rapprochent plus ou moins par leurs signes extérieurs. Il a paru à l'hôpital Saint-Louis un homme éminemment scrophuleux, et qu'on avoit mal à propos regardé comme atteint d'une ulcération pianique aux doigts du pied de l'extrémité inférieure droite. Cette ulcération avoit effectivement dégénéré en un ulcère fongueux, composé d'une multitude de petits lobules, que leur agglomération faisoit ressembler à des framboises. Lorsqu'on le pressoit on en faisoit sortir un pus blanchâtre, fétide et gélatineux; le malade éprouvoit d'ailleurs tous les phénomènes qui signalent la présence, les progrès et l'intensité des scrophules : ses extrémités étoient atrophiées. Un habile médecin de la province, m'a donné communication d'un fait très-intéressant, qui prouve que cette maladie peut prendre, dans beaucoup de circonstances, le masque du Pian. Il a décrit, avec une vérité remarquable, un ulcère situé à la jambe droite d'un infortuné qui se traînoit sur les chemins publics pour implorer la charité des passans. Au-dessous de cet ulcère, s'élevoient un assez grand nombre d'excroissances rondes, plus ou moins volumineuses, ayant absolument l'aspect et la forme des framboises. Ces excroissances, dit M. Martin, environnoient toute la partie antérieure de la jambe malade, recouvroient le talon, presque tout le dessus du pied, ainsi que les orteils. Mais il est évident que ces épiphénomènes diffèrent essentiellement du Pian par leur marche et par leur nature.

DXXX. Bajon, qui a demeuré long-temps à Cayenne et à la Guyane française, avoit trouvé un rapport si manifeste entre le Pian, la vérole et le mal-rouge, qu'il pensoit que celui-ci n'étoit qu'un de ces vices dégénérés, auquel des circonstances particulières avoient imprimé une physionomie nouvelle. Ces maladies, d'après son opinion, provenoient d'un virus identique, et ne différoient entr'elles que par quelques modifications peu importantes. D'après l'opinion de cet auteur, l'affection syphilitique n'étoit que le premier état de ce vice, ses accidens étant moins graves et moins multipliés; le Pian formoit le second état, parce que ses symptômes ont plus de violence et sont plus rebelles aux moyens curatifs; enfin, il falloit regarder le mal-rouge de Cayenne comme le plus haut degré de ce virus terrible, à cause de sa grande véhémence et de son incurabilité. Je n'ai pas besoin de démontrer que cette hypothèse est insoutenable.

DXXXI. Presque tous les pathologistes ont fait mention de l'analogie qui existe entre la maladie vénérienne et le Pian. Pouppé-Desportes néanmoins a très-bien noté quelques différences remarquabl s qui existent entre ces deux affections. En effet, s'il y a identité entre le Pian et la vérole, pourquoi lé Pian attaque-t-il les nègres plutôt que les blancs ? Un autre point de dissemblance, c'est que ce dernier vice peut se développer spontanément. L'expérience prouve que des enfans qui tètent encore, ou qui sont sevrés depuis quelque temps, éprouvent les symptômes de cette maladie, quoique leurs nourrices et leurs mères n'en aient jamais été atteintes. Souvent même une négresse accouche d'un grand nombre d'enfans, et il n'y en a qu'un ou deux qui sont attaqués du Pian.

DXXXII. Sous d'autres points de vue le Pian diffère essentiellement de la vérole; car la plupart des médecins le rangent avec raison dans la classe des éruptions dépuratoires. Il a une marche fixe, à laquelle le médecin est, pour ainsi dire, contraint d'obéir. Il a son début, son état et son déclin. L'art doit respecter et considérer ces divers états, et leur approprier les remèdes convenables. Il n'en est pas ainsi de la vérole, dont on peut attaquer les premiers symptômes avec une entière sécurité. Ce qui distingue surtout les pustules syphilitiques des pustules pianiques, c'est que celles-ci sont accompagnées de démangeaisons insupportables; ces démangeaisons ne se déclarent point dans la maladie vénérienne. Il est pourtant des cas où rien n'est plus difficile que de distinguer le Pian de la maladie vénérienne; c'est lorsque ces deux maladies s'unissent et se compliquent mutuellement : ce qui rend toutefois l'inconvénient moins grave, c'est qu'elles cèdent toutes les deux aux mêmes remèdes.

DXXXIII. La différence la plus évidente pour tous les esprits seroit sans contredit de n'attaquer l'économie animale qu'une seule fois, ainsi que nous l'avons déjà remarqué ; or, ce fait n'est peut-être pas encore confirmé par un assez grand nombre d'observations. Cependant M. Thibault de Chanvalon, auteur d'un Voyage à la Martinique, assure que lorsque les nègres ont été régulièrement traités du Pian, ils n'en sont plus attaqués pendant le reste de leur vie. Cette vérité, dit-il, est si connue, que *les Chirurgiens ne peuvent exiger leur paiement que six mois après qu'ils ont remis leurs esclaves à leurs maîtres:* de nouvelles infections communiqueroient certainement le Pian, s'il étoit de même nature que la maladie vénérienne. Toutefois, il est très-ordinaire de voir des négresses qui déjà ont été parfaitement guéries du Pian, allaiter ensuite des nourrissons infectés du virus pianique, sans le contracter de nouveau.

D'après un semblable phénomène, on seroit plus fondé à rapprocher la marche du Pian de celle de la variole, surtout quand on songe qu'il se développe spécialement chez les enfans.

DXXXIV. On s'étonne que certains écrivains, particulièrement l'auteur du Mémoire consigné dans les Essais d'Edimbourg, aient voulu trouver la plus grande similitude entre le Pian et la Lèpre des Juifs. Leurs traits caractéristiques sont loin d'être les mêmes, et il est certainement impossible de les confondre. Le Pian se développe communément avec un appareil fébrile qui n'a point lieu dans les maladies lépreuses. Celles-ci marchent lentement, et par des degrés presque imperceptibles. D'ailleurs, les tubercules de l'Éléphantiasis ont un aspect tout différent des boutons fongueux et verruqueux qui caractérisent le Pian ruboïde. N'y a-t-il pas d'ailleurs dans les diverses lèpres une altération chronique de la faculté sensitive, qui ne s'observe jamais dans les autres maladies cutanées, et particulièrement dans celle qui nous occupe ?

ARTICLE III.

Considérations sur le pronostic des Pians.

DXXXV. En général, les divers symptômes que provoque l'éruption des Pians, sont très-peu dangereux, si on empêche cette maladie de faire des progrès, et si on a soin de la combattre dès les premiers temps de son apparition par un traitement méthodique. Mais souvent des chirurgiens inexpérimentés la rendent incurable, parce qu'ils administrent des remèdes sans lumières et sans discernement. Combien d'accidens consécutifs du Pian ne sont que le malheureux résultat de l'impéritie des gens de l'art !

DXXXVI. Dans l'histoire que nous avons donnée des Pians, nous avons fait observer que ce genre de maladie produit plusieurs éruptions, dont les unes sont plus rebelles, plus opiniâtres, plus douloureuses que les autres. C'est précisément sur cette considération qu'il faut établir son pronostic. Les pustules que l'on désigne sous le nom de *petits Pians*, sont d'une difficulté extrême pour la guérison ; il vaut mieux, dit-on, traiter les *gros Pians* ou *Pians blancs* ; mais ceux qui résistent davantage sont les *Pians rouges*. Ces connoissances sont familières à tous les colons.

DXXXVII. Il ne faut pas, comme l'ont dit plusieurs pathologistes, porter toujours le pronostic des Pians, d'après la violence de la fièvre ou celle de l'éruption ; car un pareil signe doit faire présumer favorablement des malades. Dans le cas contraire, lorsque la fièvre et l'éruption ne s'opèrent point avec la force convenable, on peut envisager le pronostic comme fâcheux, et assurer que l'économie animale manque d'énergie ; il est alors nécessaire de donner du ton à tout le système, afin de favoriser la sortie et le développement des pustules pianiques. Dans la variole, on cherche à atteindre le même but.

DXXXVIII. Nous observons relativement aux Pians, un phénomène analogue à ce qui se passe dans les autres exanthêmes. Les Pians qui se déclarent chez des individus doués d'une constitution grêle et délicate, sont moins pernicieux que ceux qui se manifestent chez des personnes vigoureuses et robustes. On dit également que cette maladie disparoît plus vite chez les femmes que chez les hommes, qu'elle est plus durable chez les vieillards, et qu'elle sévit avec moins de fureur chez les jeunes gens. On assure aussi que sa durée et son danger sont en raison directe de la multitude des pustules disséminées sur la totalité de la peau.

ARTICLE IV.

Des causes organiques qui influent sur le développement des Pians.

DXXXIX. Les nègres paroissent naître avec une disposition particulière à être affectés du Pian, comme les blancs viennent au monde avec la disposition à contracter la petite vérole. C'est en quelque sorte un germe morbifique natif. Rien de plus absurde que l'opinion d'un médecin anglais, qui rapportoit l'origine première du Yaws de Guinée, au rapprochement sexuel de l'homme avec les femelles des animaux.

DXL. Quelques voyageurs attestent que les individus attaqués du Pian ruboïde se rapprochent beaucoup par leurs caractères physiques des individus enclins aux scrophules ou au rachitis. Ils ont assez ordinairement la tête ronde et aplatie, les angles de la mâchoire saillans, la bouche grande, les lèvres épaisses, les cheveux fins et mous, etc. Les tempéramens doués d'une susceptibilité nerveuse très-active, en sont aussi très-facilement affectés.

DXLI. L'âge dispose singulièrement à l'invasion du Pian. C'est ainsi que les enfans y sont plus sujets que les adultes et que les vieillards ; de là vient qu'on l'a comparé avec la petite vérole. Loëffler a noté que les personnes qui ont des plaies ouvertes, contractent cette maladie avec plus de facilité que les autres. Cet inconvénient a presque toujours lieu pour les nègres, lesquels sont habituellement couverts de blessures ou d'ulcères. On voit combien il importe de les tenir dans un état constant de propreté, si l'on veut veiller à leur conservation.

ARTICLE V.

Des causes extérieures qu'on croit propres à favoriser le développement des Pians.

DXLII. La production du Pian tient sans doute aux localités et à des influences atmosphériques, qu'il conviendroit de bien étudier. Car il est constant que les nègres d'Afrique sont beaucoup plus sujets au Pian que les nègres créoles. Bontius, qui a particulièrement observé le Pian d'Amboine et des îles Moluques, l'attribue en grande partie à la température du ciel, et aux vapeurs salines de la mer.

DXLIII. La nourriture des nègres contribue sans doute à la propagation du Pian. Ceux de Guinée usent d'un pain fait avec le maïs grossièrement pulvérisé et broyé. L'art d'apprêter les alimens est même chez eux dans une telle imperfection, qu'ils préparent des nourritures, aussi dégoûtantes qu'indigestes, avec des feuilles d'arbres bouillies jusqu'à la consistance d'un brouet clair, gluant et visqueux. Ils ont l'habitude pernicieuse de faire pourrir les poissons avant de les cuire, de les assaisonner d'ailleurs avec des épices qui ne peuvent que nuire aux fonctions de l'économie animale. Aussi leurs sauces et leurs ragoûts exhalent une puanteur insupportable.

DXLIV. La plupart se nourrissent de crabes, d'araignées de mer, dont ils font des hachis informes, en y ajoutant à l'excès du poivre noir. On les voit dévorer la viande gâtée des rats, des serpens, des crocodiles; la plupart vivent de sauterelles. On assure même que les tourmens de la faim les portent jusqu'à dévorer les cadavres de leurs semblables, ce que ne font pas les animaux les plus féroces. Ils vont ensuite étancher leur soif dans l'eau impure et croupissante des lacs, et se livrent continuellement à leur impulsion pour les boissons spiritueuses et fermentées.

DXLV. Ce qui prouve du reste l'influence directe du genre de nourriture sur la production du Pian ruboïde, c'est l'observation que l'on faisoit autrefois, relativement aux nègres esclaves des Anglais; on remarquoit qu'ils étoient plus sujets à tous les fâcheux accidens de cette maladie, que ceux qui vivoient sous la domination des Français, parce qu'ils mangeoient beaucoup de harengs salés; ce que je dis de l'effet des mauvais alimens, s'applique aussi au Pian fongoïde. Bontius dit très-bien que les habitans de l'île d'Amboine, abusent des poissons de mer, nourriture pesante autant qu'indigeste. Il dit, en outre, qu'au lieu de pain, on use, dans ce pays, de mauvais gâteaux composés avec la farine d'écorces végétales. Ils boivent également d'une mauvaise liqueur retirée des arbres par des procédés tout aussi défectueux. Cette liqueur vénéneuse les enivre comme le vin et la bière. Elle trouble la tête; de là vient, à ce qu'on assure, le béribéri, sorte de paralysie si commune dans ces îles.

DXLVI. La malpropreté favorise peut-être la naissance des Pians; car les nègres ont des habitudes très-nuisibles au système dermoïde. Ils se frottent le corps avec un mastic huileux qui s'oppose au libre exercice de la transpiration; la plupart ne se recouvrent qu'avec des peaux de quadrupèdes non cousues, qui ne sauroient les défendre des injures de l'air. Parlerons-nous de la saleté qui règne dans les cabanes, dans les huttes, dans les cases, où les nègres n'ont d'autre plancher qu'un terrain mal-sain et toujours humide? C'est-là qu'ils couchent pêle-mêle avec des animaux, etc.

DXLVII. Le Pian est certainement une maladie contagieuse, puisqu'il a passé des nègres aux blancs; Bajon en cite plusieurs exemples. M. L. Valentin, qui est un excellent observateur, est du même avis. Il y a quelques années, dit-il, que toute la famille de M. Grec, habitant de la paroisse Sainte-Marie, dans l'île de la Martinique, contracta cette maladie. Une négresse qui portoit habituellement l'enfant de sa maîtresse, fréquentoit des personnes infectées par le virus pianique. Madame Grec le gagna bientôt de son enfant qu'elle allaitoit, et la maladie se propagea rapidement dans toute sa maison. Cette anecdote est connué de plusieurs habitans de la colonie. Quelques auteurs prétendent néanmoins que le Pian est moins communicable que la vérole.

DXLVIII. La contagion du Pian, est, à ce qu'on assure, singulièrement facilitée par une espèce de mouches que l'on nomme *Mouches-frambœsia*, et qui sont très-abondantes dans les pays chauds. Ces mouches se reposent à tous les instans sur les horribles pustules qui proviennent de la maladie, et elles vont inoculer le virus aux individus sains, qu'elles piquent jusqu'au sang. Est-ce aussi par cette voie qu'elle a pu se transmettre aux animaux domestiques, comme on prétend l'avoir observé? Loëffler assure qu'il y a des endroits en Amérique où la loi défend aux malades attaqués du Pian de sortir, et qui leur interdit même tout accès dans les hôpitaux. On trouve, qu'en effet, cette précaution a considérablement diminué la propagation de la maladie.

ARTICLE VI.

Des résultats fournis par l'autopsie cadavérique d'un individu mort des suites du Pian.

DXLIX. Nous avons procédé, avec beaucoup de soin, à l'ouverture du cadavre du nommé Bartos, dont nous avons donné plus haut la malheureuse histoire, et qui est mort des accidens du Pian ruboïde à l'hôpital Saint-Louis. Nous avons remarqué les altérations suivantes : Il n'y avoit aucune lésion dans les cavités crâniennes; sur les côtés du larynx étoient deux tumeurs ovoïdes rénitentes; celle du côté gauche ayant quatre pouces de longueur sur six de circonférence, celle du côté opposé moins volumineuse, lesquelles avoient déprimé les muscles et les vaisseaux du voisinage. Ces derniers étoient un peu rétrécis dans leur calibre. Le centre de chacune de ces tumeurs contenoit une matière puriforme, rougeâtre et très-consistante, tandis que le reste paroissoit être de l'albumine concrète, homogène, d'un rouge livide. Aux côtés de ces tumeurs considérables, il y en avoit d'autres petites de nature analogue; les glandes salivaires étoient saines. Nous jugeâmes convenable de diriger une attention particulière sur les altérations du système lymphatique. Les mâchoires écartées, nous aperçûmes une saillie en avant du voile du palais, avec une couleur obscure au fond du pharinx. La dissection exécutée, nous observâmes une érosion de la membrane muqueuse qui tapisse ces parties, confondue avec l'appareil musculeux qui l'entoure. La dégénération étoit surtout très-avancée à la partie postérieure et supérieure du pharinx, et comparable en tout aux squirres qui affectent l'utérus; l'engorgement se propageoit dans les fosses nasales et le larynx, dont l'orifice étoit un peu rétréci, ainsi que la partie supérieure de l'œsophage. Rien de particulier dans les cavités thorachique et abdominale; on observoit seulement que les intestins étoient un peu rétrécis. Il eût été sans doute intéressant, pour nos lecteurs, de comparer ces altérations diverses avec celles qu'auroit offertes l'autopsie de l'individu mort à Paris des accidens du Pian fungoïde; mais des obstacles, dont il nous a été impossible de triompher, nous ont interdit cet examen.

ARTICLE VII.

Vues générales sur le traitement des Pians.

DL. Les voyageurs attestent que les Africains possèdent des méthodes sûres pour guérir les Pians. On observe, en effet, que dès qu'une fois ils ont régulièrement traité cette maladie, elle ne se manifeste plus. Il y a apparence que ces méthodes, à l'aide desquelles on procède avec tant de certitude, se transmettent dans chaque famille comme un héritage précieux. Au surplus, le simple empirisme des nègres vaut souvent mieux que les raisonnemens futiles de tant de praticiens à systèmes.

DLI. Pourquoi dans certains pays regarde-t-on cette maladie comme incurable? Pourquoi abandonne-t-on les nègres infortunés qui en sont atteints aux seules ressources de la nature? La plupart d'entre eux languissent dans un état d'angoisse et de désespoir. On les éloigne des habitations de peur qu'ils n'y transportent le mal affreux dont ils sont la proie. On les renferme dans des cases, pour qu'ils y attendent la guérison, qui n'arrive souvent qu'après l'espace de dix-huit mois. Lorsque le Pian est ainsi dissipé, alors on les ramène aux travaux les plus pénibles.

DLII. On ne se conduisoit pas ainsi dans les vaisseaux destinés au transport et à la vente des nègres d'Afrique. Les chirurgiens faisoient tous leurs efforts pour arrêter la maladie dans sa marche; l'intérêt des marchands demandoit ces sortes de tentatives. Ceux qui trafiquoient des esclaves n'achetoient qu'à un très-bas prix les sujets qui étoient infectés du Pian. D'ailleurs, cette maladie laisse souvent sur le corps des taches indélébiles qui défigurent les nègres et diminuent beaucoup leur valeur.

DLIII. Depuis qu'on a mieux observé la marche et les phénomènes du Pian, et qu'on a mieux apprécié l'analogie qui existe entre ce genre d'éruption et quelques autres maladies cutanées, on a introduit une grande perfection dans son traitement. On agit comme dans la plupart des exanthêmes. On cherche à dévier tout le levain morbifique vers la périphérie du systême dermoïde, et on a soin de provoquer la transpiration par tous les moyens qui peuvent la favoriser. Heureusement que les pays où l'on a occasion de combattre cette hideuse maladie, abondent en bois sudorifiques. Il importe toutefois de ne pas communiquer trop d'activité au corps vivant; car on finiroit par corrompre la masse des humeurs, au lieu de l'épurer et de la mûrir. C'est ainsi, pour me servir du langage ingénieux de Peyrilhe, qu'une chaleur trop véhémente étouffe entièrement le germe, bien loin de le faire fructifier, tandis qu'une chaleur modérée n'eût pas manqué de le faire éclore.

DLIV. Les médecins qui se livrent à l'étude des Pians doivent par conséquent ne jamais perdre de vue le phénomène de l'éruption et de la maturation; mais ce travail ne peut s'accomplir dans des corps faibles et sans énergie. Aussi, dans le premier temps de la maladie, convient-il de porter une attention particulière sur le tempérament physique des nègres, de surveiller particulièrement leur régime, de leur fournir une nourriture saine et restaurante. Le second temps de la maladie mérite d'autres considérations; l'éruption est évidente; il faut la combattre sans aucun délai; car si on se tient trop long-temps dans l'expectation, les pustules peuvent se convertir en larges ulcères. Ce sont ces larges ulcères qui deviennent si redoutables, parce qu'ils donnent naissance à une foule d'accidens consécutifs.

DLV. C'est particulièrement chez les nègres, qu'on

ne sauroit trop se hâter d'entreprendre la guérison du Pian ; en effet, tous les rudes travaux auxquels ils sont soumis, ne sauroient qu'aggraver les symptômes de ce mal affreux. La plupart, malgré la fièvre qui les dévore, marchent sans aucune chaussure sur une terre constamment brûlée par les rayons d'un soleil ardent. Il arrive par fois que des grains de sable, des cailloux, des fragmens de coquilles, se logent dans les parties charnues de leurs pieds, y occasionnent des douleurs et souvent un véritable état de phlegmasie ou de gangrène, etc. ; tous ces accidens finissent par rendre le Pian incurable.

ARTICLE VIII.

Du traitement interne employé pour la guérison des Pians.

DLVI. Nous avons dit que l'indication urgente étoit de pousser la matière du Pian vers la périphérie cutanée. Pour parvenir à ce but, on a recours aux décoctions sudorifiques de sassafras, de gaïac, de squine, de salsepareille, etc. Certains médecins administrent le musc, le camphre, le soufre, l'assa-fœtida, les préparations antimoniales, la thériaque, le safran. Les modes d'administration varient au gré et au jugement des praticiens.

DLVII. Afin de favoriser l'action des diaphorétiques, on renferme les nègres malades du Pian dans une chambre bien close et bien réchauffée. Quelquefois on continue de les faire travailler et de les soumettre à des exercices qui contribuent d'une manière particulière à développer l'éruption pianique. On assure que les pustules ordinairement désignées sous le nom de ***Pians blancs***, sont celles qui se développent avec plus de facilité : l'éruption des *Pians rouges* ou *petits Pians*, est beaucoup plus tardive.

DLVIII. Le remède le plus efficace contre le Pian est sans contredit le mercure. Bajon observe que pour faire réussir son administration, il est utile d'attendre que l'éruption des pustules soit totalement opérée. Une pareille assertion se vérifie du reste en Europe, pour d'autres maladies cutanées, particulièrement pour les dartres. J'ai fréquemment expérimenté que lorsque j'avois recours au soufre pour les combattre, ce remède n'agissoit jamais mieux qu'à l'époque où l'affection herpétique étoit complètement développée. Pourquoi n'en seroit-il pas de même relativement au muriate sur-oxigéné de mercure qui paroît être le médicament par excellence pour opérer la cure des Pians ?

DLIX. On ne sait trop pourquoi Peyrilhe a pu penser qu'il falloit bannir le mercure du traitement employé contre l'affection pianique. Les raisons qu'il allègue pour motiver cette proscription, ne sont rien moins que concluantes. Il dit que certains praticiens n'ayant pas su distinguer le Pian de la syphilis, avoient souvent traité cette dernière maladie, croyant traiter la première. Cette méprise a dû nécessairement leur donner une grande confiance dans les préparations mercurielles. Il ajoute quelques autres argumens qui ne sont pas d'une plus grande valeur, et qui doivent nécessairement échouer contre l'expérience authentique des plus habiles observateurs; car MM. Bajon, L. Valentin et tant d'autres, ont certainement bien établi les différences qui existent entre le Pian et la vérole, et personne n'ignore qu'ils ont obtenu un plein succès de l'administration du mercure.

DLX. Nous avons déjà accordé au muriate suroxigéné de mercure une sorte de prééminence sur les autres préparations mercurielles, pour la curation des Pians. On le fait dissoudre à la dose de douze ou quatorze grains dans deux livres d'eau distillée; on l'administre ensuite par cuillerée dans une décoction d'orge ou autre boisson mucilagineuse, comme dans les maladies syphilitiques. Il est des chirurgiens dans les colonies qui donnent ce sel dans l'eau-de-vie de sucre ou tafia; d'autres l'associent à la salsepareille, au gayac, et à tous les sudorifiques.

DLXI. Comme on voit très-souvent des enfans qui sont encore à la mamelle être tourmentés par tous les accidens de l'éruption pianique, ainsi que cela arrive dans la maladie vénérienne, on les guérit sans aucun inconvénient pour les constitutions foibles et débiles, en faisant prendre le mercure aux nourrices. Cette méthode est merveilleusement salutaire; beaucoup de faits constatent son efficacité.

DLXII. Le Pian fongoïde, ou maladie d'Amboine, se traite par des procédés entièrement analogues à ceux que l'on suit pour guérir le Pian ordinaire ou Pian ruboïde; Bontius en fait lui-même la remarque. Si la maladie est récente, la cure est assez rapide; si elle est ancienne, elle offre un plus grand nombre d'obstacles. Les bois sudorifiques sont invoqués et fréquemment associés aux plantes anti-scorbutiques ; quelquefois on a cru devoir recourir aux purgatifs violens. Enfin, le mercure, le turbith minéral, l'antimoine, trouvent surtout leur place dans ce traitement qui réclame une extrême sagacité de la part du praticien.

ARTICLE IX.

Du traitement externe employé pour la guérison des Pians.

DLXIII. L'emploi des frictions dans le traitement des Pians a été avantageux, mais tous les médecins s'accordent sur l'importance qu'il y a de préparer l'onguent mercuriel avec une graisse pure et fraîche. Lorsque cet onguent est trop vieux, on a remarqué qu'il irritoit la peau : n'administrez que des frictions très-légères, afin d'éviter tout mouvement perturbateur qui pourroit seconder les ravages du mercure dans l'intérieur de la bouche.

DLXIV. Les frictions mercurielles sont particulièrement utiles pour combattre les douleurs ostéocopes, lesquelles se réveillent durant les intempéries de l'atmosphère. Bajon cite l'éxemple d'une jeune négresse qui pouvoit à peine se mouvoir par la violence de ses souffrances. Ses douleurs s'appaisoient avec une promptitude surprenante toutes les fois que le remède dirigeoit son action sur les glandes salivaires ; si l'on discontinuoit le traitement, les douleurs ne tardoient pas à renaître : elle subit pendant deux mois des frictions légèrement graduées et ménagées. Il importe donc de ne pas les cesser trop vite; car le mal renaîtroit en quelque sorte de ses propres germes.

DLXV. Les soins de propreté influent particulièrement sur la guérison des Pians. Aussi les colons expérimentés sont-ils attentifs à faire baigner assidûment les nègres malades. Ce sont particulièrement les bains composés avec la décoction des plantes émollientes qui conviennent en pareil cas. C'est surtout à l'aide de ces bains qu'on amollit la plante des pieds, et que l'on coupe ensuite avec l'instrument tranchant la peau devenue calleuse. On se sert aussi quelquefois d'un caustique, tel que le sublimé corrosif ou une forte dissolution de potasse.

DLXVI. Nous avons parlé des guignes et autres excroissances qui succèdent d'ordinaire au Pian. On les attaque aussi par les caustiques : les chirurgiens appliquent tous leurs soins à détruire l'ulcère principal, désigné, comme nous l'avons déjà dit, sous le nom de *Mère-Pians* ou *Mama-Pians*. On sait que cet ulcère est bordé de chairs fongueuses, qu'il est avantageux de réprimer ; souvent même à cet accident vient se joindre la carie de l'os, qu'il importe de combattre par des procédés chirurgicaux. On a pratiqué avec succès l'amputation. Le topique le plus usité est le précipité rouge combiné avec l'alun calciné, que l'on incorpore dans l'onguent basilicum. Dans le Voyage anglais de Stedman, on lit que les ulcères de la plante des pieds sont communément brûlés avec un fer incandescent, que souvent on les incise, et qu'on les arrose ensuite avec du jus de citron.

DLXVII. Je me borne à cette exposition simple des moyens employés jusqu'à ce jour pour opérer la guérison des Pians. J'aurois voulu sans doute pouvoir offrir des vues plus étendues sur un sujet aussi intéressant; mais n'ayant eu occasion d'observer que deux fois cette cruelle infirmité, j'ai dû d'abord m'assujétir aux méthodes curatives qu'on avoit déjà expérimentées. Si elles n'ont pas eu tout le succès désiré, c'est sans doute parce que le ciel de la France ne se prête qu'imparfaitement aux crises des maladies propres à d'autres pays.

LES ICTHYOSES.

ONSIDÉRATIONS GÉNÉRALES SUR LES ICTHYOSES.

OLXVIII. Je décris sous le nom d'*Icthyoses* des adies dans lesquelles la surface de l'appareil tégumtaire est recouverte d'écailles sèches et blanches, paroissent superposées les unes sur le bord des res, comme les écailles des poissons. Ces singues altérations de l'épiderme que nous avons obrées en assez grand nombre à l'hôpital Saint-Louis, toient presque toutes depuis la naissance des indins qui en étoient atteints. La couleur ordinaire des lles est d'un blanc cendré ou d'un blanc nacré; s quelques cas, elle est d'un brun tirant sur le ; par fois surtout chez les Asiatiques, les écailles entourées d'une aréole violacée ou rougeâtre.

OLXIX. Souvent l'épiderme a l'aspect luisant des lles, sans en avoir la dureté et la rénitence. Cette mbrane se flétrit, se ride et se revêt d'une couleur a beaucoup de rapport avec celle des serpens ou lézards. Une pareille affection est très-commune z les vieillards, particulièrement chez ceux qui ont scrophuleux dans leur enfance. On voit aisément lle est du même genre que la précédente.

OLXX. Les Icthyoses sont endémiques dans quels climats; les voyageurs assurent qu'à l'île de

Taïti on rencontre une sorte de dégénération de l'épiderme, qui se rapporte absolument à celle dont nous nous occupons. Souvent tout le corps est recouvert d'écailles qui se détachent à une certaine époque de l'année; mais souvent aussi on n'en observe que sur quelques parties de la peau. La maladie est hideuse lorsqu'elle a fait beaucoup de progrès.

DLXXI. Les pays voisins de la mer, particulièrement ceux qui sont traversés par des rivières très-poissonneuses, présentent surtout un pareil phénomène. Le genre de nourriture pourroit-il influer sur le développement de cette affreuse et dégoûtante infirmité ? On assure que lorsque les missionnaires chrétiens, mus par leur zèle apostolique, vinrent s'établir dans le Paraguay, ils furent frappés d'étonnement à la vue de certains individius sujets à une éruption cutanée des plus bizarres. Tout leur corps étoit recouvert d'écailles qui, par leur forme et leur couleur, avoient une ressemblance manifeste avec celles qui forment l'enveloppe extérieure des poissons. D'ailleurs, un accident aussi extraordinaire ne causoit aucun trouble dans l'exercice de leurs fonctions physiques et morales; ils avoient l'air de n'être tourmentés par aucune douleur ni par aucune démangeaison; ils n'étoient pas même un objet de dégoût pour ceux qui les fréquentoient habituellement.

DLXXII. Dans la suite on a donné plus d'extension à la dénomination d'*Icthyoses*, en l'appliquant à différentes dégénérations de l'épiderme qui ont causé beaucoup de surprise aux observateurs. Tout le monde connoît l'histoire d'Édouard Lambert, qui a paru dans Londres à deux époques différentes de sa vie, pour exposer aux regards des curieux le phénomène de l'altération la plus singulière qui puisse captiver l'attention des hommes. Ses tégumens étoient couverts d'éminences dures et écailleuses, d'un brun foncé ou d'un noir roussâtre, roides et douées d'une telle élasticité, qu'on ne pouvoit promener avec vitesse la main sur ses membres, sans produire un bruit très-sensible. Deux descendans de cet individu sont venus, il y a quelques années, à Paris, et ont été pour nous un objet d'étude et d'observation.

DLXXIII. Qu'on s'imagine toutes les hypothèses émises et publiées, lorsqu'on a vu ces êtres singuliers se promener et se donner en spectacle à toute l'Europe ! Les physiologistes ont mis leur esprit à la torture pour expliquer ce nouveau genre de dégradation. On s'est d'abord figuré que ces individus appartenoient à quelque variété de l'espèce humaine ; les ignorans étoient tentés de les prendre pour des phoques ou des lamentins sortis du goufre des mers. Cependant, ce phénomène s'explique aisément par les simples notions que l'on possède de nos jours sur la nature de l'épiderme. Il n'est pas plus étonnant de voir cette membrane mince et ténue acquérir plus de consistance par l'état maladif, et dégénérer en substance écailleuse, que de la voir se convertir naturellement en ongles au bout de nos doigts, en cornes ou en sabots chez les quadrupèdes, en ergots chez les volatiles, etc.

DLXXIV. Ces excroissances morbifiques et cuticulaires se présentent sous des formes très-variées.

Souvent ce sont des éminences disséminées çà et là, à la surface du corps, et qui ressemblent tantôt à des cornes de bélier, tantôt à des griffes d'épervier. Lorsqu'on procède à leur incision ou qu'elles tombent spontanément, elles ne tardent pas à se régénérer. On observe que ces excroissances sont quelquefois très-abondantes aux environs des articulations; en sorte que les malades peuvent à peine fléchir leurs membres et vaquer aux divers exercices de la vie. Les Transactions philosophiques rapportent l'exemple d'une jeune fille qui étoit sujette à ce genre d'indisposition, et dont les yeux même étoient recouverts d'une pellicule cornée, qui l'empêchoit de bien discerner les couleurs. La plupart de ces Icthyoses sont liées à une constitution rachitique.

DLXXV. Quelquefois ces excroissances sont nombreuses; mais quelquefois aussi on n'en aperçoit qu'une seule sur la totalité du système dermoïde, et ce fait n'est pas rare chez les vieillards. M. Gastellier a décrit avec un soin particulier dans les Mémoires de la Société royale de médecine de Paris, une végétation cornée, laquelle étoit survenue vers la partie inférieure du temporal gauche, chez une femme âgée de quatre-vingt-trois ans environ; elle avoit exactement la forme d'une corne de bélier. Un chirurgien qui pratique son art avec beaucoup des uccès dans le midi de la France, m'a communiqué trois faits analogues, et j'en ai observé quelques-uns moi-même sur des individus de l'un et de l'autre sexe. Toutes ces excroissances de nature cornée appartiennent essentiellement au système épidermoïde; elles s'isolent, pour ainsi dire, de l'économie animale. Aucun travail organique ne s'établit dans leur intérieur; elles n'ont ni des vaisseaux qui les nourrissent, ni des nerfs qui les animent.

DLXXVI. Le caractère endémique des Icthyoses, la chute périodique des écailles qui les forment, quelques autres caractères, me déterminent à placer dans le même genre une maladie cutanée sur laquelle on a fait beaucoup de recherches depuis quelques années, je veux parler de la pellagre des campagnes milanaises. En effet, toutes ces maladies cutanées ont le même siége, et attaquent constamment l'épiderme. Lorsqu'on examine avec attention, les rides, les rugosités de cette membrane, on ne balance point à admettre cette analogie; c'est absolument le même aspect, et rien ne ressemble davantage à l'Icthyose nacrée que les tégumens des pellagreux. Une autre circonstance pourroit servir à faire rapporter ces affections au même genre, c'est la presque ressemblance de leurs causes. En effet, l'Icthyose nacrée attaque le plus souvent des pêcheurs qui existent dans un air empoisonné par des exhalaisons marécageuses, et la pellagre attaque pareillement des villageois qui luttent contre les horreurs de l'indigence, et sont journellement condamnés aux privations les plus pénibles. Toutes deux d'ailleurs peuvent se transmettre par la voie de la génération, etc.

SECTION PREMIÈRE.

Faits relatifs à l'histoire particulière des Icthyoses.

ESPÈCE PREMIÈRE.

ICTHYOSE NACRÉE. *Icthyosis nitida* (1).

Icthyose, se manifestant sur une ou plusieurs parties des tégumens par des écailles plus ou moins dures et rénitentes, d'une couleur nacrée ou grisâtre, ce qui donne au corps vivant l'aspect de l'enveloppe des poissons ou de la peau des serpens.

Obs. Cette espèce présente en conséquence deux variétés.

A. L'Icthyose nacrée cyprine. — *Icthyosis nitida cyprinea.* Écailles dures, blanchâtres, ayant beaucoup de ressemblance avec les écailles de la carpe; c'est celle qui a le plus d'intensité.

B. L'Icthyose nacrée serpentine. — *Icthyosis nitida serpentina.* Dans cette variété, les écailles ne sont pas dures; elles n'ont aucune consistance; elles ont la finesse et la ténuité de la peau des serpens. Cette Icthyose attaque presque toujours les vieillards. Nous en avons recueilli plusieurs exemples à l'hôpital Saint-Louis.

Tableau de l'Ichtyose nacrée.

DLXXVII. L'Icthyose nacrée se manifeste communément quelques mois après la naissance. Elle s'an-

---

(1) Consultez la Planche XXXVII de mon ouvrage in-folio, sur les Maladies de la Peau, observées à l'hôpital Saint-Louis.

nonce par une desquammation furfuracée, et l'épiderme se renouvelle plusieurs fois. Bientôt après, les écailles deviennent plus apparentes; elles occupent principalement les avant-bras, les bras, les jambes et les cuisses. On les observe aussi très-fréquemment sur l'abdomen et sur la partie antérieure du tronc. On n'en voit point à la paume des mains et à la plante des pieds.

Les écailles de l'Icthyose nacrée sont tantôt épaisses et formées de plusieurs couches d'épiderme superposées, ce qui leur donne une teinte plus foncée et plus opaque; tantôt elles sont simples et d'un blanc nacré, petites, bornées par des lignes droites qui se coupent à angles, comme les rides qu'offre naturellement la surface de la peau. C'est aux endroits de ces rides que les écailles sont comme cassées. Il est au contraire de ces écailles qui sont larges et transparentes, sans être brisées aux surfaces qu'occupent les rides dont nous venons de faire mention. La couleur luisante de ces plaques les a fait comparer aux écailles dont les poissons sont revêtus.

On a tracé des descriptions plus ou moins hideuses de l'Icthyose nacrée; on a cité des individus, dont les extrémités supérieures et inférieures étoient entièrement écailleuses. On a vu tout le corps, à l'exception de la tête, envahi par cette infirmité dégoûtante, et comme recouvert d'une peau de phoque; les tégumens étoient durs et scabreux au toucher. Le vulgaire ne manque pas de débiter des contes absurdes sur de semblables accidens; tant ils excitent la surprise! Cette épaisseur de la cuticule sert en quelque manière de vêtement, et l'on atteste que les malades frappés de l'Icthyose sont moins susceptibles d'être affectés par le froid que les autres individus.

Au bout de quelque temps, les écailles qui sont d'abord très-adhérentes aux tégumens, deviennent moins tenaces, se détachent et finissent par tomber. Au-dessous, la peau est saine, nullement douloureuse, ni enflammée; l'œil n'y distingue aucune altération. Tous les ans, il y a un renouvellement complet des écailles.

Dans quelques cas, l'épiderme se détériore sans prendre plus de consistance et d'épaisseur. La peau a la ressemblance la plus parfaite avec celle des serpens. Nous avons observé plusieurs exemples de cette variété à l'hôpital Saint-Louis, et il est assez ordinaire de la rencontrer chez les enfans aussi bien que chez les vieillards. Il existe à Paris une famille entière composée d'individus des deux sexes, lesquels sont soumis à une desquammation furfuracée qui a lieu au renouvellement des saisons. Ces pauvres gens disent en langage trivial qu'ils ont la *peau trop courte*, et que ne pouvant contenir le corps, elle se crève. Une jeune actrice d'un de nos petits théâtres, douée d'ailleurs d'une physionomie très-agréable, étoit affectée de cette Icthyose. Heureusement que son cou et son visage en étoient préservés; la peau de l'abdomen avoit non-seulement l'aspect, mais encore la couleur de la vipère : la peau des cuisses avoit plus de ressemblance avec celle d'une carpe. Cette maladie disparoissoit par l'usage des bains, et ne tardoit pas à se remontrer aussitôt qu'on en discontinuoit l'usage.

Ce qu'il y a de remarquable, lorsqu'on considère sous un point de vue général, l'Icthyose nacrée, c'est que l'épaisseur des écailles suit en quelque sorte l'épaisseur de la peau. Elles sont particulièrement très-apparentes à la partie antérieure de la rotule, aux coudes, aux parties externes des bras, des jambes et des cuisses. Au contraire, dans les endroits où la peau est très-mince et très-fine et où elle se trouve naturellement lubrifiée par quelque secrétion particulière, il n'existe pas d'écailles; ce phénomène est surtout apercevable aux plantes des pieds, lesquelles sont habituellement humides de sueur. Il existe pareillement aux aines, aux aisselles, à la face interne des cuisses, aux parties génitales, etc. C'est là que les écailles cessent d'être apparentes et qu'elles sont brusquement séparées par une peau saine. Le visage et la paume de ses deux mains sont dans le même cas, peut-être à cause des fréquentes lotions auxquelles on se soumet communément.

Quelque multipliées que soient les écailles, les malades n'éprouvent ni démangeaisons ni aucune sensation incommode sur l'appareil tégumentaire; l'appétit se conserve et la digestion s'accomplit régulièrement. Toutefois, j'ai vu des individus qui étoient prodigieusement affoiblis par les progrès de l'Icthyose nacrée, et qui tomboient dans une cachexie scorbutique. Le nommé Montgobert, dont je donnerai ici l'histoire, est atteint d'une prostration générale dans le système des forces. Il éprouve des gonflemens dans les os des jambes; il ne peut boire ni vin ni liqueurs, sans tomber dans une sorte d'anéantissement. Il ne peut travailler long-temps, sans ressentir un feu brûlant à la tête et à la paulme des mains, etc. Tel est le tableau le plus ordinaire de l'Icthyose nacrée, dans tous ses degrés.

Observations relatives à l'Icthyose nacrée.

DLXXVIII. *Première observation.* — François Montgobert, né dans le département du Mont-Blanc, âgé de trente-trois ans, doué d'un tempérament lymphatique, a perdu depuis fort long-temps sa mère, qu'il soupçonne avoir été affectée du même vice que lui. Sa sœur aînée à laquelle les soins de son enfance furent confiés, lui disoit souvent que la triste maladie dont il est encore victime, provenoit peut-être de sa nourrice qui étoit mal-saine. Dès son enfance, sa peau se recouvrit d'écailles dures, brillantes, d'un blanc de nacre, paroissant posées, par leurs bords, les unes sur les autres, à la manière des écailles dont les poissons sont recouverts. Ses camarades lui disoient dans leurs plaisanteries qu'il étoit sans doute né d'une carpe. Les écailles étoient très-adhérentes à la peau, et il falloit un frottement violent pour les séparer; l'action des bains réitérés en faisoit néanmoins tomber un très-grand nombre; mais elles ne tardoient pas à se régénérer aussitôt qu'on en discontinuoit l'usage. Cette altération bizarre des tégumens étoit surtout prononcée d'une manière remarquable à la partie antérieure et inférieure des cuisses, aux genoux, à la partie antérieure et supérieure des jambes, aux avant-bras, etc.: toute la peau étoit terne et offroit l'aspect le plus désagréable. Montgobert conservoit d'ailleurs un très-bon appétit; toutes ses fonctions paroissoient s'exécuter librement. Ses urines étoient chargées; la transpiration est nulle.

Deuxième observation. — Nicolas Lebrun, commissionnaire, âgé de dix-sept ans, né de parens morts dans un âge peu avancé, d'une constitution assez forte, d'un tempérament bilieux et sanguin, nous a également présenté un exemple bien frappant de cette hideuse maladie, dont l'origine remontoit jusqu'à sa naissance. La peau des bras, des cuisses et des jambes avoit un aspect rugueux et blanchâtre; l'épiderme offroit des squammes qui se recouvroient par leurs bords à la manière des écailles de poisson. Dans les endroits où cette membrane n'offroit point ce caractère elle offroit des rides transversales ou obliques, plus ou moins prononcées, foncées en couleur rouge ou brune. D'ailleurs, les autres fonctions conservoient leur libre exercice.

Troisième observation. — Gertrude Dorothée, âgée de vingt ans, éprouva quinze jours après sa naissance quelques petits boutons à la tête, qui augmentèrent en nombre, et qui au bout d'un an finirent par s'étendre sur tout le corps, à la réserve de la plante des pieds et de la paulme des mains. La peau subit dès-lors une altération remarquable. On regarda cette maladie comme vénérienne; on la traita comme telle, sans aucun avantage pour la malade qui, fatiguée de remèdes inutiles, entra à l'hôpital Saint-Louis avec une Icthyose presque universelle, compliquée d'une affection scorbutique. Cette dernière affection céda aux remèdes dont nous fîmes usage ; mais la peau resta toujours sèche, rude et recouverte d'écailles lisses et de couleur nacrée. Sur la partie antérieure de la poitrine, l'épiderme se ridoit et présentoit des plis profonds assez éloignés les uns des autres, qui circonscrivoient des espaces anguleux. A la face antérieure et externe des jambes, depuis quelques pouces au-dessus des malléoles, sur les membres supérieurs, à la face externe et postérieure, on voyoit des écailles épidermoïques, larges comme des ongles sur la jambe, moins larges sur les avant-bras, plus petites encore sur les bras, toutes formées d'une seule lame, sèches, luisantes comme les écailles d'une carpe, se brisant quelquefois par le frottement et se réduisant en poussière. Sous les aisselles et à la partie interne des cuisses, étoit une peau plus fine, mais plus rude et farineuse. Ce qu'il y avoit de plus grave dans cette Icthyose, c'est que le tissu cellulaire sous-cutané avoit une épaisseur et une dureté absolument analogues à ce qui se passe dans les premiers temps de l'éléphantiasis.

DLXXIX. Les exemples d'Icthyose nacrée se ressemblent tous d'une manière si parfaite, que j'ai cru inutile de citer ici un plus grand nombre d'observations. Cette maladie est encore très-fréquente en France, particulièrement au voisinage de la mer.

DEUXIÈME ESPÈCE.

ICTHYOSE CORNÉE. *Icthyosis cornea* (1).

Icthyose, se manifestant sur une ou plusieurs parties des tégumens par des écailles noires, dures, et qui présentent absolument la consistance et la dureté de la corne. Ces écailles sont quelquefois plates ou coniques, très-nombreuses, et posées les unes à côté des autres; d'autres fois elles sont rares, cylindriques, se recourbent comme les ergots des volatiles, ou s'allongent, en se contournant, comme les cornes des beliers.

Obs. L'Icthyose cornée a trois variétés principales qui sont très-distinctes les unes des autres.

A. L'ICTHYOSE CORNÉE ÉPINEUSE. *Icthyosis cornea Spinosa.* — Cette variété est extrêmement rare, puisqu'il n'y en a encore qu'un seul exemple dans les annales de l'art. C'est celle que nous avons eu occasion d'observer en France, dans ces dernières années, et qui s'étoit d'abord montrée en Angleterre. Nous rapporterons plus bas ce cas unique autant qu'extraordinaire.

B. L'ICTHYOSE CORNÉE ONGULEUSE. *Icthyosis cornea ungulata.* — Dans celle-ci, les prolongemens cornés simulent les ongles de quelques quadrupèdes ou les ergots des volatiles, etc.

C. L'ICTHYOSE CORNÉE ARIÉTINE. *Icthyosis cornea arietina.* — Cette variété est très-commune. Je lui ai donné ce nom, parce que les excroissances ressemblent, par leur forme et par leur volume, à des cornes de belier. Le plus communément il n'en vient qu'une seule sur la totalité du système dermoïde.

---

(1) Consultez la planche XXXVIII de mon ouvrage in-folio, sur les Maladies de la Peau, observées à l'hôpital Saint-Louis.

TABLEAU DE L'ICTHYOSE CORNÉE.

DLXXX. Rien n'est plus bizarre, mais aussi rien n'est plus intéressant que la dégénération cornée du système dermoïde. Elle sera toujours pour les médecins un grand sujet d'étude et de méditation, tant qu'ils ajouteront quelque prix aux recherches physiologiques. C'est surtout en parlant d'un phénomène qui a tant piqué la curiosité et tant excité la surprise, qu'il convient de transmettre fidèlement à la postérité les faits que l'on observe, et que l'on doit se garantir de cet esprit d'exagération que donne le goût irrésistible pour le merveilleux. Lorsqu'on a vu paroître ces singuliers résultats de l'inadvertence de la nature, on n'a pas manqué de les rapporter aux terreurs fantastiques d'une imagination agitée par des spectacles qui laissent dans l'âme une impression forte et permanente. Une vieille femme dont je citerai plus bas l'observation, et qui portoit sur sa poitrine une Icthyose cornée de la plus étonnante structure, nous disoit que sa mère, enceinte d'elle, avoit été poursuivie dans la campagne par un taureau furieux, et que ses cornes n'étoient jamais sorties de sa mémoire. Ce trait rappelle l'exemple d'une autre femme grosse dont a parlé Stalpart-vander-Viel, laquelle lavant un jour du linge sur les bords de la mer, dirigea une attention trop vive sur les grands poissons qui la parcouroient. On assure qu'elle accoucha d'un enfant dont la peau étoit recouverte d'écailles hideuses.

L'Icthyose cornée ne se manifeste communément que quelques semaines après la naissance. C'est à cette époque que la peau prenant une teinte jaune et successivement plus foncée, il se manifeste çà et là des excroissances cuticulaires, dont la forme varie selon les parties des tégumens qu'elles occupent. Les unes sont plates comme des écailles de poisson, d'autres sont concaves; il en est qui sont coniques comme les piquans du hérisson, et rangées symétriquement les unes à côté des autres, au point de simuler les crins d'une brosse fort rude. Il est de ces callosités qui ressemblent beaucoup à des verrues. Le vêtement horrible qu'elles paroissent former, lorsqu'elles sont observées de loin, donne au corps humain l'aspect d'une bête fauve. Plusieurs naturalistes ont comparé cette étrange enveloppe au cuir de l'éléphant ou à la peau des jambes du rhinocéros. Certains l'ont assimilée à l'écorce d'un vieux arbre.

Les écailles de l'Icthyose cornée suivent ordinairement la marche de celles qui constituent l'Icthyose nacrée. Elles tombent dans la saison de l'hiver et se régénèrent avec une rapidité surprenante; en sorte que les individus se trouvent bientôt munis d'une enveloppe nouvelle. Machin rapporte un cas analogue dans le Recueil des Transactions philosophiques, et plusieurs auteurs ont copié par suite sa relation. Il ajoute même que le nommé Edouard Lambert, dont il donne l'histoire, ayant éprouvé tous les symptômes d'une petite vérole assez grave, fut accidentellement dépouillé de toutes ses écailles; mais qu'elles ne tardèrent pas à renaître dans sa convalescence.

Ce qu'il y a de remarquable dans la disposition de ces écailles dures et élastiques, c'est le bruit qu'elles rendent, lorsque la main les parcourt et les frotte avec une certaine violence. Ce bruit a la plus grande analogie avec celui qui résulte du froissement de la terre par le serpent à sonnettes (*crotalus horridus*) des naturalistes. On sait que la queue de ce reptile se termine par une série d'écailles coniques et creuses, engrénées les unes dans les autres, très-mobiles, et qu'à la faveur de ce mécanisme, on entend un son comparable à celui qui est causé par la détente d'une pendule.

On a vu quelquefois les écailles de l'Icthyose cornée se répandre en nombre infini sur la totalité du corps, environner les articulations au point d'en gêner le jeu et le mouvement. On a consigné dans quelques journaux l'histoire d'une jeune fille de Naples qui, par l'effet d'une semblable infirmité, disoit éprouver une rigidité fatigante dans tout son appareil tégumentaire, et ne pouvoit mouvoir ses membres qu'avec une difficulté extrême. Cette éruption affreuse étoit devenue si générale que les lèvres et la langue même n'en étoient point préservées : on ajoute que ces duretés calleuses opposoient une telle résistance, que le systême musculaire étoit tenu dans une sorte d'inaction, que la bouche pouvoit à peine s'entr'ouvrir; et que la malade étoit également incapable de tenir le cou tendu et de tourner la tête.

Dans d'autres cas, les éminences de la peau sont d'une consistance plus dure que la corne même, et ont beaucoup d'analogie avec les griffes des chats, des éperviers et autres oiseaux carnassiers. Il est superflu de reproduire ici tout ce qu'on a publié dans les livres à ce sujet. Une demoiselle très-pieuse est atteinte dans ce moment d'une semblable Icthyose; elle fait tous ses efforts pour dérober aux regards des curieux une maladie aussi rare que surprenante, parce qu'elle rougit d'en être affectée. Les excroissances cornées ressemblent à des ergots de coq, et se trouvent disséminées sur l'abdomen, le pubis, les extrémités supérieures et inférieures, etc. Elle croit que cette maladie est une affliction de la Providence, et ne veut tenter aucun remède pour se guérir.

Enfin, il est des excroissances cornées qui doivent constituer une variété très-remarquable; elles sont communément en très-petit nombre; le plus souvent même, il n'y a qu'une excroissance unique sur la peau, qui paroît absolument conformée comme une corne de belier. J'ai observé, pour mon compte, quelques exemples de cette variété qui est surtout commune chez les vieillards; telles étoient, par exemple, ces deux végétations cornées et cylindriques que nous avons observées à l'occiput d'un mendiant qui étoit venu se faire traiter d'une dartre à l'hôpital Saint-Louis. Telle étoit aussi celle dont j'ai déjà fait mention, et qui fut recueillie par M. le docteur Gastellier sur une très-vieille femme : elle étoit située à la partie inférieure du temporal gauche. Cette végétation profondément enchâssée dans le derme, n'avoit contracté aucune adhérence avec la propre substance de l'os. On la coupa à plusieurs reprises, et toujours on remarqua qu'elle se reproduisoit; on observa néanmoins dans les dernières coupes que l'on pratiqua, que cette production étoit d'une nature moins compacte et moins parfaitement organisée que les précédentes. M. Rigal, m'a fait parvenir en dernier lieu les échantillons de deux cornes humaines, prises sur deux individus différens, dont l'une étoit située sur la partie moyenne de la première pièce du sternum, et l'autre à côté de la première tubérosité de l'ischion. On m'a souvent parlé d'une jeune fille de Dinan, qui a vu se manifester plusieurs cornes sur différens endroits de sa peau. Ce qu'il importe surtout de bien observer dans la contemplation des Icthyoses cornées, c'est qu'elles n'entraînent aucune infirmité intérieure; c'est que les individus qui en sont atteints jouissent d'ailleurs d'une santé vigoureuse et régulière : ils voyagent, s'assujétissent à des travaux pénibles sans inconvénient. A l'époque annuelle de la mue où la plupart subissent une desquammation universelle, ils ne sont pas sensiblement plus incommodés que de coutume. Leur visage annonce une bonne complexion; ils sont d'ailleurs bien conformés; les fonctions assimilatrices ne subissent aucune altération, etc. ; il est vrai qu'il n'en est pas de même dans toutes les Icthyoses, et que certains de ces malades sont quelquefois rachitiques.

Observations relatives à l'Icthyose cornée.

DLXXXI. *Première observation.* — La Pathologie cutanée ne contient aucun fait qui soit aussi extraordinaire que celui dont on va lire les principaux détails. En l'an 1803, il parut à Paris deux individus qui avoient fondé une sorte de spéculation sur la curiosité publique. Ils s'annonçoient comme frères et portoient les noms de Jean et de Richard Lambert. J'allois les visiter et les contempler plusieurs fois la semaine. Je me souviens que leur conducteur, nommé Joanny, se plaignoit à moi de ce qu'il y avoit à Paris si peu d'amateurs, ce qui rendoit leur gain très-peu considérable. A cette époque, ils avoient déjà parcouru l'Allemagne, et M. Tilesius, célèbre médecin de Leipsick, s'étoit donné beaucoup de peine pour les dessiner et les graver lui-même. Voyez l'ouvrage *in-folio* qu'il a publié depuis à ce sujet, et qui a pour titre : *Ausfuhrliche beschreibung und abbildung der beiden sogenannten Stachelschwenmenschen aus der bekannten engelichen familie Lambert oder the porcupineman*, *Altenburg*, 1802. Lorsque je vis les deux jeunes gens dont il s'agit, je trouvai qu'ils se ressembloient beaucoup par la couleur de leurs cheveux et de leurs sourcils, qui étoient d'un châtain-clair; tous deux avoient le front haut, le nez gros; l'un des deux l'avoit néanmoins très-applati à sa racine. Ils étoient d'ailleurs doués d'un tempérament qui prédomine chez les Anglais, et il n'étoit pas difficile de deviner quelle étoit leur patrie. Tout le corps de ces individus si singuliers étoit recouvert d'écailles ayant une apparence et une consistance cornées; les seules parties qui en fussent dépourvues, étoient la face, la paulme des deux mains et la plante des deux pieds, ainsi que les interstices et les bouts des doigts, comme nous l'avons observé dans l'Icthyose nacrée. On n'apercevoit pas non plus d'écailles sur le gland, et sur un petit espace des aines et des aisselles, etc. On imagine bien qu'à mesure que ces individus parcouroient les différentes villes de France, pour se donner en spectacle, on les accabloit de questions; on vouloit tout savoir sur leur origine. Voici ce qu'ils racontoient à ceux qui alloient les voir avec surprise et curiosité : ils prétendoient descendre en droite ligne d'un sauvage écailleux, lequel fut autrefois trouvé au détroit de Davis, et conduit par des voyageurs à Philadelphie. Ce sauvage, qui étoit pour le moins un Africain, ayant épousé une femme européenne, eut un fils qui hérita de cette enveloppe cornée. On le nomma Lambert. Celui-ci eut à son tour six enfans mâles qui présentoient absolument le même phénomène. De ces six anfans, il n'y en eut qu'un seul qui se conserva; c'étoit Édouard Lambert, auquel John et Richard, qui font le sujet de cette observation, doivent le jour. Il vivoit à Eustonhal, dans le comté de Suffolk, servoit le lord Huntingfield en qualité de chasseur, et fut tué fort vieux, pendant qu'il exerçoit ce métier. A ce mélange du faux avec le vrai, le spéculateur Joanny, dont j'ai déjà fait mention, qui promenoit les frères Lambert, comme on promène tous les jours divers objets de curiosité, joignoit une fable plus absurde, pour mieux capter la crédulité populaire. Il assuroit, dans ses affiches, qu'on avoit rencontré dans les contrées désertes de Botany-Bay des peuplades d'hommes *porcs-épics*, absolument semblables à ceux qu'il montroit au public. Les vrais savans n'ajoutoient aucune foi à des assertions si ridicules; ils connoissoient d'ailleurs la généalogie des frères Lambert par les Transactions Philosophiques. Personne n'ignore qu'en 1732, Jean Machin, professeur d'astronomie à Gresham, décrivit le père primitif de cette étrange famille. Il ajouta à sa notice la gravure d'une de ses mains. Vingt-quatre années s'écoulèrent, sans qu'il fut rien publié sur cet homme écailleux qui avoit tant excité l'attention générale. Mais en 1755, Henri Baker raconta dans le même recueil qu'un homme affecté d'une maladie de peau des plus rares, se faisoit voir à Londres pour de l'argent, et qu'il conduisoit avec lui son fils, âgé de huit ans, ayant la même maladie. Ce dernier est précisément le père des deux frères Lambert, dont nous donnons ici l'histoire; il est digne d'observation que leur infirmité se propage toujours en ligne masculine, et qu'ils ont eu sept sœurs dont aucune n'a eu part à cet accident. Eux-mêmes attestent qu'ils étoient exempts de l'Icthyose cornée dans les premiers jours de leur naissance. Ce ne fut qu'environ six semaines après qu'ils commencèrent à en être attaqués; elle acheva de se développer dans l'espace d'un an, et sembloit ensuite prendre de l'accroissement, à mesure qu'ils avançoient en âge. Ces deux individus avoient été foibles dans leur enfance; l'aîné surtout avoit été rachitique; ils n'étoient pas d'ailleurs mal constitués; aucun vice organique ne se présentoit à l'extérieur; les traits de la face avoient leur conformation naturelle; le sommet de leur tête était écailleux et presque chauve. Partout où les écailles abondoient, les poils étoient rares : il n'y en avoit que dans les intervalles; malgré le fourreau dur et corné dont ces hommes étoient investis, il étoit facile de voir que les viscères contenus dans les cavités thorachique et abdominale n'étoient aucunement endommagés; leurs facultés cérébrales n'avoient jamais été troublées; les parties de leur corps privées d'écailles, jouissoient d'une sensibilité ordinaire. On observoit seulement que ces individus exhaloient assez habituellement une odeur fétide et forte. Lorsqu'ils se montrèrent à Paris, les médecins, les naturalistes s'empressèrent d'observer la position, la direction, la forme de leurs singulières écailles; ils tâchèrent même d'en arracher quelques-unes pour les étudier avec plus de soin. Celles qui étoient situées sur le dos, sur les flancs, sur la région abdominale, étoient séparées les unes des autres par leur sommet, quoique réunies par leur base. On en voyoit de prismatiques, de rondes, de rhomboïdales, de quadrangulaires; la plupart étoient d'une figure conique. Leur tête étoit noire, leur racine blanche et leur corps grisâtre; elles étoient d'une grande fragilité; elles n'avoient point partout ni la même dimension ni la même longueur. Les frères Lambert étoient souvent obligés de couper celles qui correspondoient au tendon d'Achille, parce qu'elles prenoient un accroissement extraordinaire, ce qui gênoit sans doute la progression. Les écailles du dos, des mains et des pieds étoient surtout très-considérables; leur largeur étoit proportionnelle à leur longueur en général; les écailles se développoient de la manière suivante : l'épiderme commençoit par s'épaissir; il pulluloit d'abord des rudimens d'écailles blanches et d'une consistance molle; mais elles devenoient plus dures, et prenoient une couleur noire très-intense et très-prononcée. Ce qu'on observoit de plus intéressant dans cette dégénération, c'est la mue périodique qu'éprouvoient les frères Lambert, aux équinoxes de l'hiver et du printemps. On assure néanmoins que cette mue singulière d'écailles a fini par n'avoir plus lieu chez leur père, lorsqu'il est parvenu à sa quarantième année. Quand elle s'opère chez ceux-ci, les écailles se détachent spontanément, et sans inconvénient, de la peau. Une fois tombées, elles se reproduisent dans l'espace d'environ un mois. Si on les arrache avec violence, on fait couler du sang; mais le corps muqueux ne tarde pas à se régénérer, ainsi que l'épiderme; les écailles peuvent être coupées en divers sens sans produire de douleur. Il y avoit des écailles qui étoient peu dures; il y en avoit aussi qui n'avoient aucune consistance, qui étoient comme membraneuses, etc. J'ignore si un phénomène aussi prodigieux reparoîtra jamais dans la suite des siècles, et si mes lecteurs de l'avenir pourront constater un jour par eux-mêmes la vérité du tableau que je leur présente. Plusieurs de mes contemporains se sont occupés des frères Lambert; j'ai déjà cité l'ouvrage très-étendu de M. Tilesius, qui par zèle pour la vérité est entré peut-être dans des détails trop minutieux; ce savant n'a pas voulu confier à d'autres qu'à lui-même le soin du dessin et de la gravure, de peur que le vrai caractère de la maladie ne s'altérât sous des mains étrangères; je dois aussi parler d'un Mémoire plein d'intérêt et de recherches, qui ne tardera pas à voir le jour, et qu'a bien voulu me communiquer M. Buniva, infatigable pour tous les genres d'observation. Il n'a négligé aucun moyen pour faire connoître les phénomènes singuliers de ces hommes qui ont servi de spectacle à toute l'Europe.

Deuxième observation. — Il convient de rapporter à l'Icthyose cornée l'accident bizarre qui est arrivé à Catherine Cheveville, âgée de soixante-dix ans, née à Melun, et qui a long-temps habité le faubourg Saint-Antoine, à Paris. Cette vieille femme n'avoit jamais eu aucune maladie, pas même la petite vérole, durant le cours de sa vie; mais elle étoit d'une maigreur extrême. La peau de son visage étoit très-colorée; celle de son corps étoit terreuse, et sèche à l'excès; les veines superficielles étoient très-dilatées, et le sang paroissoit n'y circuler qu'avec lenteur. Cette femme portoit depuis long-temps à la partie inférieure de l'extrémité interne de la clavicule une tumeur de la grosseur d'une petite poire. Cette tumeur, qui n'étoit dans son principe que comme la tête d'une épingle, avoit acquis ce degré d'accroissement dans plusieurs années; la tumeur étoit environnée à sa base par une substance cornée qui formoit une espèce de coquille; son sommet étoit partagé en deux portions recouvertes d'un prolongement de la peau, sous lequel on distinguoit les vaisseaux sanguins. Un chirurgien la fit beaucoup souffrir en essayant de lui arracher cette tumeur. Il paroît qu'une partie resta implantée dans les tégumens, et qu'elle donna lieu à un prolongement qui s'accrut beaucoup dans l'espace d'une année. Lorsque j'eus occasion de voir cette femme, elle portoit à la partie antérieure et supérieure de la poitrine, dans le voisinage de la fourchette du sternum, une production cornée de la longueur de quatre à cinq pouces au moins, qui avoit quelque analogie avec une gousse de haricot. Cette production tenoit à la peau par un pédicule très-mince, et son poids déterminoit des mouvemens de tournoiement qui étoient douloureux pour la malade; quant à l'excroissance cornée, elle étoit absolument insensible; on la touchoit et on la manioit impunément; l'extrémité inférieure néanmoins lui faisoit éprouver des picottemens qu'elle comparoit à ceux que produiroit une piqûre d'épingle. Catherine Cheveville étoit très-superstitieuse; elle avoit la ferme persuasion que cette excroissance étoit un ver animé qui la rongeoit: elle mourut dans la cachexie scorbutique.

Troisième observation. — Voici un fait qui m'a été communiqué par un habile chirurgien de province. Ce chirurgien m'a envoyé dans le temps deux morceaux considérables d'une production cornée, lesquels avoient été recueillis sur la personne de M. Crayon, prêtre, ci-devant curé de Ville-Neuve, aujourd'hui retiré dans l'hôpital d'Alby, département du Tarn. Cet ecclésiastique est âgé de soixante-seize ans. Son tempérament est sanguin; sa peau remplit très-bien ses fonctions, elle transpire habituellement beaucoup et avec facilité. Il est né de parens sains et robustes. Depuis près de quarante-cinq ans, il porte une assez longue corne sur la partie moyenne de la première pièce du sternum. Ce fut vers l'âge de trente ans que cette végétation singulière commença à se manifester; elle s'accrut progressivement dans ses diverses dimensions, se contourna ensuite comme la corne d'un belier, et dans l'espace de cinq années, elle avoit déjà acquis neuf pouces de longueur sur deux de circonférence qu'elle avoit à sa base. M. Crayon éprouva dans la suite un accident. Étant monté sur une échelle et s'occupant un jour à tailler une vigne qui rampoit au bord d'une muraille, il fit une chute; en tombant, sa corne s'accrocha à l'un des échelons supérieurs, et fut soudainement arrachée; il n'y eut presque pas d'hémorragie. On crut d'abord que cette excroissance ne reparoîtroit plus; mais elle végéta de rechef, en sorte qu'au bout du huitième mois elle avoit déjà cinq pouces. M. Crayon s'avisa un jour de la couper à deux pouces environ de sa base. Il a répété plusieurs fois la même opération. Cette corne appartient exclusivement aux tégumens; car la peau n'est point adhérente à l'os, elle conserve sa mobilité naturelle; je pourrois alléguer d'autres exemples. J'ai vu à l'hôpital Saint-Louis une corne cylindrique et recourbée, laquelle était venue à l'occiput d'un malheureux vieillard. On m'en a fait également parvenir une qui s'étoit développée à la tubérosité de l'ischion.

DLXXXII. J'ai publié les faits majeurs qui concernent l'Icthyose cornée; qu'on les rapproche maintenant de ceux que j'ai précédemment rapportés sur l'Icthyose nacrée; qu'on examine avec soin et qu'on compare les figures qui représentent ces deux espèces, et l'on sera persuadé sans peine qu'elles appartiennent absolument au même genre. Que deviennent actuellement les conjectures chimériques auxquelles on s'est livré, pour expliquer l'origine de cette singulière altération de l'épiderme? Je reviendrai sur ce point dans la section deuxième de cette dissertation.

ESPÈCE TROISIÈME.

ICTHYOSE PELLAGRE. *Icthyosis Pellagra* (1).

Icthyose, se manifestant sur une ou plusieurs parties des tégumens par des rides et par une disposition écailleuse de l'épiderme. Ce phénomène est communément accompagné d'un grand affoiblissement dans le système des forces, et du trouble des facultés intellectuelles.

Obs. L'Icthyose pellagre est chargée d'une multitude d'épiphénomènes, qui en font une affection très-bizarre ; elle se complique d'une foule de symptômes qui dépendent d'autres maladies. Ce qui lui appartient proprement se réduit à une phlogose locale produite par l'activité des rayons solaires sur des corps appauvris par le manque de nourriture ou par des alimens de mauvaise qualité ; à cet accident viennent constamment se joindre la débilité des muscles et un délire triste. On a écrit des volumes entiers sur cet exanthême ; on a traité avec une diffusion singulière les questions les plus minutieuses. C'est certainement servir la science que de rejeter de cet Ouvrage ces inutiles divagations ; l'Icthyose pellagre offre deux variétés assez distinctes.

A. L'Icthyose pellagre vulgaire. *Icthyosis pellagra vulgaris.* — C'est la plus commune et celle que Titius avoit proposé de désigner sous le nom de *dermatagra*, dénomination qui ne vaut pas celle qui est communément adoptée. Cette maladie flétrit et ride les tégumens ; mais sans observer aucune forme régulière. On prétend qu'elle attaque aussi les animaux domestiques ; je dois rendre

(1) Consultez la planche XXXIX de mon ouvrage in-folio, sur les Maladies de la Peau, observées à l'hôpital Saint-Louis.

grâces au célèbre M. Moscati, qui a bien voulu me procurer les tableaux les plus variés de cette maladie, et qui m'a mis à même de l'étudier sous toutes ses formes; je ne dois pas moins aux soins officieux de M. Buniva. Il est du reste peu de maladies qu'on ait étudiées avec autant de zèle et de persévérance depuis quelques années. Que d'auteurs il faudroit désigner, si je voulois donner de justes éloges à tous ceux qui s'en sont occupés avec succès! Frappolli, Zanetti, Cherardini, Jansen, Albera, Videmar, Strambio, etc., à Milan; Allioni, à Turin; Fanzago, à Padoue; Paolo della Bona, Soler et Ghirlanda, à Trévise; Odoardi, à Bellune; Facheris, au grand hôpital de Bergame; Villa, aux environs de Lodi, etc., ont trouvé et recueilli les faits les plus intéressans. Il paroît, du reste, que l'Icthyose pellagre étend plus loin son domaine qu'on ne l'avoit cru; M. Buniva observe qu'on la voit quelquefois franchir les Alpes. Un élève de ce professeur découvrit un Cretin pellagreux dans la ville de Saint-Jean de Maurienne; M. le docteur Louis Careni croit l'avoir remarquée trois fois dans la ville de Vienne. Les faits qu'il rapporte ont la ressemblance la plus manifeste avec ceux qui s'observent journellement dans les campagnes du Milanais. Enfin, mon collègue M. Husson, observateur très exact, qui déjà avoit eu occasion de voir l'Icthyose pellagre, dans son voyage en Italie, l'a retrouvée dans l'Hôtel-Dieu de Paris, et s'est empressé de placer ce malade sous mes yeux, en le faisant transporter à l'hôpital Saint-Louis. Je donnerai plus bas son histoire. En général, l'Icthyose pellagre n'attaque que l'indigence et la misère. Aussi J. M. Albera a-t-il dédié aux pauvres le Traité théorique et pratique qu'il a composé sur cette maladie.

B. L'Icthyose pellagre orbiculaire. *Icthyosis pellagra orbicularis.* — Dans cette variété de la pellagre, assez fréquente aux environs de Milan, la desquammation s'effectue circulairement comme dans la dartre furfuracée (*herpes furfuraceus circinatus*). On assure que cette pellagre se répand sur tout le corps, et non de préférence sur les parties exposées au soleil; elle est moins dangereuse que la précédente, et se manifeste dans tous les temps de l'année. Les paysans la nomment la *Salsedine*, à cause de la salive salée, dont il s'opère une secrétion très-abondante dans la bouche; elle exhale une odeur qui est ordinairement très-fétide.

Tableau de l'Icthyose pellagre.

DLXXXIII. Le symptôme le plus frappant de l'Icthyose pellagre est la desquammation épidermoïque qui s'observe sur le dos des mains et des pieds, à la partie antérieure du cou, au-devant du sternum, au visage, etc. La peau est rugueuse et ridée, particulièrement aux jointures et au voisinage des articulations; elle est parsemée de taches fauves et blanchâtres qui ressemblent quelquefois aux échimoses scorbutiques. Dans d'autres cas, la cuticule desséchée et noirâtre, se réduit en une matière furfuracée, ou se soulève en formant des ampoules remplies d'une sérosité jaunâtre et de nature ichoreuse; il survient fréquemment des pustules accompagnées d'un prurit aigu, d'une sorte de tiraillement incommode, d'une sensation de brûlement, après lequel l'appareil tégumentaire s'endurcit, se gerce et se fend, au point d'offrir des crevasses et des sillons affreux. Les bras deviennent durs et écailleux comme dans l'Icthyose nacrée.

Ce qu'il y a surtout de remarquable dans cette altération singulière de l'épiderme, c'est quelle se déclare d'ordinaire au printemps, diminue l'été et s'évanouit entièrement en automne. C'est précisément à l'époque où les villageois quittent leurs cabanes humides et mal-saines, et commencent à se répandre dans les campagnes pour vaquer aux travaux champêtres, qu'ils sont comme frappés par les premières impressions du soleil, qui darde ses rayons sur leurs corps affoiblis; alors, les différentes parties de la peau qui sont habituellement nues, rougissent, deviennent insensiblement érysipélateuses, et l'Icthyose pellagre commence ses périodes. Aux approches de l'hiver, l'épiderme se régénère; mais comme cette membrane a été profondément atteinte, elle reste long-temps ridée, sale et comme enduite d'un vernis; elle est surtout très-attaquée par l'action du froid et de l'atmosphère. On observe toutefois que l'Icthyose pellagre orbiculaire est moins subordonnée au pouvoir des saisons que la précédente, et qu'elle n'a point de temps fixe pour se développer.

Qu'on ne croie pas du reste que l'affection pellagreuse soit uniquement due à l'action des rayons solaires, il faut nécessairement qu'il y ait une cause interne qui la favorise; car pourquoi ce phénomène n'auroit-il pas lieu indistinctement sur tous les paysans qui sont exposés à la même influence, qui sont assujettis aux mêmes travaux, etc. D'ailleurs, pourquoi l'apparition de l'Icthyose pellagre n'auroit elle lieu que dans le printemps? Pourquoi cette maladie commenceroit-elle à s'affoiblir pendant les chaleurs de l'été?

Les pellagreux sont dans une foiblesse extrême ; il y a un tel accablement dans toute leur personne, qu'ils peuvent à peine se soutenir sur leurs pieds, et qu'ils sont forcés de garder un continuel repos. Cet état misérable qui se rencontre souvent dans le scorbut, dépend de la rigidité des fibres musculaires, et devient quelquefois très-douloureux. La langue de ces infortunés est recouverte d'un limon rougeâtre ou livide. Il s'échappe de leur bouche un flux salivaire abondant; les dents s'ébranlent dans leurs alvéoles; les ongles deviennent difformes et crochus, comme dans la teigne faveuse ou dans la dartre squammeuse. Il découle des yeux et du nez des pellagreux une humeur séreuse, dont la source ne se tarit pas durant des mois et des années. Les urines sont pâles, copieuses, âcres et fétides : la sueur surtout a une odeur particulière, qui a quelque rapport avec celle du pain moisi ou des vers à soie putréfiés. Soler dit que les cheveux acquièrent dans la pellagre une couleur roussâtre, comme s'ils avoient été brûlés. Ils se détachent spontanément ou deviennent minces et lanugineux.

Les affections nerveuses tiennent une des premières places parmi les symptômes de l'Icthyose pellagre. Les malades ont été par fois assaillis par des crampes si extraordinaires, qu'on a vu succéder les grincemens des dents, le spasme des muscles de la mâchoire inférieure, la carpologie, la syncope, l'épilepsie, les phénomènes du tétanos, etc. Il n'est pas de mouvement convulsif auquel ils ne soient sujets; il en est un surtout très-extraordinaire, et dont beaucoup d'auteurs ont parlé; c'est celui par lequel les pellagreux éprouvent une sorte d'entraînement qui les porte à marcher en avant avec précipitation et en ligne droite, sans qu'ils puissent s'arrêter au gré de leur volonté, ni se tourner d'un côté ou de l'autre : ils tâchent alors de s'appuyer sur les premiers objets qui s'offrent à leur passage; certains restent dans une constante immobilité. On en remarque d'autres qui sont sujets à des tremblemens continuels dans tous leurs membres.

On est particulièrement surpris des troubles qu'éprouve le cerveau dans l'Icthyose pellagre. Ces troubles consistent dans un délire, tantôt aigu, tantôt chronique; le premier est accompagné d'une fièvre irrégulière, dont les paroxysmes sont précédés de salivation et d'une sorte d'allégement dans les douleurs: ils se terminent ensuite par des sueurs et par des taches rougeâtres sur la face et sur les bras; les malades sont tristes, étonnés et muets; il en est qui paroissent frappés d'épouvante comme s'ils voyoient des fantômes. Dans la seconde espèce de délire, qui est un délire chronique, on observe souvent une vraie démence, une stupidité complète, une mélancolie sombre, accompagnée d'un morne silence. On en voit qui sont extrêmement loquaces et qui finissent par se donner la mort. M. Buniva rapporte qu'une pellagreuse se coupa la gorge dans la commune de Piossasco. On a consigné dans quelques journaux scientifiques de l'Italie, l'histoire d'un fanatique nommé Matteo Lovat, né dans les montagnes de l'état de Venise, qui fit de funestes tentatives pour se crucifier. J'ai lu dans un Mémoire de M. Ghirlanda, l'histoire d'une paysanne du village de Cornuda, dans le territoire de Trévise; quelques jours après ses couches, ayant éprouvé un dérangement dans le flux des lochies, et des chagrins très-vifs, elle fut soudainement atteinte de tous les symptômes de la pellagre. Les accidens extérieurs n'étoient pas très-graves; mais elle étoit plongée dans une mélancolie si affreuse, qu'elle y succomba. Elle se déroboit à tous les regards, versoit sans cesse des larmes, s'écrioit qu'elle étoit condamnée par la justice divine aux peines éternelles; elle se croyoit toujours environnée des flammes de l'enfer; elle vaquoit d'ailleurs aux occupations de son ménage, et ne déraisonnoit que sur cet objet. La plupart des pellagreux vont se noyer dans des fleuves; c'est ce penchant funeste que Strambio désigne sous le nom d'*hydromanie*. Ce penchant proviendroit-il de la sensation brûlante qu'on éprouve dans toutes les parties du corps, surtout dans celles qui sont frappées par le soleil? L'individu pellagreuxque nous avons eu occasion d'observer à Paris, disoit ressentir une ardeur générale qui consumoit son corps.

Il est une multitude d'accidens secondaires qui accompagnent presque toujours l'Icthyose pellagre; les malades éprouvent des douleurs vives et brûlantes à la tête et le long de l'épine du dos. Ces douleurs se répandent et suivent le trajet des troncs nerveux; elles se propagent jusqu'à l'os sacrum, provoquent un fourmillement considérable sur les bras et sur les jambes, particulièrement à la plante des pieds, envahissent fréquemment le thorax, les lombes et l'abdomen. Ce qu'il y a de plus surprenant, c'est qu'il n'y a quelquefois qu'un seul côté du corps qui soit malade, tandis que l'autre demeure parfaitement sain.

Tous les désordres de la sensibilité se manifestent chez les pellagreux. Leur vue est soudainement obscurcie ou troublée; ils sont sujets au pica, à la boulymie. Le pellagreux que nous avons vu, ne pouvoit se contenter de la nourriture de l'hôpital, et se jetoit avidement sur tous les alimens qu'on lui présentoit. L'odorat est tellement dépravé, que la plupart croient sentir les odeurs les plus fétides; il en est qui sont tourmentés par un bourdonnement d'oreilles très-remarquable, qui croient entendre le son importun d'une roue de moulin, des coups de marteau sur l'enclume, le chant des cigales, le cri des grenouilles, etc. Titius dit que les pellagreux sont constamment portés à la volupté, à cause de l'exaltation de la faculté sensitive. Il est très-commun de voir des flux dyssentériques, particulièrement la diarrhée, occasionner le marasme, l'hydropisie, la consomption pulmonaire, etc. Les crises de l'Icthyose pellagre sont presque toujours irrégulières, et quoiqu'elle paroisse diminuer d'intensité dans l'automne et durant l'hiver, elle se déclare les années suivantes avec non moins de violence, et finit par précipiter une foule de victimes dans le tombeau.

Observations relatives à l'Icthyose pellagre.

DLXXXIV. *Première observation.* — Louis Taugiers, tirailleur-chasseur, âgé de vingt-deux ans, entré au service militaire depuis huit mois seulement, né Breton et de parens villageois, qui n'ont jamais eu d'affections cutanées, livré lui-même dès sa jeunesse aux travaux pénibles de l'agriculture, se nourrissoit le plus ordinairement avec du pain et de la bouillie de bled noir. Il prenoit beaucoup de laitage, jamais de vin, faisoit surtout un usage soutenu de cidre : il avoit joui d'une bonne santé pendant son habitation dans la maison paternelle; mais depuis qu'il suivoit le sort des armes, exilé de son pays natal, il étoit constamment malade. C'est le changement de vie, d'habitude, de nourriture, qui occasionna une altération profonde dans la santé de l'individu, lequel ne quitta plus les hôpitaux : l'ennui étoit peint sur sa physionomie. Il étoit sombre, triste, taciturne; il ne paroissoit point absorbé par des réflexions, ni plongé dans des rêveries; mais il avoit une insouciance totale pour ce qui le touchoit de plus près, et recherchoit la solitude. Après quelques mois de séjour dans l'Hôtel-Dieu de Paris, il lui survint une diarrhée sanguinolente qui l'affoiblit considérablement vers les premiers jours du mois de juin 1810. Fuyant tout le monde, il alla se placer dans une belle exposition au soleil, s'y coucha, les mains appliquées sur la tête, de manière que les doigts s'entrecroisoient; s'étant endormi dans cette position, le soleil darda ses rayons brûlans sur la peau de la partie postérieure des deux mains avec une telle violence, pendant environ deux heures, qu'il s'y manifesta une légère phlogose. La peau devint rouge; le malade y sentit une chaleur ardente à son réveil; il éprouva en même temps une vive céphalalgie. Au bout de quelques jours l'épiderme se fendit et tomba par desquammation; les articulations métacarpo-phalangiennes furent surtout altérées; il s'y forma des crevasses profondes, très-sèches, à bords inégaux et écailleux; la peau environnante étoit cuivreuse et noirâtre. Ce fut alors que MM. Husson et Assalini ayant observé le malade avec la plus scrupuleuse attention, confirmèrent l'existence de la pellagre. On le transféra à l'hôpital Saint-Louis; l'usage des bains fit tomber les écailles; mais l'épiderme régénéré se gerça de nouveau, et il se forma une seconde desquammation. Cet individu étoit tourmenté par une espèce de boulymie ou faim dévorante, malgré la grande quantité d'alimens qu'il prenoit; la diarrhée persistoit toujours et paroissoit revêtir un caractère chronique. Louis Taugiers étoit considérablement affoibli; il étoit devenu comme stupide. On lui a accordé sa réforme, et on l'a renvoyé dans son pays, où il étoit impatient de se rendre.

Deuxième observation. — Nous avons déjà parlé du délire particulier des pellagreux, qui les porte à se noyer dans des fleuves, sans qu'ils puissent modérer ce penchant funeste, dont la plupart ont été les victimes; souvent ils rêvent que ce malheur arrive à d'autres. M. Ghirlanda m'a raconté l'histoire de la femme d'un pêcheur des environs de Trévise; elle étoit âgée de vingt-deux ans, et d'une constitution robuste. Quelques jours après un accouchement, elle rêva une nuit que son mari s'étoit précipité dans une rivière voisine; elle s'éveilla toute effrayée, et sortant brusquement de son lit et de sa maison, elle courut long-temps à demi-nue sur le gazon baigné par la rosée. Elle appeloit son époux à grands cris, et comme il ne répondoit point, elle en conclut que le songe qu'elle venoit d'avoir, n'étoit qu'une affreuse vérité; elle retourna chez elle, et s'abandonna à tout son désespoir. Après quelques heures, son mari rentra; mais il fut méconnu : cette infortunée persista dans sa croyance, et ne recouvra que long-temps après l'usage de sa raison. M. Ghirlanda prit des informations sur sa famille, et on lui assura qu'elle étoit née d'une mère pellagreuse.

DLXXXV. Il paroît généralement prouvé aujourd'hui que la pellagre est fréquemment héréditaire; c'est encore ici une circonstance qui la rapproche des autres Icthyoses que j'ai décrites. En rassemblant ses principaux traits d'analogie, on se convaincra que la place que je donne à cette affection dans la méthode nosologique est véritablement la seule qu'elle puisse occuper.

SECTION DEUXIÈME.

Faits relatifs à l'histoire générale des Icthyoses.

DLXXXVI. Pour peu qu'on veuille maintenant comparer ensemble les différentes espèces d'Icthyoses, dont j'ai tracé le tableau individuel, on ne pourra s'empêcher de voir que ces maladies manifestent une analogie incontestable par leur siége et le mode d'altération qu'elles font subir à l'épiderme. On aura même occasion d'observer plus bas, qu'elles se rapprochent par l'identité des circonstances qui contribuent à leur donner naissance; il falloit par conséquent les comprendre dans le même genre Exposons maintenant leurs phénomènes communs, leurs rapports avec les autres maladies cutanées; recherchons leurs causes, et examinons s'il est des cas où l'art peut atteindre leur guérison.

ARTICLE PREMIER.

Des phénomènes généraux qui caractérisent la marche des Icthyoses.

DLXXXVII. Le phénomène spécial des Icthyoses est d'altérer, d'augmenter ou de diminuer l'épaisseur autant que la consistance naturelle de l'épiderme humain, de manière à lui donner l'aspect de l'enveloppe tégumentaire de quelques animaux, tels que les poissons, les serpens, etc. Ceux qui connoissent la structure particulière de l'épiderme, se rendent facilement compte de cet accident pathologique. Malgré l'opinion d'un anatomiste célèbre, on sait que cette membrane se compose naturellement d'écailles presque imperceptibles et disposées d'une manière très-symétrique. Ces écailles sont très-apparentes dans certaines classes d'animaux, particulièrement chez les poissons, etc.

DLXXXVIII. L'insensibilité de l'épiderme, l'isolement de sa vitalité, l'extrême simplicité de son organisme et l'homogénéité de sa composition, la privation des nerfs et des vaisseaux sanguins, etc., expliquent la plupart des phénomènes que nous offrent les Ictlıyoses. On voit pourquoi le système dermoïde n'est tourmenté par aucune douleur, n'est en proie à aucune démangeaison, ce qui n'arrive point dans les maladies qui attaquent plus profondément la substance des tégumens : telles sont les dartres; tel est le prurigo, etc.

DLXXXIX. Les Ictlıyoses se présentent sous autant de formes que l'épiderme est susceptible de recevoir de modifications. Le plus communément c'est un simple épaississement des écailles qui les constituent, ce qui donne à la peau l'aspect de l'enveloppe des poissons; d'autres fois, ce sont des écailles si fines, si minces, qu'au tact on croit poser la main sur un assemblage d'épines aiguës, et que le corps des malades a l'air d'être revêtu d'une peau de chagrin; de tels exemples sont très-nombreux. J'ai vu deux enfans mâles nés d'un père mal-sain, chez lesquels cette disposition existoit à un très-haut degré. La plante de leurs pieds et la paulme de leurs mains en étoient seulement préservés. Il s'opéroit par ces parties une sueur si abondante, que les souliers en étoient traversés et pénétrés : cette sueur étoit très-fétide. Ce qu'il falloit remarquer dans cette famille, c'est que les sœurs étoient exemptes d'un pareil inconvénient; sans doute parce que leur peau étoit naturellement d'une texture plus fine et plus délicate.

DXC. Dans certains cas, mais ces cas sont rares, on a vu la peau humaine se couvrir d'excroissances d'une consistance absolument cornée. Nous avons déjà raconté l'histoire intéressante des frères Lambert, dont l'appareil tégumentaire étoit devenu, pour ainsi dire, méconnoissable. On lit aussi dans les Transactions philosophiques l'exposé des symptômes qu'éprouvoit Anne Jackson, d'origine anglaise. Son corps étoit parsemé de callosités dures et contournées à la manière des griffes d'un coq d'Inde; elle en avoit même sur la langue et dans l'intérieur de la bouche; ses yeux étoient en outre recouverts par une pellicule épaisse, en sorte qu'elle ne pouvoit distinguer les objets qu'avec la plus grande difficulté. Ces prolongemens cornés étoient implantés dans la peau par des racines, et dans leur principe ressembloient assez à des verrues.

DXCI. Nous avons déjà fait observer que dans quelques circonstances ces sortes de végétations sont très-peu nombreuses, que souvent on n'en voit qu'une seule sur toute la périphérie cutanée. A mesure qu'elles prennent de l'accroissement, elles se contournent comme les cornes des beliers. J'ai déjà cité plusieurs exemples de ces végétations qui n'appartiennent qu'aux tégumens, et ne contractent jamais d'adhérence avec les os.

DXCII. Au surplus, quelque multipliées que soient les excroissances cornées dont nous venons de faire mention, les fonctions intérieures n'en sont point altérées. Les hommes écailleux qui se montroient à Paris étoient d'une complexion très-forte; cependant on a observé qu'une femme napolitaine qui étoit atteinte d'une maladie analogue, n'étoit pas réglée, qu'elle éprouvoit une sorte de malaise toutes les fois qu'elle avoit pris de la nourriture, que ses urines surpassoient la quantité des boissons, etc. La fille anglaise, dont j'ai parlé plus haut, avoit une intelligence très-bornée; son physique n'étoit pas moins déplorable; elle touchoit déjà à sa quatorzième année, et avoit à peine la stature d'un enfant de cinq ans.

DXCIII. Dans l'Icthyose nacrée tout annonce pareillement la foiblesse radicale du système lymphatique. Ces sortes d'individus sont portés à une mélancolie habituelle. Montgobert, dont j'ai cité plus haut l'observation, est dans une disposition scorbutique qui l'a prodigieusement débilité. Il ne peut se livrer à son travail sans ressentir une vive céphalalgie et un feu brûlant dans la paulme de ses mains; d'ailleurs il est toujours rêveur et taciturne. Ce symptôme rapproche singulièrement l'Icthyose nacrée de l'Icthyose pellagre. J'ai déjà dit que dans cette dernière maladie, il survenoit un délire triste, souvent suivi d'une sorte de stupidité.

DXCIV. Ce qui est frappant dans la considération générale des Icthyoses, c'est l'extrême variété qui règne entre les individus qui en sont atteints. Les uns n'ont sur leur peau que les plus légères traces de cette bizarre altération ; les autres ont tout leur corps gravement affecté. Il en est qui ont la membrane épidermoïque mince et diaphane ; d'autres l'ont épaisse et rénitente dans toute sa périphérie : quelle différence entre les frères Lambert, recouverts d'excroissances affreuses et tant d'autres sujets sur lesquels il vient çà et là quelques végétations de nature cornée ! quelle différence non moins sensible entre les personnes atteintes de l'Icthyose pellagre ! on en voit qui sont comme brûlées et qui ressemblent à des momies ; on en voit aussi dont la peau n'est que foiblement ridée, et qui ont une apparence de santé dans toute leur personne, etc.

DXCV. Les Icthyoses sont quelquefois universelles ; quelquefois elles ne sont que partielles ; souvent elles n'attaquent que les bras et les jambes. J'ai vu une Icthyose singulière qui n'affectoit que le côté droit ; ce qu'il y avoit de remarquable, c'est qu'elle étoit périodique et qu'elle se manifestoit à chaque printemps. Cette observation a été faite sur une femme parvenue à l'âge mûr ; lorsqu'elle étoit malade, sa peau étoit rude et écailleuse comme l'enveloppe des poissons.

DXCVI. La plupart des Icthyoses sont endémiques, parce qu'elles tiennent à des causes locales ou au genre de nourriture dont usent certains peuples. Les hommes qui habitent plus ou moins le bord des mers ou des rivières poissonneuses sont spécialement sujets à l'Icthyose nacrée : on sait combien la manière de vivre des paysans de la Lombardie influe sur la production de l'Icthyose pellagre ; il n'y a que l'Icthyose cornée qui paroît être le résultat fortuit de quelque cause non encore appréciée.

DXCVII. Les Icthyoses paroissent subordonnées à l'influence des saisons, et avoir quelque analogie avec la mue de certains animaux. Dans les trois espèces que j'ai établies, les écailles tombent communément dans l'automne ou dans l'hiver ; souvent même, lorsque cette crise s'opère, les individus se trouvent plus malades ou plus indisposés qu'à l'ordinaire ; mais bientôt les écailles se reproduisent, et reprennent toujours leur ancienne forme.

ARTICLE II.

Des rapports d'analogie observés entre les Icthyoses et quelques autres maladies cutanées.

DXCVIII. On a eu tort de comparer les Icthyoses aux affections herpétiques, celles-ci suscitent des démangeaisons vives, qu'on n'observe jamais dans les maladies dont nous traitons ; l'insensibilité naturelle de l'épiderme explique aisément l'absence du prurit. La desquammation dartreuse est le résultat d'une phlegmasie chronique de la peau, laquelle s'annonce communément par un amas de petits boutons pustuleux qu'on n'observe jamais dans les Icthyoses. Cette même desquammation n'offre point l'idée ni l'aspect de l'enveloppe extérieure des poissons, etc. Comment pourroit-on se méprendre sur leur vrai caractère?

DXCIX. On a long-temps envisagé l'Icthyose nacrée comme une affection lépreuse; mais il est manifeste que cette analogie prétendue est sans aucune sorte de fondement; car l'Icthyose nacrée se dirige spécialement sur l'épiderme. La lèpre, au contraire, attaque l'ensemble des tégumens, et le tissu cellulaire sous-cutané; de là proviennent ces tuméfactions des membres qui deviennent quelquefois monstrueux et gigantesques, etc. L'aspect hideux de certaines Icthyoses a sans doute induit en erreur quelques observateurs superficiels.

DC. C'est relativement à l'Icthyose pellagre qu'on s'est attaché surtout à faire de semblables rapprochemens. On connoît le parallèle ingénieux établi par Paolo della Bona dans un discours qu'il prononça en 1791 dans l'École de Padoue. Pour bien affermir son opinion, il compara habilement le tableau énergique de l'éléphantiasis tracé par Arétée, avec les descriptions nombreuses qu'on nous a données, de l'affection terrible qui tourmente les pauvres villageois du Milanais; et il conclut par dire que ces deux maladies se ressembloient, non-seulement par leurs symptômes caractéristiques, mais encore par leurs symptômes secondaires. Une telle assertion n'exige sans doute aucune réfutation sérieuse.

DCI. M. Strambio a, ce me semble, parfaitement indiqué les différences qui séparent la lèpre de l'Icthyose pellagre. En effet, dans cette dernière maladie, la peau n'est ni épaisse ni tuberculeuse; on n'y observe pas cette altération du tissu muqueux, qui augmente à un point prodigieux le volume du nez, des lèvres, du front, etc.; la voix n'est pas rauque. On n'y remarque jamais ces taches tantôt brunes, tantôt blanches, qui annoncent l'invasion de l'éléphantiasis. Une différence non moins essentielle, c'est le délire singulier qui lui est propre, et qu'on n'a jamais pu voir chez aucun lépreux.

DCII. Les raisons qu'allègue M. Facheris, médecin du grand hôpital de Bergame, ne sont pas mieux fondées lorsqu'il a voulu assimiler la pellagre au *mal de la Rosa* de la province des Asturies, variété de lèpre qui a été parfaitement décrite par Casal et Thierry; mais la nature de ce dernier exanthême est tout-à-fait différente. Il se manifeste par des croûtes horribles qui tombent et se succèdent, en laissant sur le système cutané des cicatrices indélébiles; or, ces croûtes ne s'observent jamais dans l'Icthyose pellagre. D'ailleurs le siège du *mal de la Rosa* est beaucoup plus profond, etc.

DCIII. L'espèce de délire que l'on remarque, soit dans l'Icthyose pellagre, soit dans le *mal de la Rosa*, n'établit certainement aucun rapport intime entre ces deux affections; car ce délire n'a pas le même objet. J'observe, en outre, que le trouble des facultés cérébrales se déclare souvent dans les maladies cutanées parvenues à un très-haut degré d'intensité. Je l'ai souvent observé dans le prurigo, et dans la dartre squammeuse universelle. Comment d'ailleurs peut-on comparer une éruption aussi hideuse que celle du *mal de la Rosa*, à une simple exfoliation épidermoïque

que l'action du soleil, ou l'usage d'une mauvaise nourriture déterminent le plus souvent !.

DCIV. On a voulu comparer l'Icthyose pellagre au scorbut, parce qu'on observe dans cette première maladie les symptômes d'une débilité extrême, des hémorragies passives, etc. Les paysans des campagnes milanaises, habitent, il est vrai, des cabanes humides qui les disposent singulièrement à des accidens de ce genre; mais ces deux maladies n'en sont pas moins différentes l'une de l'autre, comme Soler en a fait la remarque. En effet, l'Icthyose pellagre se montre dans des pays chauds, dans des lieux où l'air est extraordinairement vif, etc. Le scorbut, au contraire, n'habite que les climats froids et marécageux; l'Icthyose pellagre est favorisée par l'influence des rayons solaires. Le scorbut, au contraire, se dissipe lorsqu'une température chaude a changé l'atmosphère; enfin, les scorbutiques conservent constamment leurs facultés intellectuelles, et les pellagreux sont presque toujours dans le délire, etc.

DCV. Videmar a émis une autre opinion. Il estime que l'Icthyose pellagre se rapporte absolument à l'hypocondrie; il cherche à le prouver par l'énumération des symptômes. On a fortement combattu son assertion. N'est-il pas constaté que l'hypocondrie attaque ordinairement les citadins et ceux qui vivent dans l'opulence? l'Icthyose pellagre, par opposition, est la maladie des villageois et des pauvres; elle paroît au printemps et se dissipe en hiver; elle est mortelle pour un grand nombre d'individus il y a toujours et tôt ou tard une altération de l'épiderme. Ces caractères ne sont pas certainement ceux de l'hypocondrie.

ARTICLE III.

Des causes organiques qui influent sur le développement des Icthyoses.

DCVI. Que d'hypothèses n'a-t-on pas imaginées pour expliquer la formation des écailles qui constituent les différentes Icthyoses ! C'est surtout à mesure que les deux frères Lambert parcouroient les villes de l'Europe, que les physiologistes mettoient leur esprit à la torture pour se rendre compte d'un phénomène aussi étrange. Trompés par des rapports chimériques, certains auteurs ont été jusqu'à prétendre que cinq ou six semaines après la naissance de ces hommes singuliers, il étoit survenu à la périphérie de leur corps un suintement copieux d'humeur sébacée, laquelle transudoit çà et là de tous les pores cutanés. La matière de ce suintement mise en contact perpétuel avec l'oxigène de l'atmosphère, avoit d'abord formé un enduit solide, lisse et poli; mais cet enduit n'avoit pas tardé à se fendre et à se partager diversement par les mouvemens nombreux auxquels les membres sont naturellement assujétis. Ce sont, dit-on, ces incalculables gerçures qui donnoient lieu à autant d'écailles différentes : peut-on ajouter foi à une supposition aussi absurde ?

DCVII. L'explication que donne M. Tilesius n'est guère plus admissible. J'ai déjà cité l'ouvrage fort étendu qu'il a publié sur la famille des frères Lambert.

Ce savant rapporte la formatiou de la couche écailleuse à la désorganisation des cryptes muqueux, ou du moins à une secrétion troublée de la graisse de la peau, dans toutes les parties du corps, qui sont recouvertes par les vêtemens. Cette matière onctueuse s'accumule avec trop d'abondance dans ses réservoirs par l'effet d'un stimulus morbifique. C'est-là qu'elle se mêle avec la lymphe naturellement disposée à se coaguler; l'accroissement successif de cette secrétion vicieuse doit donner naissance à ces plaques lamelleuses par un mécanisme semblable à ce qui se passe dans l'éruption des teignes, des dartres, etc. Je renvoie à l'ouvrage de M. Tilesius ceux de mes lecteurs qui voudroient avoir une idée plus complète des argumens ingénieux sur lesquels il appuie son hypothèse.

DCVIII. Il suffit toutefois de considérer attentivement les écailles qui se développent dans les Icthyoses les plus graves, pour se convaincre qu'elles sont de la même nature que l'épiderme, et qu'elles ne sont en conséquence qu'un simple résultat de la dégénération de cette membrane. On se convaincra pareillement qu'elles ont le plus grand rapport avec la structure des ongles, etc. Ceux-ci présentent en effet les mêmes phénomènes dans leur origine et dans leur développement. M. Buniva a très-bien observé que les écailles, les cornes, etc., ne possèdent ni nerfs, ni vaisseaux, ni aucun des caractères des autres parties du corps vivant.

DCIX. Quel soin ne faudroit-il pas prendre pour corriger les dispositions originelles. Parmi les causes organiques qu'on croit propres au développement des

Icthyoses, il n'en est pas de plus constante que l'hérédité. C'est un fait bien constaté que la prédisposition à la pellagre se transmet de génération en génération chez les paysans de la Lombardie. J'observe très-communément que des parens dartreux ou scrophuleux ont donné le jour à des individus écailleux. Un enfant qui a tous les phénomènes d'une Icthyose nacrée, est né d'un père atteint d'une teigne faveuse depuis son enfance.

DCX. Un état de la peau, semblable à l'Icthyose, se manifeste souvent après certaines maladies longues qui ont considérablement affoibli l'exercice de la transpiration. Dans des ulcères vieillis, qui n'ont pas été pansés convenablement, il se forme souvent à la surface des jambes des écailles sèches et dures, qui ressemblent presque aux écailles de poisson. On voit également cette disposition écailleuse se manifester après l'anasarque : la peau devient rugueuse et ridée comme dans l'Icthyose. Souvent cette maladie n'est que le symptôme d'une autre affection morbifique. M. Corona l'a observée à la suite d'une goutte rebelle : ce fait mérite certainement d'être conservé. L'Icthyose nacrée serpentine succède très-souvent au vice scrophuleux ; il n'est pas rare de la voir se déclarer après les ravages de la petite vérole confluente, et persister pendant plusieurs années. En général, toute altération profonde dirigée sur le système lymphatique, imprime à la peau un aspect écailleux ou farineux.

ARTICLE IV.

Des causes extérieures qui influent sur le développement des Icthyoses.

DCXI. Les Icthyoses produites par des causes extérieures se rencontrent rarement; il arrive toutefois que chez les individus dont l'habitude est de se mettre fréquemment à genoux, la peau de ces parties contracte une dégénération qui a beaucoup de rapport avec l'Icthyose nacrée. Le même phénomène a lieu, lorsque la peau a été long-temps comprimée par une cause quelconque; mais cet accident mérite à peine le nom de maladie.

DCXII. Le genre de nourriture paroît influer singulièrement sur la production des Icthyoses. Les peuples qui habitent les bords de la mer, qui se nourrissent perpétuellement de poissons putréfiés, sont surtout sujets à ces affections; les eaux stagnantes et corrompues dont la plupart font usage, ainsi que l'humidité constante qui les environne, doivent pareillement contribuer à les produire.

DCXIII. Ce que nous disons de l'Icthyose nacrée peut aussi se dire de l'Icthyose pellagre. Les paysans du Milanais, après avoir vaqué aux travaux les plus durs et les plus pénibles, prennent des alimens gâtés et de mauvaise qualité qui dépravent les organes de la digestion; les enfans même tètent un lait détestable, auquel on substitue quelquefois la bouillie la plus indigeste. Comment veut-on qu'élevés ainsi dès l'âge le plus tendre, ils ne soient pas foibles et délicats, et par conséquent enclins aux infirmités les plus tristes?

DCXIV. Quelques auteurs prétendent néanmoins que les alimens ne sont pour rien dans la production de l'Icthyose pellagre, et qu'il faut en accuser principalement les intempéries atmosphériques. Ils assurent en effet avoir observé la maladie chez des personnes qui usoient d'une excellente nourriture, ainsi que d'un vin tonique et généreux. On ne peut pas non plus, d'après l'opinion des mêmes auteurs, accuser le maïs, le petit millet, le riz, le seigle, etc., puisque ceux qui s'en abstiennent, ne sont pas préservés de cette affection. On a vu beaucoup de pellagreux qui ne vivoient que de froment.

DCXV. Plusieurs ont avancé que l'exposition au soleil étoit l'unique cause de l'Icthyose pellagre. Albera a particulièrement soutenu cette assertion. Il observe que les parties du corps garanties par les vêtemens de l'influence solaire, ne sont point atteintes de la desquammation pellagreuse. Aussi conseille-t-il aux pauvres paysans de ne jamais commencer leurs travaux dans la campagne sans être parfaitement vêtus. Cependant comme l'altération cutanée n'est point proportionnée à la force des rayons solaires, il faut en conclure que cette cause ne suffit pas pour la déterminer, puisqu'il est certain d'ailleurs que les attaques de la pellagre s'étendent, et sur ceux qui s'abstiennent du soleil, et sur ceux qui ne s'y exposent point : on peut se contenter de regarder son action comme contraire à la santé des pellagreux, et comme plus propre à développer les germes de la maladie qu'à les produire.

DCXVI. Facheris observe du reste qu'indépendamment du soleil, la disette de la nourriture peut produire la pellagre. Dans une année où les vivres manquoient ainsi que le travail, il y eut un accroissement considérable dans le nombre des pauvres. Dans ce même temps ceux qui s'occupoient à la filature étoient attaqués de la pellagre, quoiqu'ils fussent moins exposés aux rayons du soleil, que les paysans et les agriculteurs. Au surplus, la pellagre s'associant à toutes les maladies qui règnent dans les endroits marécageux, il n'est pas étonnant qu'on l'ait attribuée à une multitude de causes différentes. Peut-être que cette affection dépend d'un concours de causes locales. Il est certain que la campagne de la Lombardie est un pays humide, coupé de canaux, semé d'une grande quantité de rivières, etc. ; l'humidité n'est pas moins entretenue par la grande quantité des lacs ; par le voisinage des Alpes, qui empêche la circulation des vents salubres : en général, les paysans habitent des terres constamment méphitisées par les exhalaisons atmosphériques.

DCXVII. Les Icthyoses ne sont point communicables par contagion ; tous les malades que j'ai vus à l'hôpital Saint-Louis avoient impunément et longuement communiqué avec des femmes. Il y avoit à Paris un Italien qui avoit cohabité avec une jeune pellagreuse, et qui pourtant n'avoit contracté aucun germe de cette affection ; combien de fois n'a-t-on pas vu dans les campagnes de l'Italie des enfans très-sains coucher impunément à côté de leurs pères pellagreux! M. Buniva, qui est animé d'un grand zèle pour les expériences physiologiques, s'est inoculé lui-même la matière ichoreuse, ainsi que la salive et le sang des pellagreux, et pourtant il a été exempt de toute infection; le même essai a été vainement tenté sur les animaux domestiques, également sujets à la maladie.

ARTICLE V.

Des résultats fournis par l'autopsie cadavérique des individus morts des suites des Icthyoses.

DCXVIII. Nous avons ouvert le cadavre de Théodore Michel, tailleur de pierre, âgé de soixante ans; il étoit, pour ainsi dire, né avec l'Icthyose nacrée; il avoit passé une grande partie de sa vie avec une santé chancelante; il fut atteint finalement d'une toux sèche, avec une gène considérable de la respiration, qui l'obligea à suspendre tout travail. Cette toux fréquente étoit suivie de l'expectoration d'une matière puriforme; l'émaciation faisoit tous les jours des progrès; il avoit peu d'appétit, et un mouvement fébrile tous les soirs. Voici quel étoit l'état de l'épiderme; cette membrane était grisâtre et de la couleur de la nacre de perle; les écailles étoient de diverse grandeur. En exerçant le plus léger frottement avec la main, on produisoit un bruit très-sensible. Les écailles se détachoient difficilement; elles étoient plus épaisses dans les endroits du corps soumis à des pressions fréquentes. Cependant le malade tomba dans un tel état de foiblesse, qu'il tomboit en défaillance à tous les instans. La mort survint après neuf mois de dépérissement et de langueur. Nous procédâmes à l'autopsie du cadavre : maigreur extrême dans toute l'habitude du corps; l'épiderme qui sembloit avoir acquis de la rudesse, tomboit par plaques des parois de la poitrine; le poumon du côté droit raboteux à l'extérieur, étoit rempli à l'intérieur d'une infinité de tubercules miliaires, dont la plupart étoient en suppuration. Le cœur étoit très-volumineux et très-aminci dans ses parois; l'anévrisme du cœur avoit-il quelque rapport avec l'affection de l'épiderme? Cet exemple est du nombre de ceux dont l'éthiologie ne sauroit être déterminée que d'une manière douteuse.

DCXIX. On a fait un grand nombre de recherches sur les cadavres des pellagreux. Ces cadavres sont prodigieusement amaigris; l'épiderme s'en détache par écailles; les chairs sont flasques et molles; toute la peau est recouverte de taches livides; les articulations sont d'une rigidité extraordinaire; les glandes du cou sont souvent très-engorgées. Les observations de Fanzago peuvent se réduire à différentes altérations des viscères, particulièrement du foie et de la rate. On a trouvé des amas de sérosité entre le cerveau et les méninges, dans les ventricules, dans la tente du cervelet. Le poumon est quelquefois macéré dans la matière séreuse; d'autres fois on le trouve adhérent à la plèvre. Il y a des épanchemens dans le péricarde, des stéatomes dans la cavité thorachique, des ulcérations à la membrane interne de l'estomac, etc. On a vu les intestins frappés de gangrène, la vessie phlogosée. Ce qu'il y a de plus fréquent, c'est une tuméfaction des vaisseaux de la dure-mère et du plexus-choroïde. Ces membranes présentent elles-mêmes des traces d'inflammation, phénomène que M. Strambio attribue au délire aigu dont la plupart des malades se trouvent attaqués. Au surplus, M. Villa observe que lorsqu'on compare entr'elles les diverses autopsies cadavériques, quelques recherches que l'on fasse sur les nerfs, sur les glandes et dans tout le système lymphatique, il est impossible de rien découvrir qui puisse éclairer sur le siége de la pellagre et sur la nature même de la maladie. Cette observation s'applique malheureusement à un grand nombre de maladies cutanées.

ARTICLE VI.

Des résultats fournis par l'analyse chimique des écailles des Icthyoses.

DCXX. Je n'ai entrepris aucun travail de ce genre; je sais seulement que M. Tilesius a procédé à plusieurs essais qui n'ont révélé aucun fait intéressant, qu'il a surtout examiné avec le microscope les changemens subis par les écailles de l'Icthyose cornée dans une dissolution de potasse caustique, etc. M. Buniva a depuis constaté que la substance écailleuse n'étoit autre chose que de la gélatine devenue solide, consistante et dure, par son union avec une certaine proportion de phosphate calcaire et de carbonate calcaire.

ARTICLE VII.

Vues générales sur le traitement des Icthyoses.

DCXXI. Les Icthyoses ne sont, comme on a pu le voir, que des affections propres à l'épiderme; de là vient sans doute que les remèdes ont généralement une action très-foible et très-peu énergique pour les combattre. En effet, cette membrane est dépourvue des facultés vitales, dont jouissent les autres organes de l'économie animale; elle ne sauroit par conséquent être médicamentée par des procédés analogues.

DCXXII. La structure de l'épiderme diffère essentiellement de celle de la peau elle-même. Cette membrane n'a, pour ainsi dire, qu'une vie d'emprunt, et cette vie est obscure et comme isolée; les phénomènes de son altération ne sont par conséquent accompagnés d'aucun symptôme fébrile. Il est en quelque sorte passif jusque dans les maladies qui l'affectent, et ces maladies ne sont, pour la plupart, que des vices de nutrition; il se dessèche alors et devient aride, comme un végétal sur une terre qui ne seroit point arrosée. S'il partage quelquefois les affections du chorion, c'est à cause des changemens opérés dans les prolongemens vasculaires qui l'unissent à cette membrane. Ce qu'on a dit de la dégénération écailleuse s'applique parfaitement aux transformations ou aux excroissances cornées; car ces excroissances ne diffèrent de l'épiderme que par leur apparence extérieure; mais elles sont absolument de la même nature, pour peu qu'on les soumette à des expériences ou à divers essais physiologiques.

DCXXIII. La première et la plus pressante indication, est de soustraire les malades à l'influence des causes qu'on soupçonne avoir produit les Icthyoses; les individus qui habitent le bord de la mer, se transporteront dans l'intérieur des terres et se placeront dans des situations tout-à-fait contraires. Le changement d'air et des alimens ne tardera pas à exercer une heureuse influence. Ce que nous disons ici de l'Icthyose nacrée peut s'appliquer à l'Icthyose pellagre. Gherardini avoit proposé de faire conduire les pellagreux dans un autre pays, et Titius parle d'un homme qui trouva le moyen de se soustraire aux plus terribles accidens de cette maladie, en s'expatriant pendant vingt ans; on pourroit même adopter cette mesure pour d'autres affections endémiques.

ARTICLE VIII.

Du traitement interne employé pour la guérison des Icthyoses.

DCXXIV. Tous les médicamens qui agissent favorablement sur le système lymphatique peuvent adoucir ou pallier jusqu'à un certain point les symptômes des Icthyoses; les préparations martiales m'ont paru obtenir quelque avantage dans l'une de ces maladies que j'ai eu occasion de traiter. Il conviendroit de les employer au besoin; les préparations de soufre ne sont pas moins efficaces, et c'est même le médicament le plus généralement usité dans l'hôpital Saint-Louis.

DXXCV. Que signifie cet appareil de polypharmacie contre une maladie aussi simple que l'Icthyose pellagre ! Quelle nécessité d'employer l'antimoine, l'oxide de ce métal, le mercure, la teinture de benjoin, l'eau de chaux, l'élixir de gayac, etc. ! Jansen vouloit qu'on fît des essais avec l'opium, le camphre, le musc, la cigue, le stramonium, la jusquiame, l'aconit, le colchique, la bella-dona ; etc. Si les forces étoient dans un état de prostration extraordinaire, le quinquina, les vins généreux étoient invoqués. Les accidens scorbutiques faisoient employer le cresson, le beccabunga, le cochléaria, l'eau de goudron, etc. Dans le cas de diarrhée on avoit recours aux astringens et aux corroborans ; on prescrivoit la cascarille, le simarouba, la tormentille, le sang-dragon, la décoction blanche de Sydenham, etc.

DCXXVI. Après l'emploi des moyens ordinaires, Albera conseilloit simplement l'eau fraîche d'une source pure ; il la regardoit comme pourvue de grandes propriétés médicinales ; il la faisoit prendre à jeun au mois de juin, de juillet et d'août ; il en donnoit une aussi grande quantité que le malade pouvoit en supporter. Il assure que des symptômes qui avoient résisté à tous les remèdes ont néanmoins cédé à ce moyen simple. Il y joignoit du tartrite acidule de potasse, lorsqu'il y avoit infiltration ou hydropisie.

DCXXVII. En général, ce qui convient le mieux à l'Icthyose pellagre est un bon régime et d'excellens alimens. On a recommandé, avec raison, les chairs récentes de jeunes animaux, les bouillons de vipères, de lézards, etc. Facheris proposoit l'administration de la gélatine animale de Seguin; il proposoit surtout le lait comme un excellent spécifique en pareil cas. Au surplus, lorsqu'on me présenta le pellagreux dont j'ai déjà fait mention, je n'employai pas d'autre moyen. Il étoit dans le marasme et affamé; je lui fis donner une nourriture restaurante; on lui administra tous les soins de propreté qui convenoient à son état; bientôt il se trouva mieux et les symptômes s'adoucirent.

ARTICLE IX.

Du traitement externe employé pour la guérison des Icthyoses.

DCXXVIII. Les remèdes locaux sont généralement plus convenables dans les Icthyoses que les remèdes internes. J'ai retiré un grand fruit de l'usage très-long-temps continué des bains chauds avec l'eau émolliente de guimauve, avec l'eau sulfureuse, etc. Je pourrois alléguer deux cas d'une entière guérison; le plus souvent, il est vrai, les individus sont enclins à des récidives, ou doivent être considérés comme incurables.

DCXXIX. Dans l'Icthyose pellagre, Albera proposoit de corriger le vice externe des tégumens par des fomentations adoucissantes, résolutives ou sédatives : si, malgré ce moyen, la maladie repulluloit, il avoit recours à l'eau vinaigrée ou à l'eau de Saturne; il louoit, en pareille circonstance, l'application de l'eau de chaux. Frapolli, depuis très-long-temps, avoit indiqué l'usage des bains que Strambio désapprouve et croit même nuisibles. Gherardini les recommande par-dessus tous les autres moyens. Un individu fut singulièrement soulagé par des lotions pratiquées sur la peau avec le sérum de lait.

DCXXX. On a proposé les saignées dans les cas où il y auroit pléthore ; mais Albera les regarde comme pernicieuses. Lorsque le délire est furieux et que le cerveau paroît vivement phlogosé, lorsque l'irritation pellagreuse paroît spécialement fixée sur tel ou tel viscère important, on doit nécessairement recourir aux topiques vésicans, aux ventouses, aux douches, etc. Mais ces moyens ne peuvent être considérés comme directs ; car, la pellagre et les autres Icthyoses sont, pour ainsi dire, des exanthêmes passifs, et il n'y a rien qu'on puisse considérer comme critique dans ces singulières éruptions.

LES SYPHILIDES.

CONSIDÉRATIONS GÉNÉRALES SUR LES SYPHILIDES.

DCXXXI. Je ne dois parler, dans cet ouvrage, que des altérations diverses que la contagion syphilitique fait subir à la peau ; c'est décrire sans doute ce qu'il y a de plus intéressant dans son histoire : les premiers observateurs s'en étoient particulièrement occupés. Quand ce fléau s'offrit à eux pour la première fois, ils firent d'abord une énumération fidèle de tous les phénomènes extérieurs qu'ils eurent occasion de remarquer.

DCXXXII. Leur langue s'épuisa dès-lors en expressions de ressemblance, en comparaisons, en métaphores, pour retracer les formes variées d'une maladie qui est aussi funeste dans ses résultats. Que de termes ne fallut-il pas inventer lorsqu'on voulut peindre avec vérité cette multitude infinie de signes et d'exanthêmes hideux, d'excroissances et de végétations fongueuses, d'ulcères profonds et fétides, qui attristent les regards ; qui placent sans cesse la crainte à côté des plus douces illusions de la vie, et qui désenchantent les plus tendres rapports de notre existence fugitive !

DCXXXIII. Il est incontestable que les premiers

symptômes de cette maladie se sont manifestés à la peau. On ne peut que s'en convaincre, si on lit avec quelque attention les premiers auteurs qui en ont écrit. La plupart s'accordent à la représenter comme produisant de nombreuses pustules qui se répandent insensiblement sur toute la surface du corps; la plupart s'étudient à chercher des caractères positifs qui puissent faire distinguer cette affection de la lèpre, de l'éléphantiasis, du feu persan, etc.

DCXXXIV. D'ailleurs, tous les accidens de la syphilis n'ont pu se déployer à la fois dans l'économie animale; ils ont dû même acquérir progressivement de l'intensité à mesure que la maladie a parcouru le globe terrestre : ajoutons que l'homme en a singulièrement multiplié les effets en trompant les sages intentions de la nature, en exaltant sa sensibilité par des excès inouïs, en se créant des besoins et des penchans qui sont l'opprobre de l'espèce humaine.

DCXXXV. Les peuples de l'Europe paroissent surtout avoir contribué à étendre la maladie vénérienne. La propagation de ce fléau est une des suites fâcheuses de leurs voyages, de leur commerce, de leur industrie, de leurs guerres, de leurs victoires, de leur domination. Il faut dire aussi que, transportée de climat en climat, cette contagion terrible s'est en quelque sorte exaspérée par les influences d'une température étrangère. Le docteur Bowman a décrit une variété de cette affection, répandue dans le Canada vers le milieu du siècle qui vient de s'écouler, et dont les symptômes formidables sévissoient avec une rapidité funeste. On connoît aussi la marche alarmante et les ravages de la syphilis illyrienne, qui se communique et se propage par tous les contacts. L'usage commun des mêmes meubles a suffi quelquefois pour exposer à sa virulence, etc.

DCXXXVI. M. de Ste.-Croix assure, d'après ses propres observations et d'après les témoignages certains qu'il a recueillis dans ses voyages, que la maladie vénérienne prend un caractère infiniment dangereux lorsqu'elle provient d'un Chinois infecté dans son pays natal; il ajoute que la maladie venue de ces lieux résiste à tous les remèdes connus; le mercure même n'a aucun pouvoir contre un tel fléau. M. de Ste.-Croix pense qu'il faut peut-être attribuer ce phénomène au genre de nourriture des Chinois, qui abusent des substances froides et aphrodisiaques.

DCXXXVII. Il seroit, du reste, intéressant d'examiner jusqu'à quel point les alimens, le genre de vie des hommes, les qualités de l'air et la température du climat, qui entretiennent avec plus ou moins d'énergie l'exercice de la transpiration, etc., influent sur l'intensité des maladies. On assure que la syphilis, par l'effet d'une multitude de causes non encore appréciées, a subi des modifications dont nous n'avons aucune connoissance en Europe. M. Pearson, docteur de la Compagnie anglaise, le même qui a introduit la vaccine en Chine, s'occupe spécialement de ce sujet; et déjà des faits importans ont été le fruit de ses recherches.

DCXXXVIII. Cette dissertation n'étant consacrée qu'à l'exposition des faits qui se sont présentés à moi dans l'intérieur de l'hôpital Saint-Louis, je ne prétends faire ici aucun étalage d'érudition, ni disserter sur les époques précises où la maladie vénérienne a pu se répandre en Europe. Mon but n'est point de reproduire ces discussions historiques; tant d'auteurs les ont agitées, qu'il seroit fastidieux, ce me semble, de revenir encore sur une semblable matière.

DCXXXIX. Sans balancer, en conséquence, les autorités d'une multitude d'écrivains célèbres, sans prononcer au milieu des peuples qu'on a vus s'accuser réciproquement d'avoir propagé cette horrible peste, je me contente d'observer que M. Sprengel a puissamment combattu l'opinion de ceux qui font provenir la maladie vénérienne des Indes Occidentales. Les annales des nations contiennent des témoignages irrécusables qui prouvent l'existence de ses symptômes long-temps avant que Christophe Colomb mît à la voile pour entreprendre son immortelle découverte: cette affection s'est seulement montrée plus terrible aux temps que la plupart des auteurs assignent pour sa première apparition.

DCXL. Un auteur remarque, avec juste raison, qu'on avoit intérêt à charger les Américains des plus grands crimes, pour justifier en quelque sorte le système d'oppression et de tyrannie dont on usoit à leur égard. Afin de les rendre plus odieux, ne falloit-il pas les peindre comme des peuples féroces et corrompus, qui s'abandonnoient à tous les vices et contractoient toutes les maladies qui en sont le triste apanage? Leur attribuer un fléau aussi affligeant que la maladie vénérienne, entroit nécessairement dans le plan de leurs ennemis implacables. C'est ainsi que les passions, les intérêts individuels et les ressentimens particuliers, brouillent à chaque instant la généalogie et l'ordre des événemens; c'est ainsi que nous trouvons, jusque dans l'exposition des faits historiques, des traces de haine et de persécution.

DCXLI. On a dit pareillement que les accidens syphilitiques ne furent jamais plus terribles que dans leur origine. Vers le milieu du seizième siècle parut, ajoute-t-on, la blennorragie, qui les mitigea jusqu'au point où nous les voyons éclater de nos jours. Mais, sans doute, les symptômes propres à cette affection redoutable n'auront été d'abord représentés avec des couleurs si effrayantes qu'à cause de leur nouveauté, et par la tendance que les hommes ont à trouver sans cesse du merveilleux dans ce qui les épouvante. A la première apparition de la peste, on exagéra d'abord ses dangers et ses ravages; dans la suite, les craintes qu'elle inspiroit diminuèrent à mesure qu'on trouva des armes pour la combattre.

DCXLII. Au reste, cette affreuse maladie a des aspects si divers lorsqu'elle souille la peau humaine, que j'ai été nécessairement contraint de disposer ses phénomènes sous trois chefs principaux, pour les maintenir dans la mémoire et les offrir dans un ordre méthodique. On ne peut ignorer sans doute que les divisions établies sous le nom d'*espèces* en nosologie, ne sauroient, en aucune manière, être assimilées à celles qu'indiquent journellement les Naturalistes. Ce ne sont ici que des abstractions utiles pour aider les combinaisons de notre esprit, qui ne séparent les faits que pour mieux faire juger de leur analogie et de leur différence. Je prie, en outre, mes lecteurs de n'envisager ces recherches que comme un travail partiel, qui peut ajouter quelque chose à l'histoire d'une affection dont les accidens se reproduisent sous tant de formes, et qui sera long-temps encore l'objet des études des Médecins.

SECTION PREMIÈRE.

Faits relatifs à l'histoire particulière des Syphilides.

ESPÈCE PREMIÈRE.

SYPHILIDE PUSTULEUSE. *Syphilis pustulosa* (1).

Syphilide, se manifestant sur une ou plusieurs parties des tégumens par des élévations circonscrites, communément désignées sous le nom de *pustules*, qui contiennent une matière ichoreuse ou purulente. Ces pustules ont des formes très-variées; elles laissent d'ordinaire, après leur entière dessication, des taches rougeâtres et cuivreuses, qui disparoissent avec le temps.

Obs. L'hôpital Saint-Louis nous a offert les variétés suivantes :

A. La Syphilide pustuleuse squammeuse ou plate. *Syphilis pustulosa squammosa vel compressa.* — Cette pustule est une des plus communes. Elle est écailleuse et d'une forme assez plate. Ses bords sont durs, élevés, et d'une couleur rougeâtre; elle est plus pâle dans son centre; la teinte cuivreuse qui l'environne décéle sa nature syphilitique, et la fait toujours distinguer des autres affections herpétiques avec lesquelles on seroit tenté de la confondre.

B. La Syphilide pustuleuse crustacée. *Syphilis pustu-*

(1) Consultez les planches XL, XLI, XLII, XLIII et XLIV de mon ouvrage in-folio, sur les Maladies de la Peau, observées à l'hôpital Saint-Louis.

losa crustacea. — Elle est plus grave que la précédente. Elle prend quelquefois l'aspect et le génie particulier de la lèpre, d'où lui est venu le nom de *lepra venerea.* Ces pustules varient par la forme, le volume, l'étendue, la couleur de leurs croûtes, et offrent véritablement un spectacle hideux : elles donnent lieu à une suppuration extraordinairement abondante. Lorsqu'elles éclatent sur le front, elles constituent l'affection désignée sous le nom de *corona Veneris.*

C. La Syphilide pustuleuse en grappe. *Syphilis pustulosa racemiformis.* — Ces pustules ne sont point aplaties, ainsi que les squammeuses ; elles ne sont ordinairement recouvertes ni par des écailles, ni par des croûtes ; elles sont d'une dureté considérable, grosses et rondes comme des pois, quelquefois oblongues et ovoïdes : leur surface est comme chagrinée ou grenue.

D. La Syphilide pustuleuse merisée. *Syphilis pustulosa cerasiformis.* — Elle se manifeste par de petites pustules noires, plus ou moins volumineuses, qui ressemblent à des merises ou à des baies de cassis. Les unes sont sphériques et isolées ; d'autres sont multiples : il en est qui sont d'une extrême petitesse. J'invite le lecteur à méditer attentivement l'observation que je rapporte plus bas à ce sujet.

E. La Syphilide pustuleuse lenticulaire. *Syphilis pustulosa lenticularis.* — Elle se déclare par des pustules d'une couleur brune, absolument aplaties comme des lentilles.

F. La Syphilide pustuleuse miliaire. *Syphilis pustulosa miliaris.* — C'est une variété qui s'observe fréquemment à l'hôpital Saint-Louis, et que l'on considère mal à propos comme le résultat de la gale. Cette éruption a la forme de grains de millet : ce sont des boutons presque imperceptibles, s'élevant en pointe, et environnés d'une très-petite aréole rougeâtre. Sans leur couleur, qui est un peu cuivreuse, on pourroit les confondre avec les pustules de dartre miliaire.

G. LA SYPHILIDE PUSTULEUSE ORTIÉE. *Syphilis pustulosa urticata.* — Elle se manifeste par des élevures rougeâtres sur la peau, semblables à des piqûres d'orties.

H. LA SYPHILIDE PUSTULEUSE SERPIGINEUSE. *Syphilis pustulosa serpiginosa.* — La serpigineuse forme de longues spirales sur la peau : ces spirales forment à leur tour des ulcères profonds et sinueux, qui imitent des chiffres, des lettres, des segmens de cercle, des cercles entiers, etc.

N. B. Telles sont les variétés de la Syphilide pustuleuse que j'ai eu occasion de rencontrer à l'hôpital Saint-Louis. Je ne doute pas qu'il n'y en ait un plus grand nombre, dont je m'abstiens de parler, parce qu'elles ne se sont point présentées dans le cours de mes observations. M. Cullerier a fait, sur les pustules et les autres éruptions vénériennes, un travail qui est d'un grand intérêt pour la science.

TABLEAU DE LA SYPHILIDE PUSTULEUSE.

DCXLIII. L'affection cutanée que je vais décrire est celle qui a été d'abord remarquée dès la première apparition de la maladie syphilitique en Europe. Les pustules qui constituent son caractère essentiel ont, comme nous venons de le dire, des formes extraordinairement variées. Elles peuvent se développer sur toute la périphérie du corps ou sur les membranes muqueuses du nez, de la gorge, du gland, des grandes lèvres, du vagin, etc.

Il n'est pas rare de voir que tout le front des malades en est recouvert, c'est là qu'elles naissent en très-grand nombre, et que souvent elles sont rangées les unes à la suite des autres comme les grains d'un chapelet. Le cuir chevelu en est particulièrement infecté, malgré la densité de son tissu. La surface du nez, le pourtour de la bouche, le menton, la poitrine, les membres thorachiques et abdominaux, les organes sexuels, etc. en sont fréquemment souillés. Elles se montrent à la plante des pieds, à la paume des mains, et c'est dans ce siége qu'elles sont particulièrement rebelles et inexpugnables : alors les ongles se dessèchent et deviennent rougeâtres ou violacées.

Les pustules syphilitiques paroissent être le résultat d'un travail morbifique qui s'établit dans le tissu cellulaire ; leur explosion est quelquefois précédée d'une sorte d'orgasme fébrile, et d'une tension générale de la peau. Plusieurs malades sont atteints d'un prurit incommode : il en est qui éprouvent des sueurs comme dans les exanthêmes aigus, et même des douleurs ostéocopes, signes infaillibles de la présence du virus syphilitique.

L'éruption est d'abord précédée par de petites taches rougeâtres, qui résultent d'un léger engorgement opéré dans le tissu réticulaire de la peau. Insensiblement les pustules se dessinent et deviennent très-apparentes ; c'est alors qu'elles prennent une multitude de formes différentes. Il faut compter, parmi les variétés les plus effrayantes, des pustules volumineuses qui hérissent le front de certains malades, et auxquelles le vulgaire donne le nom de *couronne de Vénus*. Les croûtes qui les recouvrent, prodigieusement épaisses et sillonnées à leur surface, s'élèvent en mamelons, en cônes, en pyramides, et impriment l'aspect le plus hideux à la physionomie. Lorsque ce masque horrible se détache, on ne voit plus que des excavations profondes qui mettent à nu les papilles nerveuses et causent de vives douleurs.

Il est des pustules disposées en grappe, qui ne fournissent aucune exsudation croûteuse. Elles se montrent comme des tubercules ronds ou ovoïdes qui sont quelquefois d'une grosseur très-considérable. J'ai vu ces tubercules rassemblés en tel nombre sur le visage, que les cavités nasales en étoient obstruées. On observoit un tubercule pisiforme au bout du membre viril, qui gênoit singulièrement l'érection de la verge et la sortie des urines.

Les pustules tuberculeuses se rassemblent quelquefois par groupes sur certaines parties de la peau. On en voit qui sont rangées symétriquement les unes à la suite des autres, au point de former comme des grappes de raisin. Plusieurs se disposent en cercles; d'autres sont multiples et semblent adhérer à un point commun. Il est des pustules que l'on prendroit pour des mûres, des merises ou des baies de cassis, dont elles ont absolument la forme et la couleur. On en remarque de moins graves qui ont absolument la figure des lentilles. Nous les observons fréquemment à l'hôpital Saint-Louis, chez les jeunes femmes ou les jeunes soldats. Elles se placent à la partie supérieure du col et de la poitrine, et se multiplient à l'excès; elles attaquent aussi l'abdomen, les cuisses et les jambes; elles sont d'une teinte cuivreuse, et contrastent singulièrement avec la blancheur de la peau. Lorsqu'elles disparoissent, elles donnent lieu à une légère desquammation de l'épiderme.

Les pustules miliaires sont plus rares que les précédentes; elles sont rondes, élevées en pointe, souvent imperceptibles, environnées d'une aréole inflammatoire, etc. Leur couleur est d'un rouge ardent lorsqu'elles sont récentes, d'un rouge pâle lorsqu'elles sont près de se guérir; à l'instant où elles s'évanouissent, il survient une petite pellicule blanchâtre, qui se détache en partie et adhère encore à leur base. Ces pustules se manifestent plus souvent sur le front que partout ailleurs : on en voit qui se réunissent et se groupent par plaques sur différentes parties du corps. Ces plaques sont d'un rouge amaranthe.

La maladie vénérienne produit des pustules qu'on pourroit appeler psoriques, parce qu'elles ressemblent absolument aux boutons de la gale ; ce sont des vésicules contenant un liquide séreux. Elle en produit aussi qui sont d'un si petit volume qu'elles sont à peine apercevables sur la peau; ce sont de simples taches rougeâtres, qu'on a comparées aux piqûres des fourmis. Enfin, nous avons eu occasion d'observer, avec une attention particulière, les pustules ortiées : ce sont des ampoules ou tumeurs boursoufflées, irrégulières, dont le sommet est légèrement aplati, et dont la base est plus ou moins étendue. Ces pustules sont tantôt isolées, tantôt groupées et confondues avec d'autres, affectant la plus grande diversité de forme; elles offrent absolument l'aspect que produiroit la percussion des orties. Il en est qui sont blanches, d'autres sont rosacées; la plupart sont dures et rénitentes : elles restent dans le même état pendant deux ou trois jours ; au bout de ce temps, elles s'affaissent et fournissent de petites écailles qui se détachent en plus ou moins grande quantité : il ne reste plus sur la peau que des taches brunes ou rougeâtres qui s'éteignent successivement.

Parmi les pustules qui naissent de la maladie vénérienne, il en est peu qui soient d'un caractère plus opiniâtre que les pustules serpigineuses; elles ne se bornent pas seulement à former des spirales ou des contours sinueux sur la peau; elles y produisent une suppuration âcre qui la corrode horriblement, et la couvre de honteuses cicatrices. L'ulcération gagne le système membraneux, les os, les cartilages, et parcourt les différentes parties du corps.

Au surplus, ces pustules que nous venons de décrire sont susceptibles de varier à l'infini, et de se transformer les unes dans les autres, de manière à déconcerter l'observateur le plus attentif. Les pustules miliaires peuvent devenir lenticulaires; les tuberculeuses se convertissent en serpigineuses; les squammeuses en crustacées, etc. J'ai vu aussi, dans quelques circonstances, plusieurs de ses variétés se développer à la fois sur le même individu.

Observations relatives à la Syphilide pustuleuse.

DCXLIV. *Première observation.* — Marie-Marguerite-Constance P***, âgée de vingt-sept ans, avoit contracté un écoulement vénérien, qui fut supprimé spontanément, et sans qu'on y apportât le moindre remède. Cinq mois après elle éprouva un mal-aise général, des démangeaisons violentes, accompagnées d'une chaleur brûlante, qui se faisoient ressentir principalement derrière les épaules, sur la poitrine, l'abdomen et les bras. Quelques semaines se passèrent sans qu'aucune éruption se manifestât ; mais au bout de ce temps, il survint dans les différentes parties que nous venons d'indiquer, des taches d'un rouge obscur, de forme irrégulièrement ronde. Ces taches ne dépassoient pas d'abord le niveau des tégumens ; mais ensuite elles s'élevèrent peu à peu, surtout vers les bords qui étoient plus saillans que le centre ; ceux-ci se couvrirent bientôt de petites écailles blanches, qui se renouveloient presque aussitôt qu'elles étoient tombées ou détruites. La malade consulta plusieurs médecins, qui la crurent atteinte d'une affection herpétique, et la décidèrent à se faire admettre à l'hôpital Saint-Louis. Elle étoit dans l'état suivant : la région gauche externe et inférieure du col présentoit environ une quinzaine de pustules rougeâtres, rondes et squammeuses, ce qui les faisoit aisément prendre pour des dartres furfuracées. Ces pustules avoient des bords durs, élevés et circulaires. Le centre étoit d'une couleur plus pâle ; on y remarquoit de légères aspérités recouvertes par des écailles épidermoïques ; leur teinte cuivreuse décéloit leur nature vénérienne. Lorsqu'elles disparoissoient, elles laissoient sur la peau des cicatrices blanches et profondes qui indiquoient encore l'existence de la Syphilis.

Deuxième observation. — Marie-Adélaïde M....., née à Arcueil, âgée de trente ans, se maria, il y a environ trois ans, avec un soldat, qui cohabita quelque temps avec elle après son retour de l'armée. Elle en eut deux enfans. Ses couches n'eurent rien de fâcheux. Douée d'un tempérament lymphatique, d'une constitution foible et détériorée, elle contracta un écoulement vénérien qui se supprima inopinément : cette suppression fut suivie d'une éruption de croûtes sur toutes les parties du corps, sur les cuisses, les jambes, les bras, le tronc, etc; le cuir chevelu et le visage en étoient surtout chargés. Ces croûtes avoient diverses formes ; les unes se montraient sous la figure de mamelons, les autres sous celle de tubercules. Elles étoient situées tantôt obliquement, tantôt horizontalement. Il y avoit des croûtes qui ressembloient à des cristallisations. Le front en étoit tellement hérissé, que, vu en masse, il offroit comme des créneaux de murailles. Lorsqu'elles se détachoient, elles laissoient sur la peau des taches de couleur amaranthe, qui ne s'effaçoient qu'avec le temps et avec la plus grande difficulté. En général, ces croûtes étoient rugueuses, inégales, excavées dans leur milieu, et profondément sillonnées; elles n'étoient d'ailleurs accompagnées d'aucun prurit, ni d'aucune cuisson.

Troisième observation. — Jean Lef....., âgé de vingt ans, contracta une affection syphilitique, affection qui se manifesta d'abord par des pustules, et peu de jours après le coït, sans offrir aucun autre symptôme vénérien. Ces pustules qui, dans leur principe, étoient petites, rondes et très-peu élevées au-dessus des tégumens, changèrent peu à peu de nature; elles formèrent de vrais tubercules, disséminés sur le scrotum, offrant chacun une figure différente, mais se rapprochant tous plus ou moins de celle d'une sphère. Ces tubercules occupoient les deux parties du scrotum que sépare le raphé. Leur surface étoit lisse, luisante, et d'un rouge pâle; elle n'étoit point ulcérée; elle laissoit seulement transsuder une espèce de sérosité jaunâtre, dont l'action irritante et caustique excorioit la peau par le contact. Chacun de ces tubercules étoit environné d'une aréole inflammatoire. La verge étoit saine; mais la cavité de la bouche étoit couverte d'ulcérations syphilitiques. Le voile du palais étoit dévoré par un ulcère, lequel s'étendoit du pilier antérieur gauche jusqu'à la partie la plus reculée de la voûte palatine.

Quatrième observation. — Le nommé R..... éprouvoit des douleurs sourdes et profondes dans tous les membres; il étoit excessivement foible, et la fièvre venoit l'attaquer tous les soirs; ses membres thorachiques et abdominaux étoient recouverts de larges pétechies scorbutiques. Sur ces pétéchies on voyoit s'élever des tumeurs noires plus ou moins volumineuses, surtout variées dans leur forme : la plupart étoient rondes, absolument semblables à des merises ou aux fruits du cassis; plusieurs étoient multiples et disposées en grappes; on les eût prises d'abord pour des mûres. On en observoit aussi qui étoient petites, isolées, irrégulières, d'un rouge tirant sur le jaune, résultat des anciennes pustules qui s'étoient affaissées.

Cinquième observation. — L'histoire de Julien-Joseph L....., soldat au premier régiment de la garde de Paris, présente beaucoup d'intérêt. Il étoit âgé de vingt-deux ans, et natif du département de Seine et Oise. Il avoit toujours été valétudinaire. Il vint à l'hôpital Saint-Louis réclamer nos soins pour une affection de poitrine, dont il fut radicalement guéri soixante jours après son entrée. Cet homme fut couvert d'une éruption boutonneuse dans toutes les parties de son corps, particulièrement sur les jambes, les cuisses et les lombes. Cette éruption se déclara spontanément et sans aucun autre symptôme syphilitique. Il y avoit cinq mois que l'individu ne s'étoit point livré à un coït impur. Les pustules qui vinrent l'assaillir avoient une forme lenticulaire; elles étoient tantôt groupées, tantôt isolées; elles commençoient par de petites élévations sur la peau, devenoient coniques, puis s'aplatissoient et prenoient une teinte d'un brun foncé; elles étoient dures et rénitentes, tantôt passagères, tantôt permanentes, ne laissant après elles qu'une tache cuivreuse, avec une légère élévation du système cutané. Les parties génitales étoient extraordinairement recouvertes par l'éruption que je viens de décrire, phénomène rare et curieux. Nous devons ajouter qu'il se manifesta sur la partie antérieure du coronal, près la bosse nasale de cet os, une tumeur dont l'accroissement fut très-rapide; elle étoit du volume et de la forme d'une noix; elle se déclara avec des douleurs violentes, qu'augmentoit le toucher, et qui se propageoient dans l'intérieur du crâne. Les paupières étoient œdématiées. Une tuméfaction assez considérable se faisoit remarquer sur les autres parties molles environnantes. Les mercuriaux firent disparoître cette maladie.

Sixième observation. — La nommée Adèle R....., âgée de dix-sept ans, d'une constitution assez forte, quoique douée d'un tempérament lymphatique, fut atteinte d'une blennorrhagie vénérienne, qui disparut très-promptement. Il se passa environ un mois sans qu'il se manifestât chez elle aucun symptôme syphilitique; mais, au bout de ce temps, elle se vit inopinément couverte par une multitude de boutons pustuleux qui ressembloient à des grains de millet; ils étoient répandus sur toute la surface du corps; plus abondans aux jambes, où ils se réunissoient par leur circonférence pour former des plaques plus ou moins étendues; ils se développoient très-promptement, n'étoient précédés ni accompagnés d'aucune démangeaison. Ce signe, en cette circonstance, sert assez communément à faire distinguer une affection cutanée vénérienne d'une affection qui seroit produite par un autre virus. Les boutons miliaires avoient une forme ronde, surtout lorsqu'ils étoient récens et bien isolés. Leur couleur se rapprochoit assez de la lie de vin; ils laissoient exsuder, en très-petite quantité, une sérosité purulente de couleur blanche tirant sur le jaune clair, qui formoit, en s'épaississant, de petites écailles transparentes, lesquelles tomboient avec facilité et se reproduisoient promptement. Ces boutons étoient très-nombreux aux jambes; certains d'entre eux, réunis par leurs bords, donnoient naissance à de larges plaques de figure très-irrégulière.

Septième observation. — La Syphilide pustuleuse ortiée est un des résultats les plus extraordinaires du vice vénérien. Nous en avons observé une foule d'exemples à l'hôpital Saint-Louis. Une jeune femme, âgée d'environ vingt-quatre ans, avoit eu commerce avec un homme très-débauché; quelques jours après, elle éprouva des ulcérations à la gorge, et sa peau se couvrit de pustules très-abondantes à la face, ainsi qu'à la partie antérieure du col et de la poitrine. On en observoit pareillement aux extrémités supérieures et inférieures. Ces pustules ressembloient, à s'y méprendre, aux ampoules aplaties que fait naître communément sur le corps la percussion opérée par le moyen des orties. Elles étoient irrégulières et affectoient une grande diversité de formes : elles étoient tantôt isolées, tantôt groupées, et comme confondues; toujours ovales ou circulaires. Leur couleur étoit d'un rouge rosacé; elles duroient de trois à cinq jours, en causant des démangeaisons. Il y en avoit un très-petit nombre qui étoient fugaces et ne se montroient que vingt-quatre heures. La maladie, parvenue à son entier développement, se maintenoit stationnaire pendant quelque temps; ensuite les ampoules s'affaissoient et fournissoient de petites écailles qui tomboient en plus ou moins grande quantité. Il ne restoit alors sur la peau qu'une tache brune plus ou moins foncée. Ce qu'il y avoit de très-remarquable, c'est que la température froide de l'atmosphère nuisoit singulièrement à la malade, en facilitant l'éruption de nouvelles pustules. Dans les temps humides, au contraire, elles étoient singulièrement amorties, et disparoissoient quelquefois entièrement. Elles furent promptement guéries par l'administration du mercure.

DCXLV. Les Syphilides pustuleuses se manifestent à l'hôpital Saint-Louis, dans une proportion qui est au moins double de celle des autres altérations cutanées que peut produire la présence du même virus. Elles succèdent le plus souvent à l'infection première des membranes muqueuses de la bouche ou du canal de l'urètre; mais il est ordinaire aussi de les voir survenir spontanément, et sans qu'aucun symptôme précurseur ait indiqué la source qui les produit.

ESPÈCE DEUXIÈME.

SYPHILIDE VÉGÉTANTE. *Syphilis vegetans* (1).

Syphilide, se manifestant sur une ou plusieurs parties des tégumens, par des végétations le plus souvent indolentes, dont les unes adhèrent à la peau par toute leur surface, et les autres n'y tiennent que par un pédicule plus ou moins aminci. Ces végétations se manifestent principalement à l'anus, aux grandes lèvres, aux bords du vagin, aux bourses, sur le membre viril, etc. Les formes variées dont elles sont susceptibles, leur ont fait attribuer diverses dénominations.

Obs. Les variétés qui suivent me paroissent dignes d'être remarquées.

A. La Syphilide végétante framboisée. *Syphilis vegetans framboesia.* — On nomme ainsi les végétations syphilitiques qui se composent d'un assemblage de grains divisés par des rainures profondes : elles diffèrent très-peu des végétations nommées *fraises*, dont les sillons sont moins apparens.

B. La Syphilide végétante en choux-fleurs. *Syphilis vegetans cauliflora.* — On qualifie de ce nom singulier les végétations dont la surface est très-inégale : leur volume est quelquefois si considérable qu'il ferme l'entrée du vagin chez les femmes.

C. La Syphilide végétante en crête. — *Syphilis vegetans crista-galli.* — Elle se compose d'excroissances spongieuses, aplaties à un tel point qu'on les prendroit pour des crêtes de coq : la similitude est frappante.

---

(1) Consultez la planche XLV, de mon ouvrage in-folio, sur les Maladies de la Peau, observées à l'hôpital Saint-Louis.

D. La Syphilide végétante en porreaux. *Syphilis vegetans porriformis.* — Dans cette Syphilide, le gland se trouve recouvert de petites élévations dures, rénitentes, grêles et filiformes, comme les racines des porreaux.

E. La Syphilide végétante verruqueuse. *Syphilis vegetans verrucosa.* — Petits tubercules indolens, à surface dure et grenue. Ils ont tantôt un pédicule, et tantôt ils en sont dépourvus.

F. La Syphilide végétante en condylome. *Syphilis vegetans condyloma.* — Ce sont des protubérances larges, à base étroite. On les nomme condylomes, parce qu'on a cru trouver une ressemblance entre ces végétations et un condyle.

N. B. Certains pathologistes rangent dans deux classes très-distinctes les symptômes syphilitiques dont nous venons de parler. Les uns sont indiqués sous le nom de végétations; les autres ne sont que de pures excroissances : ces dernières sont formées par de simples développemens de la peau, avec engorgement du tissu cellulaire subjacent; mais les végétations sont en outre pénétrées et nourries par des vaisseaux sanguins. C'est à M. Cullerier qu'est due cette distinction ingénieuse.

Tableau de la Syphilide végétante.

DCXLVI. On est frappé d'étonnement quand on songe à cette variété infinie d'excroissances et de végétations que produit le virus syphilitique : c'est sur le bord des grandes lèvres, sur la surface muqueuse du membre viril, au pourtour de l'anus, au périnée, qu'elles se développent avec le plus de fréquence. Les nymphes, le clitoris même ne sont point épargnés; on en voit sur le visage; elles peuvent croître sur la langue et embarrasser tout le palais. Partout on trouve de ces végétations hideuses autant que rebelles, que les moyens de l'art peuvent à peine surmonter.

Les malades commencent par éprouver un léger prurit à la surface des parties qui doivent être affectées. Le prurit s'accroît à chaque instant, et finit par devenir presque intolérable. On voit enfin s'élever de petites végétations de forme ronde, de couleur rouge, et d'une extrême dureté. L'éruption finie, la démangeaison cesse; il ne reste que le sentiment d'une tension très-légère à la peau. Souvent même la plupart de ces végétations sont absolument indolentes.

Les végétations syphilitiques sont si variées, qu'il a fallu nécessairement leur donner une multitude de noms différens. Quelquefois leur aspect offre une extrême analogie avec des fruits qui sont d'un usage très-vulgaire; telles sont celles que l'on désigne sous le nom de *framboises*. Elles se composent d'un amas de petits grains rouges, divisés par des rainures profondes. On les nomme *fraises*, lorsque les sillons de leur surface sont moins marqués et moins apparens: montrent-elles, au contraire, une surface très-inégale, forment-elles plusieurs tumeurs groupées et d'un volume très-considérable, sont-elles surtout recouvertes d'une matière ichoreuse et verdâtre, on les indique par la dénomination absurde de *choux-fleurs*.

Par leur réunion et leur rapprochement, ces végétations forment des plaques étendues autour de l'ouverture inférieure du rectum, et se propagent au loin sur le scrotum ou sur le vagin. Si l'on examine séparément chacune d'elles, on voit qu'elles sont implantées dans les tégumens par un large pédicule, et qu'elles offrent à leur sommet des granulations miliaires, d'une couleur violacee, à leur surface surtout ; mais elles sont d'une teinte rouge dans les endroits où elles se touchent, et se trouvent constamment contiguës. Le rectum est quelquefois bouché par ces masses fongueuses; quelquefois même elles forment obstacle à l'accouchement.

Nous avons fréquemment observé des tumeurs qui ressembloient à des figues ouvertes; les plus considérables avoient leurs bords découpés et frangés, assez analogues aux appendices auriculaires du cœur. Parmi ces excroissances les unes avoient leur base dirigée en dehors, tandis que les autres y présentoient leur sommet. Plusieurs enfin, de forme conique, ressembloient à des pyramides couchées sur le côté. Il y a entre elles un espace assez considérable pour laisser voir le système dermoïde, qui dans ces parties conserve souvent sa couleur naturelle.

D'autres fois, les organes souillés par la Syphilis présentent des tubercules filiformes et de dure consistance, avec orifice à leur milieu. Le nom de *porreau* qu'on leur donne, vient de cette structure grêle qui les fait ressembler aux racines de ces végétaux. Le membre viril en est fréquemment infecté ; ils sont remarquables par leur rénitence.

Il faut rapprocher des porreaux les verrues syphilitiques, qui sont de petits tubercules dont la surface est âpre, rude et pareillement grenue. Quelquefois elles ont un pédicule ; d'autres fois elles en sont dépourvues. Les verrues sont très-opiniâtres, et il faut les combattre pendant un très-long espace de temps. Ce sont ces corps surtout qu'il importe de dénaturer par les caustiques.

Le tissu de la peau dégénère souvent à un tel point qu'il forme des excroissances aplaties, spongieuses, rougeâtres, qu'on prendroit pour de vraies crêtes de coq, ce qui leur a fait donner ce nom. Le gland y est très-sujet; l'anus en est parfois entouré. Ces crêtes, d'une couleur purpurine, offrent une surface lisse et unie; elles ont des espèces d'appendices séparés les uns des autres par des échancrures plus ou moins profondes; leur face interne est légèrement concave pour s'accommoder à la convexité du gland; mais, lorsque celui-ci est mis à découvert, ces excroissances, qui sont d'une certaine consistance, se tiennent droites et élevées, comme celles que l'on voit sur la tête des poules et des coqs. Les malades n'éprouvent d'ailleurs qu'un prurit léger et fort peu incommode.

L'une des formes les plus hideuses que puisse prendre la Syphilide végétante, porte le nom de *condylomes*, sortes de protubérances à corps volumineux et à base étroite, lisses, qui se manifestent communément à la marge et au pourtour de l'anus; leur couleur est absolument celle de la peau. Nous les avons vues quelquefois prendre une consistance comme calleuse: elles ne font éprouver aucune douleur.

Les végétations dont nous venons de parler sont susceptibles de naître sur toutes les parties de la surface cutanée, mais spécialement à l'anus, aux petites lèvres, au gland, etc. On en trouve, quoique rarement, dans le vagin, dans l'intérieur des fosses nasales, dans la cavité de l'ombilic, sur les bords des paupières. Il arrive quelquefois qu'on en observe dans les oreilles; et, comme la perversité est pleine de caprices, elles ont été, dans certaines circonstances, le résultat d'une communication immédiate. Nous avons vu, à l'hôpital Saint-Louis, un charlatan des boulevards, connu par ses mauvaises mœurs : il étoit devenu sourd par l'effet de deux végétations syphilitiques qui obstruoient chez lui les conduits auditifs, et qui ressembloient à deux grosses prunes. Nous avons pareillement recueilli l'histoire d'une excroissance en forme de grappe, qui avoit eu lieu sous l'aisselle droite d'une jeune indigente, par les bizarres fantaisies d'une inconcevable lubricité.

Observations relatives à la Syphilide végétante.

DCXLVII. *Première observation.* Angélique L... arriva à l'hôpital Saint-Louis avec un écoulement jaunâtre, tantôt verdâtre, plus souvent de cette dernière couleur. Cet écoulement étoit accompagné de douleurs tensives dans la vessie, la matrice, le dos, les aines, etc. La vulve éprouvoit une irritation si forte, que souvent les nymphes et les grandes lèvres étoient très-engorgées; elles étoient si douloureuses que le contact du plus léger corps étoit insupportable. L'entrée du vagin étoit occupée, et comme distendue par une énorme végétation fongueuse, divisée d'abord en cinq ou six lobes granulés, d'une couleur rouge, et absolument analogues à des framboises par leur forme et par leur volume. Ces excroissances ne provoquoient aucune douleur chez la malade, et on les pressoit impunément avec la main; elles n'excitoient point de prurit. Il nous fut facile d'en faire l'excision, parce qu'elles ne tenoient à la peau que par des pédicules très-amincis.

Deuxième observation. — Pierre F..... étoit atteint, depuis fort long-temps, d'une affection vénérienne dégénérée. Cette affection se manifesta par les symptômes que nous allons exposer. Une démangeaison considérable se fit sentir à la couronne du gland; la peau s'enflamma avec une médiocre intensité; une petite pustule rouge parut s'élever de sa surface, et bientôt, en s'épaississant, elle prit l'aspect d'un porreau; elle s'accrut, devint inégale, rugueuse, dentelée, s'aplatit sur ses côtés, et constitua une véritable crête de coq. Quelques jours après, l'individu dont nous parlons sentit le besoin de se gratter au pourtour de l'anus, pour pallier un prurit incommode; ce prurit fit bientôt place à un nombre considérable de végétations, qui prirent la forme de choux-fleurs, et augmentèrent considérablement de volume. Ces végétations présentoient du reste quelques différences selon le siége qu'elles occupoient; elles étoient continuellement baignées par un mucus jaunâtre.

Troisième observation. — Marguerite B....., âgée de quarante-deux ans, présente le tableau le plus triste et le plus effrayant de la Syphilide végétante. Il y a dix-huit mois que sa maladie s'est annoncée par des douleurs ostéocopes; ces douleurs avoient eu d'abord les jambes pour siége; ensuite les lombes, puis les bras, enfin la tête. Ces douleurs s'accrurent et finirent par devenir intolérables : des bourdonnemens continuels se faisoient entendre, et la malade fut long-temps privée du sommeil. Au bout de deux mois, l'anus fut entouré et recouvert d'une multitude de crêtes spongieuses, absolument indolentes, qui avoient la couleur de la peau, et paroissoient avoir la même organisation. On les excisa vainement à plusieurs reprises : bientôt une éruption analogue se manifesta au périnée, aux grandes lèvres, etc. ; elle étoit accompagnée d'une démangeaison légère qui augmentoit par les chaleurs et aux approches de la nuit. La face de la malade étoit d'un rouge de lie de vin, et recouverte par des pustules proéminentes, de la grosseur d'un pois, qui offroient à leur centre un petit point purulent ; le front en étoit surtout affecté ; on y remarquoit des groupes de ces pustules, qui étoient plus volumineuses que les autres et d'une couleur plus foncée ; de nombreuses écailles s'en détachoient ; le nez étoit enflé considérablement, tuméfié, particulièrement vers les ailes ; les cuisses de la malade présentoient à leur partie supérieure et externe des croûtes verdâtres et étendues ; la plupart étoient très-épaisses et avoient l'aspect de certaines cristallisations, tant leur surface étoit âpre et sillonnée ; elles étoient circonscrites par un cercle d'un rouge livide ; très-adhérentes à la peau, elles en laissoient sortir un sang noir et corrompu. Plusieurs de ces croûtes offroient des circonvolutions, des spirales, etc. ; elles étoient douloureuses seulement par la pression. Lorsqu'elles tomboient, on ne voyoit que des taches sales et livides sur la peau. Malgré tant d'infirmités, la malade mangeoit et digéroit bien; mais elle ne goûtoit jamais le moindre repos, et le sommeil lui étoit absolument interdit.

Quatrième observation. — J'ai observé sur le même individu presque toutes les variétés de la Syphilide végétante. Un artiste, âgé de vingt-six ans, avoit eu commerce avec une femme de mauvaise vie; il fut d'abord pris d'une inflammation dans l'intérieur de la bouche, qui se termina par des ulcérations aux piliers du voile du palais. On méconnut cette maladie, dont la personne d'ailleurs étoit intéressée à cacher la nature. On se borna à lui administrer quelques gargarismes qui parurent d'abord appaiser les symptômes; mais six mois après on vit se manifester, sur plusieurs parties du corps, une multitude d'excroissances très-variées par leur forme, et dont le nombre étoit prodigieux. Le rectum étoit, pour ainsi dire, obturé par six protubérances dures et rougeâtres, que leur base étroite doit faire ranger parmi les condylomes. La face interne des deux cuisses, le visage, et particulièrement les bords des deux paupières, étoient hérissés de porreaux indolens; la couronne du gland étoit bordée de crêtes rouges, larges et spongieuses; au périnée étoit une masse énorme de choux-fleurs, d'où suintoit une humeur roussâtre, ichoreuse, et d'une insupportable fétidité. Ce qu'il y avoit de plus opiniâtre, c'étoient des verrues disséminées à la partie postérieure du col et aux oreilles; il en existoit une sous la verge, que les divers caustiques n'avoient fait qu'exaspérer. On observoit d'autres symptômes : le système osseux étoit tuméfié dans plusieurs endroits du corps ; c'est dans ce système que résidoient des douleurs excessives, lesquelles se renouveloient surtout pendant la nuit. La voix étoit rauque et altérée, ce qui dépendoit de la destruction d'une portion du voile du palais. La sensibilité s'étoit accrue à un tel point, que les moindres causes pouvoient la développer ; le plus petit mouvement suffisoit pour réveiller les douleurs ; des tourmens inexprimables lui faisoient à chaque instant sentir l'horreur de sa situation. L'habitude du corps présentoit un état d'amaigrissement considérable. Le tissu cellulaire étoit mol, flasque, sans ton et sans ressort.

DCXLVIII. Les excroissances et les végétations sont beaucoup moins abondantes que les pustules ; mais elles sont bien plus rebelles à l'action des remèdes, sans doute parce qu'elles sont beaucoup moins sous l'empire de la vie. Aussi est-on contraint, pour les détruire, de recourir aux caustiques, à l'instrument tranchant, aux ligatures, etc. Je reviendrai sur ce phénomène quand il sera question du traitement qu'il faut opposer à de pareils symptômes.

ESPÈCE TROISIÈME.

SYPHILIDE ULCÉRÉE. *Syphilis exulcerans.*

Syphilide, se manifestant sur une ou plusieurs parties des tégumens, par des ulcères rongeans, profondément excavés, taillés en biseau, dont les bords sont rouges et calleux, ayant tantôt une forme ronde, tantôt une forme oblongue ou triangulaire, etc. Ces ulcères attaquent le plus souvent les surfaces muqueuses ; mais ils attaquent aussi d'ordinaire les extrémités inférieures.

Obs. Nous avons remarqué les variétés suivantes à l'hôpital Saint-Louis :

A. LA SYPHILIDE ULCÉRÉE SERPIGINEUSE. *Syphilis exulcerans serpiginosa.*—Ulcère sinueux, qui bourgeonne, serpente et parcourt quelquefois un grand espace en excoriant la peau.

B. LA SYPHILIDE ULCÉRÉE PERSISTANTE. *Syphilis exulcerans persistens.* — Cet ulcère est fixe, isolé et très-profond, puisqu'il laisse souvent les os à nu. Cette Syphilide gagne en profondeur ce que la serpigineuse gagne en superficie.

C. LA SYPHILIDE ULCÉRÉE EN RHAGADES. *Syphilis exulcerans fissata.* — C'est le siége de cette Syphilide qui lui donne communément cette forme. Elle se développe au pourtour de l'anus, et par conséquent dans une peau qui offre une grande quantité de plis et de rides. Comme ces ulcères imitent absolument des fentes et des fissures, on les désigne sous le nom de *rhagades.*

TABLEAU DE LA SYPHILIDE ULCÉRÉE.

DCXLIX. L'économie animale contient une multitude de germes de maladie qui peuvent faire naître et développer des ulcères. Ces ulcères peuvent se manifester dans toutes les parties du corps; mais l'affection syphilitique imprime à ceux qu'elle produit un caractère particulier qui ne sauroit être méconnu. C'est ce caractère qu'il importe d'étudier; car combien de praticiens regardent journellement comme syphilitiques toutes les ulcérations qui ont pour siége les organes de la génération!

Cependant l'hôpital Saint-Louis nous offre journellement des individus chez lesquels on observe des excoriations de la verge, des bourses, des grandes lèvres, etc., accidens qui ne doivent leur existence qu'au progrès du vice dartreux ou du vice psorique, et qui n'ont absolument rien de commun avec la Syphilis. Une leucorrhée de mauvaise nature engendre fréquemment des ulcérations à la vulve, chez de jeunes filles qui mènent la vie la plus continente et la plus pure. Ces ulcérations simulent des chancres, et pourtant nulle contagion n'a agi sur elles. On voit donc qu'il est de la plus urgente nécessité de reconnoître les signes positifs des ulcères vénériens, et de les distinguer de ceux qui émanent d'une autre source.

J'ai été importuné, durant près de deux années, par un jeune homme pusillanime, qui se croyoit atteint de la plus horrible maladie vénérienne, parce que, de temps à autre, il voyoit se déclarer, aux parties génitales, quelques légères ulcérations, résultat d'un vice herpétique dont il étoit attaqué depuis son enfance. Il est une foule de circonstances où les malades finissent non-seulement à se persuader qu'ils sont infectés, mais encore à communiquer cette opinion à ceux qui les dirigent.

Nous avons fréquemment observé les ulcères qui affectent les parties génitales et les autres parties du corps, à la suite du coït vénérien. Leurs bords sont communément très-rouges, durs et calleux; mais on les reconnoît particulièrement à leur excavation. J'ignore pourquoi on a pu écrire que les ulcères syphilitiques étoient généralement superficiels. Cette assertion est une erreur; car ils sont presque toujours profonds et taillés en biseau, surtout lorsqu'ils se déclarent aux jambes. Leur fond est inégal et tuberculeux, et constamment rempli d'un pus verdâtre. Leur caractère principal est de creuser la peau, de dévorer les muscles, le tissu cellulaire, de mettre quelquefois les os à nu, etc. La facilité avec laquelle les chairs se détachent, fait quelquefois d'un individu le spectacle le plus repoussant et le plus hideux pour ses semblables. On diroit que les membres se putréfient et appartiennent plus au cadavre qu'à l'homme vivant. J'ai vu naguère un infortuné qui étoit atteint de trois ulcères situés au coronal, à la clavicule et au sternum. Le premier étoit de forme irrégulière, s'étendoit jusqu'aux protubérances frontales; ses bords étoient taillés et unis comme si on l'eût creusé avec l'instrument tranchant. Le deuxième ulcère offroit des fongosités, et rendoit un pus abondant et glutineux : plusieurs petites ulcérations de même nature en bornoient la circonférence. Le troisième présentoit une excavation profonde et large qui se dirigeoit de l'apophyse acromion jusqu'à la partie moyenne de la clavicule. Une croûte jaunâtre le recouvroit presqu'entièrement, et ne laissoit qu'une ouverture par laquelle s'échappoit une petite quantité de pus, de même nature que celui de l'ulcère du front. Il étoit très-enfoncé dans son milieu, et bourgeonnoit vers ses bords, qui étoient d'une rougeur intense.

Les ravages de l'ulcération syphilitique sont quelquefois d'une immense étendue. MM. Sicard et Grellier, médecins d'Angoulême, m'ont communiqué l'observation d'un individu qui étoit tout couvert d'ulcères syphilitiques. Ces ulcères étoient devenus très-profonds et fistuleux ; ils s'étoient agrandis à un tel point qu'ils s'étoient tous réunis, en sorte qu'au lieu de tégumens, on voyoit sur l'universalité du corps une vaste croûte suppurante, exhalant une puanteur horrible. La face n'offroit également qu'un seul masque ulcéreux, au-dessous duquel le pus se rassembloit, pour s'échapper à travers les trous dont il étoit criblé. La moitié de la lèvre inférieure étant tombée en gangrène, et s'étant détachée du visage, un écoulement de salive par cet endroit vint contribuer à l'affoiblissement du malade. Les parties molles qui complètent en devant le sac lacrymal, ayant été détruites par les progrès du virus syphilitique, les larmes couloient sur la face. Les os unguis, l'apophyse montante des os maxillaires et des os propres du nez étoient dépouillés et frappés de carie. Enfin, l'ulcère primitif se dessécha, noircit et devint extrêmement fétide. Le dévoiement et les plus vives souffrances terminèrent cette épouvantable maladie.

C'est pour exprimer le degré de malignité et le caractère phagédénique des ulcères vénériens, qu'on les désigne communément sous le nom de *chancres*.

Il en est qui sont stationnaires, et qui conservent toujours la même place. Il en est d'autres qui sont remarquables par leur mobilité extrême. Ces chancres ambulans et serpigineux s'étendent en contours plus ou moins sinueux, et rongent le corps en le parcourant. On en voit qui se développent avec plus d'intensité dans les parties de la peau où il y a des plis et des rides, parce que cette disposition physique favorise davantage l'accumulation du virus; alors ils prennent une forme oblongue, qui les fait ressembler à des fentes ou à des fissures. C'est pour cela qu'on les désigne sous le nom de *rhagades*.

La matière qui s'échappe des ulcères syphilitiques est, dans quelques cas, un pus louable et de bonne consistance; mais le plus souvent elle acquiert une qualité âcre et corrosive; on la distingue surtout par sa couleur, qui est d'un jaune verdâtre. Cette dégénération a lieu lorsque la maladie est ancienne, et qu'elle a vieilli dans l'économie animale : elle est alors d'une fétidité extrême que peu de personnes peuvent supporter. Il n'est pas rare de voir les ulcères subir encore des changemens plus horribles, et se convertir en carcinomes dévorans.

Il seroit intéressant d'assigner quelles sont les parties du corps qui sont le plus attaquables par les ulcères vénériens. Les grandes lèvres, les nymphes, la verge et le prépuce en sont quelquefois corrodés; mais l'anus en est particulièrement le siége; et ce qu'il y a de plus remarquable, c'est que les ulcères ne s'y montrent jamais plus fréquemment que lorsque la contagion syphilitique s'est opérée par la bouche. Cette assertion se confirme par la multitude d'enfans qui reçoivent la maladie avec le lait qu'ils ont sucé, et par la quantité de nourrices dont l'anus se couvre d'ulcères, lorsqu'elles ont donné leur sein à des nourrissons infectés.

On rencontre des ulcères vénériens sur d'autres parties du corps; on en trouve journellement sur les fesses, les cuisses et le ventre des enfans mal-sains. J'en ai vu de très-rebelles qui avoient lieu dans le nombril. Les doigts et les orteils y sont fréquemment exposés. On a dit, mal à propos, qu'ils se montroient rarement à la surface interne du vagin : l'autopsie cadavérique nous a prouvé le contraire. J'ai vu un cas particulier où ce canal étoit totalement rongé par un chancre très-étendu. J'ai observé pareillement un ulcère de cette nature qui occupoit tout le trajet du conduit de l'urètre, chez un soldat mort douloureusement à la suite d'une suppression totale des urines. L'ulcération syphilitique s'effectue assez ordinairement sur le cuir chevelu; les yeux, les oreilles, le nez, la bouche, la gorge, etc., sont fréquemment infectés par des ulcères du plus mauvais caractère. On peut dire que ceux-là sont les plus opiniâtres, à cause du siége qu'ils occupent. J'en ai vu dans l'arrière-bouche, que tout l'art de la thérapeutique n'a pu détruire. Quels ravages ne font-ils pas dans les fosses nasales ! les os propres du nez, les cartilages sont quelquefois détruits, et laissent le visage horriblement défiguré pour toute la vie.

D'après l'observation des pathologistes, la Syphilide ulcérée se manifeste trois ou quatre jours après le coït impur. La surface muqueuse ou cutanée, sur laquelle le virus vénérien s'applique pendant un plus ou moins long espace de temps, commence à être affectée par une démangeaison qui se change quelquefois en une véritable douleur. L'œil aperçoit d'abord un point blanchâtre qu'entoure une aréole enflammée. Enfin il se manifeste un ulcère de forme ronde, qui ne tarde pas à acquérir de l'étendue et de la profondeur. Quand cet ulcère a vieilli il est souvent difficile de borner ses ravages. Nous avons donné des soins à deux individus chez lesquels le membre viril a été totalement détruit par les progrès d'un horrible chancre.

Observations relatives à la Syphilide ulcérée.

DCL. *Première observation.* — Antoine M..... avoit contracté une blennorrhagie virulente, qui ne fut combattue par aucun traitement. Il éprouva dès lors des douleurs intolérables dans les jambes, particulièrement à la gauche. Deux mois s'écoulèrent sans qu'il s'opérât d'autre changement ; enfin il s'éleva sur la partie antérieure et supérieure de la crête du tibia une tumeur qu'on prit d'abord pour une exostose, tant sa dureté étoit considérable ; mais l'on fut bientôt détrompé ; cette tumeur s'ouvrit, et laissa couler en abondance un pus épais, verdâtre et sanguinolent. Elle dégénéra en ulcère profond, dans lequel s'établit une suppuration abondante, ce qui affoiblit extrêmement le malade. Une seconde tumeur se manifesta à la région interne et moyenne de la même jambe, et eut la même terminaison que la précédente. Voici quel étoit l'état de ces deux ulcères, lorsque nous eûmes occasion de les observer : le premier avoit un fond inégal et tuberculeux ; ses bords étoient épais, dentelés et rugueux, couverts d'excroissances fongueuses et granulées. Ces excroissances abondoient principalement dans le centre de l'ulcère, où elles étoient entassées les unes sur les autres. L'autre ulcère, situé à la région interne et moyenne de la jambe, étoit beaucoup plus étendu que le précédent ; il suppuroit avec abondance ; il étoit en tout semblable au précédent, excepté pourtant qu'il étoit beaucoup plus large. D'ailleurs, cinq ou six sinus se dirigeoient en divergeant du centre à la circonférence, et en augmentoient la largeur et la capacité.

Deuxième observation. — Le nommé Jean-Louis C..... avoit déjà éprouvé une blennorrhagie très-intense, qui se supprima subitement par une imprudence; mais, ayant eu de nouveau commerce avec une femme impure, cette blennorrhagie reparut, et fut accompagnée d'une multitude d'ulcères syphilitiques qui recouvroient le gland et le prépuce. Ces ulcères étoient de forme ronde, creusés en quelque sorte, taillés en biseau. Le fond étoit recouvert d'une couenne purulente, de couleur jaune-verdâtre. Il négligea néanmoins tout traitement, et ne se présenta à l'hôpital que lorsque la vérole l'eut entièrement affoibli. On lui prescrivit les remèdes convenables. L'écoulement disparut après un certain temps ; mais il se déclara bientôt des exostoses sur toute la surface du corps ; ces exostoses s'abcédèrent, et produisirent de larges ulcérations qui firent des progrès rapides. Leurs bords étoient élevés et taillés à pic; le pus étoit grisâtre et très-abondant. Les douleurs étoient vives, surtout la nuit, et sembloient n'avoir lieu, selon le rapport du malade, que dans les os. Les yeux de cet infortuné furent détruits par les progrès de la Syphilis. Il y avoit des exostoses ouvertes à l'épaule, à la partie supérieure de la poitrine, à la partie inférieure du sternum, à la crête des os des îles, au tibia; enfin sur toutes les éminences osseuses extérieures.

Troisième observation. — Edme C..... se rapprocha d'une femme affectée de la Syphilis. Pendant l'acte du coït et l'effervescence réciproque de leurs sens, leurs lèvres restèrent pendant quelque temps dans un contact immédiat, et celle-ci lui insinua profondément la langue dans la bouche. Le lendemain C..... ressentit une douleur légère à la partie antérieure de la voûte palatine. Deux ou trois jours après, la membrane muqueuse s'enflamma et présenta des crevasses dans plusieurs points de son étendue; il s'y manifesta de petits ulcères d'où s'écouloit un pus fétide; enfin, l'infection étoit complète. La prononciation devenoit laborieuse et la mastication difficile. On eut recours à un chirurgien qui fit disparoître les chancres, au moyen d'un gargarisme dont le malade ignoroit la composition. Deux ans après, en 1799, de larges plaques rougeâtres parurent derrière les oreilles et à la partie postérieure du col. Bientôt la suppuration s'établit, et le pus qui en découloit formoit, en se desséchant, des croûtes jaunâtres qui tiroient un peu sur le noir. Ce fut à cette époque qu'il entra dans un hôpital, et qu'il y fut traité et guéri, du moins en apparence; mais quelques années après, des tumeurs dures, circonscrites et sans rougeur, s'élevèrent à la partie antérieure et supérieure du coronal, à la partie moyenne de la clavicule et à la moitié supérieure du sternum. Ces protubérances n'étoient pas d'abord très-douloureuses; mais bientôt elles grossirent à vue d'œil, et prirent le volume d'une noix; enfin elles se ramollirent et se convertirent en trois larges ulcères dont les bords étoient unis, comme si on les eût creusés avec un instrument tranchant. Leur fond offroit des fongosités et rendoit un pus abondant, qui étoit verdâtre et glutineux. L'ulcère du coronal s'étendoit depuis la suture qui unit cet os aux pariétaux jusqu'aux bosses frontales; sa circonférence étoit bornée par plusieurs autres petits ulcères, de la grandeur d'une lentille, qui n'offroient ni inflammation, ni rougeur. Le malade éprouvoit des douleurs vers cette partie, mais elles étoient supportables et de peu de durée. L'ulcère de l'épaule, étroit, allongé, se dirigeoit de l'apophyse acromion jusqu'à la partie moyenne de la clavicule. Une croûte jaunâtre la recouvroit presque entièrement et ne laissoit qu'une ouverture par laquelle s'échappoit une quantité de pus de même nature que celui qui suintoit du front. Ses bords étoient d'une rougeur intense; ils s'élevoient en bourgeons, etc. L'ulcère du sternum n'étoit pas considérable; il étoit formé par deux ouvertures peu grandes et rapprochées l'une de l'autre; il offroit dans sa forme ronde les caractères principaux des ulcères vénériens; il étoit rouge, suppuroit abondamment, et étoit cerné de toutes parts par un grand cercle livide.

Quatrième observation.—Étienne-Toussaint D.... contracta, dans sa jeunesse, plusieurs affections vénériennes très-graves. Il y a trois ans que, pour la sixième fois, il fut atteint de la même maladie, laquelle fut traitée sans méthode et sans exactitude. Il la conserva pendant une année; il éprouvoit aux jambes, aux épaules, des douleurs qui finirent par devenir insupportables. Ces douleurs étoient accompagnées d'un sentiment de chaleur et de tension vive dans le cuir chevelu. Plusieurs tumeurs demi-sphériques et dures s'y développoient : on les prit d'abord pour des exostoses; mais leur suppuration les fit bientôt reconnoître pour de vrais ulcères syphilitiques. Peu à peu ils s'étendirent en profondeur et en largeur, au point de labourer successivement tout le sommet de la tête; il y avoit en outre de petites ulcérations superficielles qui fournissoient une sérosité purulente; les bords en étoient épais et découpés. On remarquoit à la joue un ulcère de même nature, lequel s'étendoit de la paupière inférieure de l'œil droit et de la racine du nez jusqu'à la commissure des lèvres et la partie inférieure du nez. La circonférence de cet ulcère présentoit un bord épais, noirâtre, croûteux et inégal; le prurit étoit continuel et véhément. Les douleurs ostéocopes se fixèrent au bras droit et à l'avant-bras du même côté; elles étoient si vives, qu'elles empêchoient le malade de mouvoir ce membre, et particulièrement les doigts, qui étoient comme engourdis.

DCLI. Les ulcères syphilitiques sont moins rebelles aux remèdes que les excroissances et les végétations; mais ils exercent de si profonds ravages sur la peau par leur caractère serpigineux, qu'ils lui impriment des cicatrices irréparables. Souvent ils rongent et détruisent entièrement les organes les plus essentiels à la vie. Nous avons vu les parties génitales totalement consumées par cette altération dévorante : le voile du palais, l'os ethmoïde, les os propres du nez, etc. tombent quelquefois par lambeaux. Que d'exemples aussi tristes on pourroit citer !

SECTION DEUXIÈME.

Faits relatifs à l'histoire générale des Syphilides.

DCLII. On a pu se convaincre, par les tableaux individuels que je viens de tracer, que les distinctions spécifiques auxquelles j'ai eu recours sont aussi utiles pour la méthode que pour le classement des faits. Il sera aisé de voir, dans la suite de cette dissertation, qu'elles ne sont pas moins avantageuses pour appliquer les régles du traitement. Réunissons d'abord les traits variés qui se rapportent à ce hideux fléau de l'espèce humaine : plusieurs écrivains nous assurent que, lorsqu'il se répandit avec tant d'impétuosité dans toutes les parties de l'Europe, tous les regards furent frappés de son extrême analogie avec les éruptions de la lèpre.

> *Protinùs informes totum per corpus achores*
> *Rumpebant, faciemque horrendam et pectora fœdè*
> *Turpabant.*

Il est certain qu'on observe encore, à l'hôpital Saint-Louis, des degénérations syphilitiques qui, par leur intensité, rappellent les maladies les plus épouvantables dont l'antiquité fasse mention. Celle que l'on désigne sous le nom vulgaire de *corona Veneris*, n'a-t-elle pas l'aspect de la lèpre par ses croûtes tuberculeuses, et par l'odeur fétide qui s'exhale des corps qui en sont infectés ?

ARTICLE PREMIER.

Des phénomènes généraux qui caractérisent la marche des Syphilides.

DCLIII. C'est toujours des Syphilides qui se portent à l'extérieur du corps, que je me propose de parler. Je vais recueill... les phénomènes principaux qui caractérisent cette effroyable maladie, soit qu'elle se manifeste sous forme de pustules, soit qu'elle couvre la peau d'excroissances et de végétations, soit qu'elle la souille par des ulcérations profondes. Que de symptômes affreux n'avons-nous pas à rassembler !

DCLIV. Il paroît que, dans son origine, la Syphilis ne se manifestoit guère que par des pustules aux organes de la génération. Ces pustules abondoient quelquefois à la surface du corps; elles occupoient surtout les parties où le tissu cellulaire est dense et serré : de là vient qu'elles paroissent si fréquemment sur le cuir chevelu, à la paume des mains, à la plante des pieds, etc.

DCLV. En général, les pustules syphilitiques s'annoncent par des taches éparses çà et là, lesquelles n'offrent d'abord que la grandeur ou le volume d'un pois. Elles s'étendent peu à peu, et servent ensuite de base à des croûtes saillantes, pyramidales, coniques ou mamelonnées, lesquelles se compliquent, par intervalles, d'ulcères sordides, rongeans ou phagédéniques. Il est, je pense, peu d'accidens aussi terribles que celui où la face des malades se recouvre de tubercules inégaux, raboteux, qui laissent, même après la guérison, des cicatrices ineffaçables.

DCLVI. L'apparition des taches auxquelles succèdent les pustules est souvent précédée par des douleurs vagues dans les membres. Ces taches simulent quelquefois les pétéchies scorbutiques, et s'élèvent bientôt en pointe pour former des éminences verruqueuses : ces éminences se recouvrent de croûtes dont les formes sont très-bizarres; lorsqu'elles tombent, on s'aperçoit qu'elles sont profondément excavées; à peine séparées de la peau, elles ne tardent pas à renaître pour s'en détacher de nouveau. Pendant le cours de cette horrible éruption, les malades sont d'ailleurs exempts de tout prurit véhément; le sommeil et l'appétit se conservent : ils ne se plaignent d'aucune douleur, si ce n'est de la difficulté qu'ils trouvent à exécuter les divers mouvemens.

DCLVII. On a pu voir néanmoins, par les descriptions particulières que j'ai présentées plus haut, que les Syphilides n'ont pas toujours un caractère aussi alarmant. Nous en observons quelquefois qui ressemblent, d'une manière frappante, aux dartres farineuses et furfuracées; elles occupent absolument le même siége : l'épiderme se soulève et se détache par petites écailles; leur forme est constamment circulaire; et l'on tomberoit dans de graves méprises, si les maux de gorge, l'ulcération des amygdales, les chancres, etc., ne mettoient à découvert leur caractère vénérien. Il est vrai qu'elles ont une teinte cuivreuse, qu'on reconnoît toujours quand on a l'habitude de les observer, et qu'elles sont circonscrites par un bourlet plus saillant que celui des affections herpétiques dont il sagit : elles n'excitent d'ailleurs aucune démangeaison.

DCLVIII. La Syphilide pustuleuse forme quelquefois des grains tuberculeux qui augmentent successivement de volume : ces grains conservent par fois la couleur de la peau ; et, dans d'autres cas, prennent une couleur brune ou rougeâtre, qui les fait ressembler à de petites merises, aux baies du cassis ou du genévrier, etc. J'ai vu ces grains boucher, dans une circonstance, toutes les cavités du visage, le nez, les oreilles, les yeux, etc., ce qui rendoit la physionomie extraordinairement difforme.

DCLIX. Souvent ce sont de petites pustules aplaties, qu'on prendroit pour des lentilles, et qui s'en rapprochent autant par leur forme que par leur couleur ; d'autres s'élèvent en pointe et sont entourées d'une aréole inflammatoire, comme les exanthêmes miliaires ; plusieurs sont vésiculeuses, comme les boutons de la gale ; plusieurs aussi irritent et boursouflent la périphérie de la peau, comme si elle avoit été percutée par des orties ou assaillie par les insectes de l'atmosphère : elles sont d'un rouge ardent quand elles sont récentes, d'un rouge pâle quand elles sont anciennes. Ce qui m'a paru surtout très-remarquable, c'est que l'explosion de ces pustules est fréquemment déterminée par des fièvres accidentelles, qui communiquent une sorte de fermentation au virus syphilitique dans l'économie animale. Une jeune fille étoit entrée à l'hôpital Saint-Louis, uniquement pour y être traitée d'une fièvre bilieuse qui fut très-intense. Cette fièvre se termina par le développement d'une multitude de pustules lenticulaires aux grandes lèvres, qui envahirent bientôt les membres thorachiques et qui ne cédèrent qu'à une administration prolongée des mercuriaux.

DCLX. Les pustules les plus funestes et les plus opiniâtres nous ont paru être les serpigineuses, qui y forment des contours plus ou moins sinueux, qui rampent successivement sur toute la surface de la peau, qui y tracent de longues spirales, des cercles entiers, des segmens de cercle, etc. Ces pustules ne se terminent que trop souvent par des ulcérations horribles : elles résistent par fois à tous les moyens curatifs, et sont un sujet de désespoir pour les malades autant que pour les gens de l'art.

DCLXI. Nous avons rencontré quelques individus chez lesquels la peau présentoit, au lieu de pustules, de simples taches d'un rouge violet et d'un caractère mobile et fugace : elles s'évanouissoient quand les malades éprouvoient quelque chaleur, et le plus léger froid ne tardoit pas à les faire reparoître : très-rarement alors la peau s'élève au-dessus de son niveau ; le plus souvent, cette saillie n'est aucunement apparente. Au surplus, les taches dont il s'agit décèlent d'autant mieux la présence du virus syphilitique, qu'il n'est pas rare de les voir accompagnées de douleurs nocturnes et d'exostoses.

DCLXII. Nous avons indiqué, comme constituant une espèce particulière dans le genre des Syphilides, les végétations sessiles et pédonculées qui se développent dans le tissu muqueux, et quelquefois dans le corion. Ces végétations paroissent avoir une force d'accroissement qui leur est propre; elles acquièrent quelquefois un volume extraordinaire, et prennent les formes les plus bizarres.

DCLXIII. C'est surtout au périnée, aux parties génitales, à l'anus, que se trouvent les vaisseaux aux dépens desquels elles se développent : on en remarque aussi au voile du palais et dans l'intérieur de la bouche. Une femme mourut par une excroissance énorme qui se forma à la base de la langue, et qui finit par empêcher la déglutition. L'anus est souvent obturé par des crêtes ou autres végétations, qui sont hors de la sphère d'action de tous les remèdes : les chirurgiens sont forcés de les faire disparoître par des excisions douloureuses, et souvent elles repullulent avec une inconcevable rapidité. Ces crêtes se placent principalement sur le frein de la verge : il est fort rare au contraire d'en voir sur le sommet du gland, quoique cette partie soit mise le plus souvent en contact avec le virus syphilitique. Sans doute les frottemens continuels émoussent la sensibilité du gland, et affoiblissent l'action des vaisseaux absorbans.

DCLXIV. Ces végétations ou crêtes sont très-différentes par leur forme; elles sont aplaties sur leurs faces : l'un de leurs bords est adhérent au prépuce; l'autre est libre, et présente un grand nombre de dentelures. Toutes n'ont point pourtant cette exacte ressemblance : il en est qu'on peut comparer avec les roues des laminoirs, etc. Souvent ces excroissances sont absolument sphériques, et ne sont qu'un amas plus ou moins considérable de granulations blanchâtres ou de couleur rouge, continuellement humectées par une humeur ichoreuse et diaphane. Ces fongosités disposées par paquets, et marquées par des rainures ou sillons plus ou moins profonds, ont été successivement comparées à des framboises, à des choux-fleurs, etc. On a honte d'exposer toutes les parties où elles peuvent naître par une infection immédiate : on les voit paroître non-seulement aux petites et grandes lèvres, à la verge, aux bourses, mais à l'anus, à l'ombilic, à la bouche, dans les fosses nasales, aux paupières, aux oreilles, etc.

DCLXV. J'ai souvent soumis au plus scrupuleux examen ces éminences ou végétations syphilitiques, ces masses charnues de couleur rosacée, etc. L'œil ne peut se méprendre sur la nature de leur substance intérieure, qui présente une quantité considérable de petits vaisseaux solidement unis les uns aux autres. L'une des extrémités de ces petits cylindres vasculaires forme les racines implantées dans la peau, et l'autre, qui dépasse la masse des végétations, sert à former les granulations dont nous avons déjà parlé, ou les dentelures qu'on remarque sur leur bord libre.

DCLXVI. Quels ravages nous offre à chaque instant la Syphilide ulcérée ! La plupart de ceux qui en sont frappés, commencent d'abord à être inquiétés par des douleurs légères au voile du palais; d'autres fois ces douleurs sont très-vives, et s'établissent dans les os de la tête, où elles sont intolérables : bientôt la peau rougit et s'enflamme; il s'y établit de petites ulcérations, qui s'agrandissent insensiblement, et fournissent une suppuration très-abondante : leurs bords sont inégaux, durs et squirreux, tandis qu'on observe dans le milieu des enfoncemens considérables. Souvent ce sont des exostoses volumineuses qui précèdent la formation des ulcères, et les os eux-mêmes sont atteints d'une horrible carie. Fracastor a énergiquement parlé de ce phénomène :

. . . . *Tunc squallida tabes*
Artus (horrendum) miseros obduxit, et altè
Grandia turgebant fœdis abscessibus ossa.
Ulcera (proh divûm pietatem!) informia pulchros
Pascebant oculos et divæ lucis amorem,
Pascebantque acri corrosas vulnere nares.

DCLXVII. En général, les ulcères syphilitiques se manifestent plus particulièrement sur les surfaces muqueuses, et dans toutes les parties où il y a exhalation d'humeur sébacée. Le dégoût particulier qu'inspirent ces ulcères et les ravages qu'ils occasionnent, les a fait désigner sous le nom de *chancres*, quoiqu'ils n'aient aucune analogie avec les cancers : il est vrai que leur caractère rongeant semble justifier cette dénomination. Ils sont plus ou moins pernicieux, selon qu'ils attaquent l'intérieur ou l'extérieur des organes : il est assez commun de les voir se diriger vers la membrane du larynx, détruire les cartilages de cet organe, produire de vraies fistules aériennes, ou y développer tous les phénomènes de la phthisie. Mon élève et ami M. Biett a fréquemment remarqué de semblables accidens, et j'en ai rencontré un grand nombre à l'hôpital Saint-Louis; mais je pense avec lui qu'on a eu tort de regarder cette affection comme incurable. Il a vu, ainsi que moi, plusieurs malades dont on avoit désespéré, et qui néanmoins ont recouvré une santé durable.

DCLXVIII. Les ulcères de la voûte palatine sont suivis des inconvéniens les plus graves. Personne n'ignore (et c'est un symptôme qui n'est que trop fréquent) que la carie des os qui concourent à sa formation, finit par établir une communication incommode entre la bouche et le nez : le son de la voix reste alors altéré pour toute la vie ; et l'individu ne peut proférer une seule parole, sans déceler le vice honteux qui l'a atteint. Des chirurgiens habiles ont inventé divers obturateurs pour remédier à ce triste inconvénient. M. Cullerier, qui excelle dans l'art de l'observation, s'est surtout distingué sous ce point de vue.

DCLXIX. J'ai vu des vénériens chez lesquels la langue étoit devenue le siége d'ulcérations primitives et consécutives : les premières sont la suite des baisers lascifs. Si ces ulcères sont anciens, ils sont compliqués de l'engorgement des glandes, ce qui cause la plus vive douleur au malade. Nous avons donné des soins à une malheureuse femme, dont la langue avoit acquis le triple de son volume ; elle étoit perforée de part et d'autre, et dégénéra en ulcère cancéreux. L'aspect de cet ulcère étoit horrible ; il étoit profond, surmonté de chairs tuberculeuses ; ses bords étoient épais et durs ; il s'en écouloit une suppuration cendrée, et qui exhaloit l'odeur la plus fétide. Que ne doit-on pas craindre de l'ulcère qui s'établit, dans quelques cas, à la paroi intérieure du pharynx ? La plume se refuse à rappeler les désordres qui peuvent donner lieu à de tels symptômes : cet accident gêne horriblement la déglutition, et détermine un épuisement suivi de la mort.

DCLXX. Les ulcères vénériens peuvent attaquer tous les organes. Nous avons vu beaucoup d'ozènes provenus de cette cause, chez des enfans nés de parens infectés, ainsi que l'abolition entière de la perception des odeurs. Un individu avoit non-seulement les cartilages de l'oreille cariés ; mais l'ulcération, s'étant propagée jusque dans l'intérieur du conduit auditif, avoit détruit la membrane du tympan et les osselets de l'ouïe. Combien de fois les yeux ne sont-ils pas affectés d'ulcères et d'un flux blennorrhagique ! Les muscles, et les os surtout, sont très-accessibles aux atteintes du virus syphilitique. J'ai vu un ulcère qui étoit d'une profondeur si considérable, que tout le bras gauche avoit été en quelque sorte disséqué par les ravages du mal : ce membre donnoit de toutes parts issue à une sanie ichoreuse, putride, et d'une puanteur insupportable. J'en ai observé un autre qui avoit laissé tout le tibia à découvert ; la substance de l'os étoit entièrement désorganisée ; l'ulcère étoit douloureux et saignant ; son fond étoit grisâtre, et rempli de bourgeons charnus.

DCLXXI. C'est surtout à l'hôpital Saint-Louis qu'on a occasion de remarquer les diverses métamorphoses de la maladie syphilitique ; c'est là qu'on la voit prendre successivement la physionomie du coryza, de la goutte, du rhumatisme, de la consomption pulmonaire ou de la phthisie trachéale : heureusement, sous toutes ces formes, elle est très-accessible à l'action du mercure; et on la voit quelquefois céder à ce remède avec une promptitude qui étonne d'abord ceux qui l'avoient méconnue. M. Cullerier a vu des accès d'épilepsie, qui étoient la suite manifeste du développement du virus vénérien dans l'économie animale. Nous avons observé un vieux débauché atteint d'une atrophie paralytique, survenue après de longs maux de ce genre; il fut miraculeusement rétabli par les moyens ordinaires.

DCLXXII. La réunion du scorbut avec la Syphilis est très-fréquente dans le même hôpital. Lorsque ces infortunés viennent réclamer des soins, ils sont dans un état de maigreur difficile à décrire. Teint cuivreux et blafard; gencives molles, fongueuses et sanguinolentes; apathie; morosité; langueur; douleurs ostéocopes et très-vives; tumeurs articulaires, recouvertes d'une peau lisse et tendue, sans rougeur et sans chaleur, etc. Des pétéchies violacées recouvrent çà et là toute la surface cutanée. Hémorrhagies nasales; ténesme continuel; selles fort rares; urines sédimenteuses et rougeâtres. J'ai vu un jeune homme qui étoit à la fois consumé par la maladie vénérienne et par le scorbut. Il étoit dans un abattement général, qui l'empêchoit de se mouvoir; ses membres thorachiques et abdominaux étoient recouverts de taches livides; il avoit la bouche amère et la langue chargée d'un mucus noirâtre. Les accidens de la Syphilis marchoient avec non moins de violence. Son corps étoit parsemé de pustules, dont le sommet étoit aplati et couvert de croûtes grisâtres : ces pustules, sans s'élever, s'agrandissoient du centre à la circonférence. Le malade éprouvoit des souffrances vives dans les muscles postérieurs des jambes, dans les articulations fémoro-tibiales, etc. Il rendoit une humeur noire et fétide.

DCLXXIII. Cette réunion de la Syphilis avec le scorbut invétéré est fréquemment mortelle. Les cris lamentables que poussent ces infortunés, lorsqu'ils touchent à leurs derniers momens, indiquent assez qu'elle est la violence de leurs douleurs : leur amaigrissement s'accroît de jour en jour : c'est surtout la difficulté extrême de la respiration qui les fatigue à l'excès ; les frissons, les nausées se succèdent ; leur ventre se tend et se tuméfie. La plupart ont un enrouement accompagné d'une grande altération et du hoquet : céphalalgies intolérables, tiraillemens atroces dans l'estomac, insomnies continuelles : les cheveux tombent ; les ongles se rident ; une mucosité abondante et fétide s'échappe quelquefois de l'intérieur des fosses nasales ; la fièvre est continue ; le pouls est misérable.

ARTICLE II.

Considérations sur le diagnostic des Syphilides, et sur leurs rapports d'analogie avec quelques autres maladies cutanées.

DCLXXIV. L'expérience prouve que le virus syphilitique peut rester caché dans l'économie animale, et s'y maintenir dans l'inaction ; qu'il est utile de faire en quelque sorte éclater la maladie, pour que le remède puisse l'atteindre. Ce phénomène explique pourquoi, dans certaines circonstances, on a vainement administré des doses considérables de mercure, sans obtenir le moindre succès : il explique aussi pourquoi des affections accidentelles sont très-propres à développer un vice vénérien dont on n'eût jamais soupçonné l'existence.

DLXXV. Communément les éruptions vénériennes perdent leurs caractères extérieurs par l'effet des remèdes ou par la vétusté : elles n'ont plus cette teinte cuivreuse qui les caractérise d'une manière spéciale, et qui sert à les faire distinguer des exanthêmes herpétiques. J'ai remarqué aussi que chez les individus dont la constitution est foible et valétudinaire, les pustules squammeuses sont dépourvues de cette aréole rougeâtre dont elles sont communément entourées : on peut alors tomber dans quelques méprises; mais ces méprises sont rares; et c'est presque toujours la faute de l'observateur, qui ne s'est point assez accoutumé à en saisir toutes les nuances.

DCLXXVI. Peu de maladies ont autant d'analogie et de similitude que la Syphilis et les scrophules : il est néanmoins des différences tranchées, dont le pathologiste doit tenir compte. En effet, le vice scrophuleux épargne presque toujours les parties génitales, qu'affecte communément le vice vénérien; il affecte rarement les glandes des aines, siége ordinaire des bubons; il ne produit pas non plus cette variété infinie de pustules que développe la Syphilis : ses exanthêmes sont informes et irréguliers; ses ulcérations sont moins profondes; ses végétations moins prononcées. On peut ajouter aussi que les douleurs ostéocopes qui poursuivent les vénériens sont étrangères aux scrophuleux, etc.

DCLXXVII. Dans quelques circonstances, il a pu être facile de confondre la maladie vénérienne avec la lèpre; car il est des pustules et des ulcères syphilitiques qui présentent absolument l'aspect horrible de cette dernière affection. Toutefois, les deux maladies n'ont point le même mode de propagation. Un signe distinctif non moins caractéristique, c'est l'insensibilité complète de la peau chez les lépreux, tandis qu'elle est quelquefois si douloureuse chez les individus atteints du vice vénérien.

DCLXXVIII. On a voulu assimiler la Syphilis au scorbut; mais Stahl a tracé d'une manière frappante les différences essentielles qui séparent ces deux maladies. Ce grand praticien observe d'abord qu'elles diffèrent par leur origine. La première naît dans les lieux froids, humides et marécageux : des alimens grossiers et salés, le défaut d'exercice, sont les principales causes qui concourent à la produire. Le mal vénérien, au contraire, n'a aucun rapport avec les qualites de l'air, et son principal foyer semble être dans les pays chauds.

DCLXXIX. Le scorbut n'est point ou est rarement l'effet de la contagion, au lieu que le mal vénerien se développe presque toujours par cette voie. Ces deux maladies diffèrent encore par les parties qu'elles affectent d'une manière spéciale. Le scorbut attaque le plus fréquemment les gencives, qui sont flasques et sanguinolentes : les dents sont cariées et la langue gercée, etc. La vérole siége de préférence dans les organes de la génération; et, si ses effets se propagent jusque dans la bouche, elle n'en altère que les parties glanduleuses, ainsi que les os du palais et du nez, etc. On pourroit en outre faire voir que la méthode de traitement qui convient à l'une de ces affections, seroit capable d'aggraver les effets de l'autre, etc.

ARTICLE III.

Considérations sur le pronostic des Syphilides.

DCLXXX. Le pronostic de la maladie vénérienne dépend de l'activité plus ou moins intense du principe contagieux, de la nature et du caractère propre du mal, de son ancienneté dans l'économie animale, de son étendue, de sa situation, etc. Plus surtout l'infection est récente, plus on doit présumer que les symptômes disparoîtront avec facilité et promptitude.

DCLXXXI. Le pronostic des Syphilides est fâcheux, lorsqu'elles ont produit, sur le corps vivant, tous les phénomènes dont elles sont susceptibles; lorsqu'on voit les taches hideuses, les pustules suppurantes, les végétations rebelles, les larges ulcères se succéder tour-à-tour sur la peau, ou exister ensemble sur le même individu en prenant tous les jours un accroissement considérable.

DCLXXXII. Les malades sont surtout dans un danger imminent, lorsque le vice vénérien se combine avec les scrophules ou avec le scorbut. Cette dernière complication est celle que nous observons le plus fréquemment à l'hôpital Saint-Louis. Les malades sont dans un état de langueur et de débilité incompréhensibles ; ils ne peuvent respirer que lorsqu'ils sont assis ou debout ; ils sont dévorés par une soif violente ; leur pouls est foible et petit ; leur visage pâle et décoloré ; leurs yeux sont caves, et toute l'habitude du corps est sale et terreuse ; les gencives tuméfiées deviennent rouges, douloureuses et saignantes ; les dents vacillent dans les alvéoles relâchées ; la bouche se remplit d'ulcères et de végétations syphilitiques.

ARTICLE IV.

Des causes organiques qui influent sur le développement des Syphilides.

DCLXXXIII. Nous ne redirons point ici toutes les assertions plus ou moins absurdes qu'on n'a pas craint de publier sur l'étiologie de la maladie vénérienne. Sous le ciel brûlant de l'Amérique, on a rapporté sa première origine à des insectes venimeux, que des femmes lascives de ces contrées appliquoient aux organes sexuels de leurs époux, pour les provoquer aux plaisirs de l'amour. Il seroit sans doute difficile de croire à une assertion aussi hasardée : d'ailleurs, quand bien même on lui supposeroit quelque fondement, il resteroit à déterminer si c'est par l'introduction d'un virus particulier que les insectes, dont il s'agit, développèrent les symptômes d'une aussi funeste maladie, ou si cette dernière est le simple produit de la conversion de la plaie en miasmes syphilitiques. Girtanner adopte la première hypothèse. Il classe la matière de cette infection parmi les poisons animaux, et assimile son mode de communication à celui de la rage.

DCLXXXIV. Comment a-t-on pu contester la transmission du virus vénérien par voie de génération ? ces sortes de faits sont si fréquens dans les grandes villes. Il est vrai qu'il est une multitude de questions qui seront long-temps insolubles, parce qu'il n'y a aucun moyen infaillible de les vérifier. Tous les pathologistes ont néanmoins été à même d'éclaircir les problêmes suivans : Le virus syphilitique est-il propagé avec le germe qui doit développer l'enfant ? L'embryon puise-t-il le virus avec la vie dans le sein de la mère ? Celui qui est depuis long-temps infecté par la vérole, et chez lequel cette maladie est en quelque sorte devenue constitutionnelle, peut certainement la communiquer avec le principe de la fécondation. J'ai même vu, dans l'hôpital Saint-Louis, un enfant né d'un père vénérien, qui jouissoit en apparence de la meilleure santé : à l'âge de dix ans, le vice syphilitique lui corroda la cloison moyenne du nez. En second lieu, nous avons donné des soins à une fille de joie devenue enceinte par l'œuvre d'un individu très sain qu'elle infecta ; l'enfant naquit avec des pustules à l'anus, etc.

DCLXXXV. Les Syphilides héréditaires produisent fréquemment des ulcères incurables. L'ozène vénérien est surtout observé à l'hôpital Saint-Louis. Louis B..... reçut le jour d'une mère infectée ; il vint au monde, petit, maigre, atteint d'une ophthalmie chronique, ainsi que d'une ulcération grave dans l'intérieur des narines : cette dernière maladie donnoit lieu à la sécrétion d'une grande quantité de fluide purulent. La première de ces affections disparut peu de temps après la naissance, par suite d'un traitement que subit la mère; mais il n'en fut pas de même de la seconde, qui continua à faire des progrès, malgré tous les moyens qu'on employa pour la combattre. Les os et les cartilages du nez furent successivement attaqués; en sorte qu'il ne reste plus, en ce moment, qu'une très-petite portion de l'aile droite de cet organe; il paroît même qu'une partie des apophyses montantes des os maxillaires fut détruite par la maladie. Je pourrois également rappeler ici l'exemple d'une jeune fille, âgée de treize ans, née d'une mère autrefois atteinte d'un virus syphilitique : elle éprouvoit une douleur obtuse habituelle dans les fosses nasales; le fluide qui s'en échappoit étoit roussâtre, sanguinolent, d'une odeur repoussante et analogue au fromage pourri.

ARTICLE V.

Des causes extérieures qui favorisent le développement des Syphilides.

DCLXXXVI. La source la plus commune de la Syphilis est, comme tout le monde le sait, celle du rapprochement des sexes : cette sorte d'inoculation n'est que trop fréquente aujourd'hui chez l'espèce humaine. Il est d'autres voies de communication : l'épiderme même ne sauroit défendre la peau de ce levain contagieux. On a cité, dans plusieurs journaux scientifiques, l'histoire d'un accoucheur, qui contracta le virus vénérien en délivrant une femme malade, quoiqu'il n'y eût aucune excoriation à sa main. Nous avons traité, à l'hôpital Saint-Louis, une femme qui avoit gagné cette horrible maladie pour avoir pratiqué des attouchemens illicites sur une de ses voisines de lit, qui en étoit infectée.

DCLXXXVII. La contagion est surtout facile autant que rapide, quand le virus est mis en contact avec les surfaces muqueuses. Les baisers voluptueux, même passifs, sont quelquefois une cause de propagation pour la maladie syphilitique. On a fait mention, dans quelques ouvrages, d'une jeune fille qui, ayant été embrassée, contre son gré, par un soldat impudique, ne tarda pas à éprouver des symptômes syphilitiques à la lèvre supérieure. Aussi avons-nous grand soin de recommander aux nourrices qui viennent se faire traiter à l'hôpital Saint-Louis, de ne point laisser caresser leurs enfans par les femmes qui seroient atteintes d'un pareil mal.

DCLXXXVIII. Il est d'autres voies de communication qui frappent d'un étonnement extrême ceux qui en ont été les témoins. J'ignore quelle confiance il faut ajouter à un fait extraordinaire, rapporté par Fabrice de Hilden : il s'agit d'une jeune demoiselle qui contracta la maladie vénérienne, pour s'être masquée avec les vêtemens d'un homme qui en étoit atteint depuis long-temps. Qui sait si, dans les hôpitaux, les mouches, les linges, la charpie, etc., ne peuvent pas être les véhicules de cette maladie horrible !..... L'usage des mêmes verres pour les boissons sert quelquefois à la propager. Une petite fille de cinq ans, appartenant aux parens les plus sains et absolument irréprochables, se servoit de la même tasse qu'un enfant infecté du vice vénérien, qu'on avoit placé en sevrage chez sa mère. Elle contracta un ulcère profond, inégal, qui se développa spontanément et sans vive inflammation : cet ulcère fut jugé syphilitique, et céda aux moyens administrés en pareil cas.

DCLXXXIX. Beaucoup d'enfans contractent la maladie vénérienne par la voie de l'allaitement, et trouvent un poison destructeur dans le premier aliment de la vie. Apolline, âgée de vingt-deux mois, devoit le jour à des parens très-sains et de mœurs très-pures. Elle fut confiée à une nourrice des environs de Paris, et y demeura près d'un an sans éprouver la moindre altération dans sa santé. A cette époque, il se manifesta une légère éruption aux environs des lèvres, et quelque temps après sur le dos : cette éruption n'offroit d'abord aucun caractère particulier; cependant elle persista, nonobstant l'emploi des bains et des délayans; elle acquit même plus d'intensité. La petite fille maigrit d'une manière sensible : on conçut quelques soupçons sur la nature du mal, et les informations que l'on prit ne servirent qu'à les confirmer encore. Les pustules se convertirent en ulcérations rondes, dont les bords étoient coupés perpendiculairement : la suppuration qui s'en exhaloit avoit une odeur fade et nauséabonde. La nourrice visitée offrit un ulcère vénérien à la gorge.

DCXC. Les enfans communiquent souvent la maladie à leurs nourrices. La nommée Marie-Geneviève, âgée de trente ans, douée d'un tempérament sanguin, jouissoit d'une santé parfaite. Relevée de couches depuis quelques jours, elle vint à Paris chercher un nourrisson, qu'elle emporta dans son pays. Il y avoit près de quatre mois qu'elle l'allaitoit, lorsqu'elle éprouva une chaleur intense à la marge de l'anus, accompagnée d'un prurit très-incommode : peu de jours après, plusieurs pustules groupées s'y développèrent. Cette paysanne, ne soupçonnant point la cause de son indisposition, n'en dit rien à son époux, s'abandonna même à ses caresses; mais celui-ci ne tarda pas à en être affecté. Tous deux frappés d'étonnement, et ne connoissant la Syphilis que de nom, allèrent trouver un médecin, qui les éclaira sur leur état : ils demandèrent en outre des renseignemens sur la mère de leur nourrisson, et apprirent qu'elle étoit atteinte de cet horrible mal, lorsqu'elle le mit au monde. Les pustules dont il s'agit étoient aplaties et de forme ovale ; elles étoient recouvertes d'une croûte mince et rugueuse, et baignées par une exsudation presque imperceptible. Ces deux individus furent traités et guéris dans l'intérieur de l'hôpital Saint-Louis. La nommée Marie Martine fut encore plus malheureuse que la précédente. Elle eut l'imprudence de se charger du fils naturel d'une fille prostituée. Cet enfant n'avoit point, à cette époque, de symptômes prononcés de la Syphilis : cependant, deux mois s'étoient à peine écoulés depuis qu'elle le nourrissoit, qu'elle fut toute couverte de pustules, dont on méconnut le caractère et le danger : aussi cette femme demeura-t-elle plusieurs années dans une sécurité pleine et entière sur sa position. Pendant ce temps elle devint successivement enceinte de trois filles, qui apportèrent en naissant le germe d'une maladie vénérienne aussi grave que rebelle à tous les moyens de l'art. Des pustules de couleur olivâtre se manifestèrent sur différentes régions de la peau : gonflement des amygdales; voix foible et enrouée; douleur dans les os pendant la nuit, et surtout dans une température élevée. Tels sont les symptômes qu'on a vainement combattus pendant quatorze ans de leur déplorable existence.

ARTICLE VI.

Des résultats fournis par l'autopsie cadavérique des individus morts de la maladie syphilitique.

DCXCI. Les chaleurs de la saison dans laquelle nous nous trouvions à l'époque où plusieurs individus ont péri des suites de la maladie syphilitique, la putréfaction rapide et l'extrême fétidité des cadavres, n'ont pas permis de multiplier les dissections. Je me contente d'exposer les faits qui suivent : Pierre T..... depuis plus de dix ans étoit en proie à des symptômes vénériens d'une gravité extrême. Il mourut à l'hôpital Saint-Louis, après une longue et déchirante agonie. Son corps, pâle et prodigieusement émacié, offroit, dans toute sa surface, des pustules larges, aplaties et profondément ulcérées : si on enlevoit avec le scalpel les croûtes énormes qui les recouvroient, on apercevoit des excavations considérables : le cuir chevelu en étoit particulièrement atteint, ainsi que les jambes, les cuisses, les bras et les avant-bras. Les parties génitales étoient rouges et enflammées. Rien d'extraordinaire dans le cerveau, dont les circonvolutions étoient distendues par une grande quantité de sérosité : les vaisseaux étoient gorgés de sang; le cervelet étoit intact. Il n'y avoit aucune lésion dans le système pulmonaire : la plèvre étoit saine; le cœur étoit plus volumineux que de coutume. Nulle altération sensible dans le larynx et le pharynx, qui étoient pleins d'un mucus grisâtre : la membrane muqueuse de l'estomac et des intestins étoit pâle et blafarde; le foie étoit volumineux; la vésicule très-distendue par un fluide verdâtre; la rate avoit une mollesse peu ordinaire; les capsules sus-rénales étoient comme cartilagineuses : point de lésion dans le pancréas; point de sérosité dans l'abdomen.

DCXCII. Nous avons procédé à l'autopsie du cadavre de Jean R....., mort des suites d'une affection vénérienne et scorbutique. Un dévoiement colliquatif l'avoit conduit insensiblement à la mort. La tête et la poitrine n'offrirent aucun phénomène intéressant à notre examen : l'abdomen étoit légèrement tuméfié; le péritoine étoit rouge et comme gangrené; les intestins présentoient, dans leur intérieur, quelques légères ulcérations; les glandes du mésentère étoient engorgées et volumineuses; le foie étoit grand; atrophies des vésicules séminales; engorgement de l'épididyme. La couronne du gland étoit surmontée de chancres profonds et étendus; les jambes et les cuisses offroient un très-grand nombre de taches cuivreuses, et de petites tumeurs noirâtres élevées au-dessus de la peau, qui ressembloient à des grains de cassis ou à des merises : sur les parties latérales du col et près des angles de la mâchoire inférieure, existoient des ulcères ronds, avec amincissement et même dénudation de la peau; les parotides étoient ulcérées et en suppuration; les submentales étoient fortement gonflées.

ARTICLE VII.

Considérations générales sur le traitement des Syphilides.

DCXCIII. Voici encore une des maladies qui attestent le mieux l'excellence ainsi que la certitude de notre art. L'espèce humaine a peu de maux qui soient combattus avec plus d'efficacité que les affections vénériennes, lorsqu'une bonne méthode guide les médecins; lorsqu'ils ont appris à discerner exactement les circonstances qui rendent tel ou tel remède fructueux; lorsqu'ils savent le continuer aussi long-temps que le cas l'exige, etc.

DCXCIV. Le traitement des Syphilides a été singulièrement perfectionné dans ces temps modernes. Dans l'origine de ces affreuses éruptions, on n'employoit que des végétaux qui avoient acquis une grande renommée, quoique leur action fût presque toujours insuffisante. On sait que Gonzalve Ferrand fit tout exprès un voyage aux Indes Occidentales pour chercher un remède à ses souffrances, et qu'il en rapporta le gayac. On ajoute qu'à son retour en Espagne, il établit une sorte de spéculation sur ce bois précieux, et qu'il s'enrichit par la vente de ce remède, qui étoit dans un grand crédit et d'un prix énorme. Le sassafras, la salsepareille, la squine, etc. ont été pareillement en grande vénération. L'expérience a toutefois démontré que rien n'étoit plus incertain que les vertus attribuées par l'esprit de routine à un grand nombre de plantes.

DCXCV. Il est prouvé, de nos jours, que le médicament le plus approprié à la curation des Syphilides, est, sans contredit, le mercure ; qu'il dompte seul, avec énergie, les symptômes nombreux qui en dérivent : mais ce qui nuit dans quelques circonstances à son succès, est l'abandon des méthodes simples pour des méthodes plus compliquées et moins efficaces. Comme de pareils maux sont presque toujours le résultat des excès ou de la débauche, ceux qui en sont frappés se réfugient, par l'effet de la honte, auprès des charlatans et des empiriques, qui en aggravent communément l'intensité par leur impéritie et leur mauvaise foi.

DCXCVI. Telles sont les Syphilides observées à l'hôpital Saint-Louis : elles sont invétérées, et rarement exemptes d'une complication funeste. L'expérience nous a démontré qu'il faut un temps très-long pour détruire et dénaturer les formes terribles qu'elles manifestent ; mais toute assertion qui tendroit à déterminer la durée de ce temps, seroit inexacte et incertaine. Les dispositions du corps ne déconcertent que trop souvent les calculs des praticiens à cet égard :

on n'est pas mieux fondé, je pense, lorsqu'on songe à établir, d'une manière positive, la dose ou la quantité du remède qu'il convient d'opposer à telle ou telle forme de la maladie vénérienne : tout est encore problême sur ce point. Nous avons vu, à Paris, un malheureux individu qui avoit langui pendant cinquante années dans les traitemens anti-syphilitiques, et qui n'avoit obtenu qu'au bout de ce long intervalle la guérison de tous ces maux.

ARTICLE VIII.

Du traitement interne employé pour la guérison des Syphilides.

DCXCVII. Les auteurs étalent communément une grande érudition sur les traitemens divers qui conviennent à la maladie vénérienne : il seroit fastidieux de les imiter. Je ne dois compte à mes lecteurs que de la méthode suivie depuis long-temps à l'hôpital Saint-Louis. On ne rencontre d'ordinaire, dans ce précieux établissement, que des Syphilides invétérées, ou des accidens consécutifs d'une contagion désastreuse, qui a plus ou moins vieilli dans le corps humain.

DCXCVIII. Or, presque toutes ces affections finissent par céder au pouvoir incompréhensible du mercure. Toutefois, on voit journellement des empiriques proposer d'autres moyens, et les proclamer comme étant plus énergiques pour combattre un fléau qui désole la génération actuelle. L'inconstance, si naturelle à l'homme, le rend ingrat envers les remèdes les mieux accrédités par l'expérience : pourquoi vouloir bannir de notre art une substance médicamenteuse qui seule a opéré tant de guérisons radicales, et à laquelle tant d'individus doivent leur bonheur et leur conservation ?

DCXCIX. L'observation a particulièrement sanctionné les effets salutaires du muriate de mercure suroxidé. Lorsque ce sel, si avantageux dans ses résultats, est administré dans des proportions convenables ; lorsque son emploi est accompagné de toutes les circonstances propres à seconder son activité inconcevable ; lorsqu'on l'associe, par exemple, à des sudorifiques puissans, il est rare qu'il ne fasse point évanouir les symptômes dont le caractère est le plus rebelle. On remarque, à l'hôpital Saint-Louis, que cette préparation est spécialement utile, quand les Syphilides sont très-anciennes. Nous avons vu, en outre, qu'il étoit important de ne pas se lasser de son usage, malgré les craintes que peut inspirer la résistance apparente du mal. On est frappé d'une surprise inexplicable, quand on songe aux propriétés d'un sel qui agit, à si petite dose, sur le système entier de l'économie animale. De tous les mystères de la thérapeutique, il n'en est aucun qui étonne autant notre imagination, que la promptitude avec laquelle la moindre quantité de ce médicament modifie avantageusement les forces vitales, et purge la masse des humeurs d'un levain aussi funeste.

DCC. J'ai fait administrer ce sel, comparativement avec beaucoup d'autres préparations mercurielles. Il a montré, dans presque tous les cas, une énergie médicamenteuse, qui lui assure à jamais la prééminence. Quelques praticiens avoient proposé le muriate mercuriel doux; mais les expériences nombreuses qu'on a tentées, prouvent que son action est bien moins puissante sur la maladie dont il s'agit, quoiqu'il puisse provoquer avec plus de promptitude le phénomène d'une salivation extraordinaire. On a fait aussi des efforts pour accréditer le carbonate ammoniacal, l'acide nitrique, le muriate d'or, etc. qui sont encore des remèdes très-incertains.

DCCI. La dissolution de muriate de mercure suroxidé s'applique avec plus d'efficacité aux innombrables symptômes de cette affection protéiforme, et en triomphe presque toujours. On augmente insensiblement ses doses, jusqu'à l'instant où il s'excite dans les vaisseaux une sorte de fièvre dépurative, et des mouvemens perturbateurs propres à dénaturer l'irritation vénérienne.

DCCII. Mais on ne peut assigner rigoureusement (ainsi que je l'ai dit plus haut) la quantité de mercure qui doit être introduite dans le corps humain, pour la destruction des Syphilides invétérées : cette quantité ne sauroit être, dans tous les cas, en rapport avec la violence de la maladie. Les effets d'un pareil remède dépendent, plus qu'on ne le croit communément, de l'idiosyncrasie des individus, et de l'état des forces vitales. Rien n'est plus varié que la susceptibilité des malades pour les impressions des différentes préparations mercurielles : je pourrois appuyer cette assertion par beaucoup de preuves.

DCCIII. Il arrive quelquefois que les pustules, les

ulcères, les végétations syphilitiques, croissent d'intensité après l'usage du muriate de mercure sur-oxidé : c'est là un des effets les plus remarquables de cette substance, alors même qu'elle est administrée avec méthode et discernement. Mais cette augmentation apparente des symptômes n'est que momentanée; elle est le résultat de l'action du mercure sur l'irritabilité des organes; et si cette action exaspère par fois les accidens, elle finit presque toujours par en mieux combattre la violence. Il importe que les praticiens connoissent ce phénomène, pour qu'ils ne soient jamais découragés dans la poursuite d'un mal aussi opiniâtre. Les malades eux-mêmes ont besoin d'être rassurés : la plupart accusent le remède, quand il ne faudroit que blâmer la méthode.

DCCIV. L'emploi intérieur du muriate de mercure sur-oxidé nous a paru plus spécialement efficace dans le traitement des pustules syphilitiques, que dans celui des végétations ou des ulcères qui résultent d'une infection analogue. Les pustules croûteuses, les tuberculeuses, les ortiées, etc, s'évanouissent surtout avec promptitude par l'emploi méthodique de ce remède. Les pustules lenticulaires, les pustules miliaires, etc., résistent davantage. Nous avons même fait la remarque, que plus les pustules sont volumineuses, plus elles cèdent aisément aux moyens de guérison : j'excepte néanmoins de cette règle les pustules serpigineuses, qui causent tant de ravages, et qui souvent ne se cicatrisent, dans certaines parties du corps, que pour se reproduire ailleurs avec une égale intensité.

DCCV. Au surplus, tout en louant les effets rapides et presque merveilleux du muriate de mercure sur-oxidé, nous ne devons pas exclure la considération des circonstances nombreuses qui peuvent faciliter son succès : telle est, en premier lieu, l'habitation d'un lieu pur et exempt de toute exhalaison marécageuse. Nous avons vu un malheureux militaire, chez lequel ce remède n'avoit eu aucune action favorable pendant un laps considérable de temps qu'il fut contraint de rester au bord de la mer. Un voyage changea totalement chez lui le mode de sensibilité des absorbans : transporté dans un autre lieu, il employa les mêmes méthodes, qui furent suivies d'un plein succès. Des alimens doux, un repos convenable ou un exercice modéré, l'abstinence de toute passion vive, etc. peuvent également influer sur la célérité de la guérison.

DCCVI. Dans quelques circonstances nous nous sommes très-bien trouvés d'allier l'opium au mercure, pour combattre avec succès des Syphilides rebelles, et qui étoient accompagnées d'intolérables douleurs. Il nous a semblé que ce précieux remède, introduit dans l'estomac, tempéroit en quelque sorte la trop grande activité des sels mercuriels, sans néanmoins affoiblir leurs vertus. Marie R....., couverte d'ulcères rongeans et phagédéniques, étoit en proie à de cruelles souffrances; elle éprouvoit des spasmes, des vomissemens, des insomnies, aussitôt qu'elle avoit pris la plus légère dose de mercure : la liqueur de Van-Swiéten, administrée aux doses ordinaires dans un verre d'eau d'orge édulcorée par trois gros de sirop de diacode, fut suivie d'un calme inaccoutumé. Depuis cette époque les symptômes s'adoucirent, et la malade parvint assez promptement à sa guérison.

DCCVII. Il existe, en outre, beaucoup de cas où le traitement des malades, par les remèdes les mieux éprouvés, devient absolument impossible : souvent l'estomac repousse le mercure, ou ne peut le supporter sans inconvénient. Nous avons reçu, à l'hôpital Saint-Louis, une jeune femme chez laquelle les préparations anti-syphilitiques suscitoient toujours des convulsions : cependant les symptômes de son mal se déployoient avec une intensité effrayante ; les pustules, les végétations, les ulcères s'aggravoient de jour en jour ; toutes ses articulations s'étoient recouvertes de périostoses ; la cloison du nez étoit enfoncée ; un horrible chancre se développoit dans l'intérieur des fosses nasales ; la malade étoit consumée par la fièvre hectique, et les douleurs nocturnes étoient excessives. Dans ce déplorable état, nous ne vîmes rien de mieux à tenter que de lui administrer le mercure sous forme de lavemens. Une semblable méthode avoit été autrefois mise en usage avec quelque succès. Après deux mois de persévérance, nous vîmes les ulcérations se fermer, les douleurs spasmodiques s'évanouir, et la malade fut en état de prendre, par les voies digestives, les préparations mercurielles que nous jugeâmes être le plus utiles à sa position.

ARTICLE IX.

Du traitement externe employé pour la guérison des Syphilides.

DCCVIII. L'expérience a prouvé qu'un traitement interne, quelque bien dirigé qu'il soit, ne suffit pas toujours pour détruire radicalement les Syphilides. On peut se convaincre, par une multitude d'exemples, que lorsque ces affections ont été nouvellement contractées, et que le levain de leur contagion se trouve encore dans le plan superficiel des vaisseaux lymphatiques, le mercure, incorporé dans des susbtances onctueuses, et administré par les surfaces du corps, à l'aide des frictions plus ou moins énergiques, porte un calme réparateur dans le système de la circulation générale. Ce procédé n'est pas moins efficace, quand la diathèse vénérienne existe depuis long-temps dans la masse de nos humeurs : les malades sont presque toujours guéris par l'absorption salutaire de ce remède.

DCCIX. Le traitement local des Syphilides est toujours relatif et approprié aux formes différentes dont elles se masquent, lorsqu'elles attaquent les tégumens. Les pustules, les végétations, les ulcères, réclament des procédés particuliers, lesquels varient encore selon leur siége, selon leur nature et l'ancienneté de leur développement.

DCCX. L'effet du mercure appliqué à l'extérieur doit être de modifier avantageusement les propriétés vitales du système humain, en détruisant l'influence maladive du virus syphilitique, sans provoquer aucun spasme ni aucun excès de sécrétion dans les glandes salivaires. Quand l'infection est ancienne et très-invétérée, il faut surtout éviter ce mouvement local et perturbateur qui ne contribue en rien à la guérison, et qui irrite quelquefois les symptômes. C'est un fait curieux constaté à l'hôpital Saint-Louis, et qu'on pourroit consigner dans tous les livres de la science qui ont du rapport avec cet important objet, que ce remède incompréhensible n'agit jamais mieux contre la maladie que lorsqu'il épargne la constitution physique, et qu'il pénètre sans trouble dans les organes.

DCCXI. J'ai recueilli une multitude d'observations qui prouvent qu'il n'est pas nécessaire que le mercure augmente les sécrétions de l'économie animale pour la destruction des Syphilides, et que le mal ne disparoît jamais plus vite que lorsque les effets du mercure sont modérés. J'ai expérimenté que la susceptibilité des glandes salivaires est un phénomène fatal, particulièrement chez les personnes scorbutiques et atteintes du vice scrophuleux. Dix individus, par un résultat de leur idiosyncrasie, ayant subi la salivation mercurielle, ont été infiniment retardés dans leur guérison : un grand nombre d'autres ont pris naguère les frictions sous mes yeux, sans éprouver le moindre changement, sur les surfaces muqueuses de l'estomac et des intestins; il n'y a eu ni accroissement dans la vitesse de leur pouls, ni altération dans leurs urines; et pourtant les symptômes ont été radicalement détruits avec une surprenante rapidité.

DCCXII. On a avancé, relativement à l'administration extérieure du mercure, beaucoup de faits sur lesquels il est difficile de compter, et auxquels il seroit peu philosophique d'ajouter quelque croyance. C'est ainsi, par exemple, que les empiriques prescrivent une multitude de règles minutieuses, qu'ils croient favorables à l'activité d'un pareil remède : la plupart défendent rigoureusement de s'exposer à l'air, interdisent l'usage des viandes les plus saines, des boissons les plus salutaires; mais il faut convenir qu'il n'y a que du vague en pareille matière. Connoît-on les circonstances atmosphériques qui peuvent seconder l'absorption du remède? A-t-on découvert quels sont les alimens qui peuvent fortifier son action? Sait-on quels degrés de froid ou de chaud influent sur l'activité du virus vénérien, ou affoiblissent son pouvoir délétère?

DCCXIII. N'est-on pas, au contraire, très-fondé à croire que l'emploi d'un régime restaurant, des nourritures succulentes, que des circonstances morales, les douces distractions, les jeux, les divers moyens de l'hygiène, les promenades, souvent même les voyages dans un pays plus salutaire, peuvent influer avantageusement sur le mode de sensibilité de tout le système lymphatique, et le mieux disposer à l'absorption du mercure? Ce qu'il y a de positif, c'est que ce remède n'a aucune action sur les corps desséchés et consumés par le marasme, ainsi que nous avons pu nous en convaincre par bien des exemples. Les frictions n'avoient opéré aucun effet sur un vieux officier pendant son séjour en Pologne, où il avoit contracté un amaigrissement extraordinaire : trois mois de repos dans un village de France lui restituèrent son ancien embonpoint : on recommença dès-lors le traitement qu'on avoit employé sans fruit dans une occasion moins favorable, et ce traitement dissipa bientôt tous les symptômes. J'ai déjà cité plus haut un fait qui est absolument analogue.

DCCXIV. Le traitement local s'applique rarement avec avantage aux Syphilides pustuleuses, particulièrement lorsqu'elles sont la suite d'une infection ancienne et profonde : cependant il est vrai de dire que, lorsqu'elles sont accompagnées d'un état inflammatoire, les bains tiédes facilitent singulièrement les bons effets du traitement intérieur que l'on a prescrit. J'ai également constaté, par mes observations, que, lorsque les pustules sont agglomérées et indolentes, il est salutaire de les humecter avec quelque liqueur plus ou moins caustique, qui ranime les propriétés vitales de la peau, et prévient par ce moyen une rétropulsion qui seroit funeste. Les plus rebelles de toutes les pustules sont, ainsi que j'ai déjà eu occasion de l'observer, celles qui affectent la forme miliaire ou même lenticulaire. J'ai employé avec un bonheur inattendu, contre ces deux dernières éruptions, la pommade composée avec le sulfate jaune de mercure, à l'aide duquel j'ai obtenu une guérison assez rapide.

DCCXV. C'est surtout pour la destruction des Syphilides végétantes que le traitement extérieur est utilement invoqué. Il est digne d'observation que ces productions ou excroissances morbifiques ne jouissent point des propriétés vitales du derme ; qu'elles sont en quelque sorte isolées de l'organisation : aussi les procédés chirurgicaux les font aisément disparoître.

On a recours aux ligatures, à l'excision par l'instrument tranchant, aux escarotiques qui les flétrissent : on fait un usage fréquent de la pierre à cautère, de la pierre infernale : je me sers de préférence des acides plus ou moins concentrés.

DCCXVI. Souvent les végétations reparoissent après avoir été liées, excisées ou cautérisées. Quelquefois leur retour a lieu, parce que la cause qui a opéré leur développement agit encore, et cette circonstance nécessite de faire concourir les préparations intérieures avec le traitement local : c'est par l'administration simultanée du muriate de mercure sur-oxidé qu'on arrête leur tendance ou leur disposition à repulluler. Il peut, du reste, arriver que la Syphilide végétante se montre de nouveau, parce que ses racines n'ont point été détruites en totalité, et qu'il en est resté quelques vestiges dans le tissu cellulaire : dans ce cas, il est urgent de revenir aux moyens énergiques qu'on a déjà employés.

DCCXVII. Les caustiques conviennent principalement quand les végétations sont d'une texture lâche, et qu'elles ont besoin d'être réprimées : les chirurgiens ont recours à l'eau phagédénique, qui suffit quelquefois pour les faner et pour les détruire. Les dissolutions de sulfate de zinc, de sulfate de cuivre, opèrent un effet semblable : le muriate de mercure sur-oxidé, incorporé en grande proportion dans l'alcool et dans l'eau distillée, agit avec un succès plus certain : l'alun calciné est pareillement applicable. On emploie, à l'hôpital Saint-Louis, des caustiques qui ne sont pas moins actifs : tels sont l'acide nitrique, l'acide muriatique, le muriate d'antimoine, etc., dont on imbibe de très-petits pinceaux destinés à n'atteindre que la propre substance des végétations.

DCCXVIII. Toutes les fois que les Syphilides végétantes offrent beaucoup de consistance et de dureté; toutes les fois qu'elles ne sont ni rougeâtres, ni saignantes, et qu'elles affectent une forme oblongue et conique, on préfère communément le moyen de l'excision, qui s'effectue à l'aide des ciseaux courbes ou plats; les excroissances se trouvant placées sur une surface convexe, l'opération dont je parle exige plus ou moins d'adresse, afin de bien déterminer préalablement leur saillie, et les emporter en totalité: les chirurgiens prèfèrent se servir du bistouri si les végétations sont larges, et si leur base occupe un grand espace sur les tégumens. Enfin, il est des circonstances où les végétations que l'on doit extraire, se trouvent recélées dans l'intérieur des organes affectés; c'est alors que le génie particulier de l'opérateur doit fabriquer l'instrument le plus convenable pour l'approprier au siége du mal.

DCCXIX. Les ligatures sont employées, lorsqu'on ne peut procéder commodément à l'excision par le secours des instrumens dont nous venons de faire mention. Il est facile de mettre à profit ce moyen, quand les tumeurs sont isolées, et qu'elles sont portées sur un pédicule long et étroit; c'est ce qui arrive quelquefois dans celles qui sont situées au pourtour de l'anus, aux bords du vagin, etc.; on serre progressivement et tous les jours leur tige, jusqu'à leur chute totale: il importe de détruire toutes les racines, pour éviter leur reproduction, ce qui est difficile à exécuter, surtout si elles sont volumineuses.

DCCXX. Le traitement local et extérieur ne convient pas uniquement aux Syphilides pustuleuses et végétantes; il est aussi très-favorable aux ulcères vénériens, soit qu'ils proviennent d'une contagion primitive, soit qu'ils se développent à la suite d'une infection générale de tout le système. Les ulcères primitifs se reconnoissent communément à l'intensité de l'inflammation qui les accompagne, au renversement et au déchirement de leurs bords, à leur excavation plus ou moins profonde dans la substance de la peau, à la vive douleur qu'ils occasionnent, etc.; mais les ulcères qui ne sont que secondaires offrent un caractère plus bénin, et marchent surtout avec moins de rapidité. Pour suivre une méthode exempte de danger dans le traitement de ces affections, on évite, en ce dernier cas, toute application irritante: on se contente de recouvrir les ulcères superficiels avec un linge enduit de cérat simple, ou légèrement animé par l'onguent mercuriel. La fréquence des pansemens et la propreté constante qu'on entretient, suffisent pour amener sans délai une guérison radicale.

DCCXXI. Mais lorsque les ulcères s'étendent en profondeur, lorsqu'ils sont livides et couenneux, on y applique des substances caustiques, pour dénaturer le vice vénérien et en borner les progrès. M. Cullerier, si habile dans la curation de la maladie qui nous occupe, préfère le muriate d'antimoine liquide, parce que son effet est extraordinairement prompt, et qu'il arrête comme par enchantement l'activité du virus.

Ce caustique convertit bientôt l'ulcère en plaie simple, quelle que soit sa malignité; mais son emploi exige de la prudence et beaucoup d'adresse. A l'hôpital Saint-Louis on a recours à l'acide nitrique médiocrement concentré; on a soin de cerner habilement tous les contours de l'ulcération, et d'en atteindre tous les bords : par cet unique moyen, on l'empêche de se reproduire elle-même, et de s'étendre quelquefois avec plus de violence qu'auparavant.

DCDXXII. Le traitement extérieur des ulcères syphilitiques varie, du reste, selon le siége qu'ils occupent : ceux qui se manifestent à la paroi interne des joues et dans l'intérieur de la bouche, au pharynx et au voile du palais, doivent principalement être combattus par des gargarismes adoucissans et médicamenteux. De semblables moyens ne sont pas toujours très-efficaces, surtout si la langue est profondément attaquée : ce dernier genre d'ulcération est si long à guérir, qu'il dure quelquefois plusieurs années, et qu'il résiste à toutes les méthodes curatives. Nous avons eu, à l'hôpital Saint-Louis, un individu qui en a été la victime.

DCCXXIII. Au surplus, il faut une multitude de précautions et de soins pour l'efficacité des pansemens, selon que les ulcères syphilitiques se placent à la marge ou dans l'intérieur de l'anus, aux grandes lèvres ou dans le vagin, à l'ombilic, entre les orteils, dans les oreilles ou dans les fosses nasales, etc. La maladie s'aggrave partout où il y a frottement des surfaces, et lorsque les parties se trouvent dans un mutuel contact : les ulcères résistent souvent à tous les moyens qu'on leur oppose. Cette opiniâtreté dans les symptômes est surtout plus marquée, quand les individus infectés continuent de se livrer à la débauche ou à de honteuses communications. Je ferois rougir la pudeur, si j'exposois les vices insurmontables des personnes qui viennent réclamer des secours à l'hôpital Saint-Louis. Les remèdes ne produisent aucun bon effet, si l'on ne vient à bout de réprimer ces coupables et illicites habitudes.

DCCXXIV. Personne n'ignore que les ulcérations vénériennes peuvent se compliquer d'un état de phlogose, qui s'entretient par la disposition physique des parties vivantes. C'est ainsi que le rétrécissement du prépuce, le gonflement du gland, et autres phénomènes de ce genre, peuvent être portés à un degré de violence extrême : ce sont les bains tièdes, les lotions douces, les larges saignées, la diète sévère, etc., qui parviennent à appaiser ces accidens funestes. Sans ces moyens, qui arrêtent presque toujours les progrès du mal, la gangrène fait de tels ravages, qu'elle détruit quelquefois rapidement, et en totalité, les organes de la génération. J'ai vu ce mal déplorable survenu à un militaire, pour avoir voyagé pendant un mois avec un paraphymosis enflammé : à son arrivée à Paris, la suppuration chancreuse avoit entièrement dévoré le membre viril.

DCCXXV. Les Syphilides cutanées qu'on observe à l'hôpital Saint-Louis, sont constamment d'une nature rebelle, parce qu'elles sont rarement exemptes de mélange et de complication. On ne sauroit décrire avec des couleurs assez vives cet assemblage de misères qui viennent quelquefois se réunir sur un même individu : le scorbut, le vice scrophuleux, les dartres, le prurigo, la goutte, le rhumatisme, tous les maux se réunissent, se fortifient en quelque sorte de leur réciproque influence, et vieillissent ensemble dans les mêmes corps. C'est dans ces divers cas que les symptômes deviennent plus véhémens et plus furieux, et qu'ils s'irritent par tous les moyens qu'on oppose à leur funeste propagation.

LES SCROPHULES.

CONSIDÉRATIONS GÉNÉRALES SUR LES SCROPHULES.

DCCXXVI. J'ai cru devoir placer l'histoire des scrophules immédiatement après celle des syphilides, parce que les altérations particulières que produisent l'un et l'autre de ces deux genres de maladie ont des traits frappans de similitude qui n'ont échappé à aucun observateur. Un point de ressemblance incontestable surtout, est cette disposition constante du tissu cellulaire à produire des pustules, des végétations, des ulcérations, des engorgemens glanduleux, etc. Il est même des cas où l'analogie est si frappante, qu'on se méprendroit sur l'identité des scrophules, si l'on n'étoit d'ailleurs averti de leur présence par des signes commémoratifs ou par des caractères particuliers que fournit l'inspection même des individus entachés d'un vice aussi déplorable.

DCCXXVII. Pour peu d'ailleurs qu'on veuille remonter jusqu'aux premières sources de ce fléau, on a occasion de se convaincre que, dans beaucoup de circonstances, il n'a pas de cause plus directe que la syphilis. Lorsqu'au quinzième siècle, l'armée de Naples fit des excursions multipliées dans les campagnes de l'Italie, on observa que les descendans des femmes qui avoient été infectées par ce foyer de corruption, étoient presque tous devenus écrouelleux. Ce phénomène a été pareillement observé dans les villes long-temps occupées par des garnisons militaires. Enfin, les mêmes remarques ont eu lieu dans l'intérieur de l'hôpital Saint-Louis, où j'ai eu plus d'une fois sous les yeux trois générations successives d'individus qui expioient en quelque sorte l'inconduite et les débauches de leurs pères par les accidens les plus terribles de la maladie scrophuleuse. Je parlerai plus bas de ce fait extraordinaire, que je n'offre ici que sous un point de vue général.

DCCXXVIII. Parmi les maladies chroniques qui affligent de toutes parts l'espèce humaine, il n'en est certainement aucune qui soit plus digne d'une discussion sérieuse et qui mérite autant de fixer l'attention des médecins, que celle dont nous allons nous occuper. C'est un des vices originaires les plus communs et les plus rebelles aux moyens curatifs. Il n'en est guère de plus funeste, au jugement même d'Hippocrate. Quelquefois le temps lui donne des forces et ajoute en quelque sorte à l'horreur de ses symptômes. Quoiqu'il n'excite pas de grandes souffrances, il attriste néanmoins les plus beaux momens de la vie; souvent même il en tarit les sources et trouble toutes les lois de l'accroissement. J'ai observé à ce sujet les anomalies les plus singulières. J'ai fait paroître naguère devant mes élèves un homme âgé d'environ trente-deux ans, et frappé, pour ainsi dire, d'une hypertrophie universelle. Sa taille, devenue gigantesque, avoit acquis plus de six pieds. Les parties molles, telles que la langue, la verge, etc. offroient une dimension démesurée. Par le plus bizarre des contrastes, j'opposois à cet exemple celui d'un autre individu non moins écrouelleux que le précédent, et à-peu-près du même âge. Ce dernier avoit la petitesse et la régularité des formes d'un nain. Il étoit imberbe; et les parties génitales n'offroient encore chez lui aucun signe de virilité. La même maladie produit une multitude d'autres dérangemens qui n'ont pas été considérés sous leur véritable aspect.

DCCXXIX. Malgré leur fréquence, les écrouelles inspirent un effroi général. Les personnes douées d'une certaine prudence craignent, avec raison, de s'allier avec celles que l'on suppose infectées d'un pareil vice, et qui en offrent quelques vestiges sur la peau. D'autres s'imaginent à tort que le moindre attouchement communique cette maladie, et ne peuvent se défendre à ce sujet des terreurs les plus exagérées. Enfin, il en est qui pensent qu'elle est d'une nature tellement maligne, qu'il faut nécessairement la regarder comme un résultat de la colère céleste. Ils ont cru même que cette affection surnaturelle étoit au-dessus de tout pouvoir humain, et que c'étoit aux rois seuls que Dieu avoit délégué la faculté de la guérir. Clovis passe pour être le premier qui ait été revêtu d'un privilége aussi auguste, et pour l'avoir transmis à ses successeurs. *Rex te tangit et Deus te sanat apposito statim crucis signaculo.*

DCCXXX. Dans l'impuissance de l'art, d'autres ont eu recours aux amulettes. Ils ont envisagé comme fort utile la coutume de suspendre au col des malades la plante désignée sous le nom de *scrophulaire*. Que d'autres pratiques superstitieuses n'a-t-on pas inventées ! Au déclin de la lune, il en est qui attachent un crapaud vivant sur les parties même qui offrent les signes de cette affection dégoûtante, et qui l'y retiennent jusqu'à ce qu'il meure. Le vulgaire prétend que si on met les glandes engorgées en contact avec la main glacée d'un cadavre, on peut espérer la guérison, sans doute à cause de la frayeur qu'inspire un acte aussi insolite. L'an dernier, mourut, dans un château de la Normandie, un homme fort révéré et qui jadis avoit été religieux dans l'ordre austère de la Trappe : il passoit pour avoir le don de faire disparoître les écrouelles par la simple apposition des mains. Dans les pays où les écrouelles abondent, il est des fontaines consacrées par la piété populaire, et où un grand nombre de personnes souffrantes vont chercher un soulagement à leurs maux. Sans doute que les émotions que l'on éprouve dans ces pélerinages, impriment au système lymphatique une activité salutaire. J'ai pensé, du reste, qu'il n'étoit pas inutile de reproduire ici ces croyances et ces coutumes locales qui renferment toujours quelque fait instructif pour l'observateur. Ne sont-ce pas ces croyances qui nous ont révélé les effets de la méthode perturbatrice, dont on a retiré les plus manifestes avantages depuis quelques années ?

DCCXXXI. Lorsque j'ai traité de la maladie scrophuleuse dans le premier volume de ma *Nosologie naturelle*, et que j'ai voulu la classer dans le rang qui lui convient, j'ai cru devoir la rapporter à la famille des Adénoses, parce qu'en effet cette maladie a pour siége spécial le tissu des glandes conglobées ou absorbantes. C'est l'intumescence de ces glandes qui les fait saillir dans des endroits où elles sont d'ordinaire peu apparentes. Les vaisseaux lymphatiques participent nécessairement à l'altération, et quelques dissections anatomiques très-attentivement pratiquées dans l'amphithéâtre de l'hôpital Saint-Louis, démontrent qu'ils sont par fois obstrués, souvent noués et variqueux. Quand aux scrophules cutanées qui sont l'objet principal de cette dissertation, il faut les regarder comme le résultat ou la suite de l'altération primitive des ganglions absorbans, et particulièrement de ceux qui abondent sous l'appareil tégumentaire.

DCCXXXII. Parmi les considérations intéressantes auxquelles donne lieu cette affection extraordinaire, il en est une à laquelle on ne s'attend pas, et qui n'en est pas moins digne de toutes les méditations des médecins physiologistes; c'est que dans les grandes villes elle est devenue si fréquente et si générale, que peu de familles en sont préservées. Elle constitue une sorte de tempérament particulier dans la vie sociale. Lorsqu'elle est peu prononcée dans l'économie animale et qu'elle se borne à y faire prédominer le tissu cellulaire, il en résulte une beauté factice qui flatte agréablement les regards, et qui exerce même un certain empire sur les passions dans les rapports naturels des sexes.

DCCXXXIII. J'ai souvent appelé l'attention de mes élèves sur cette multitude de jeunes filles qui, parvenues à la fleur de l'âge, viennent toutefois réclamer nos soins à l'hôpital Saint-Louis pour quelque accident de la maladie scrophuleuse. On est réellement surpris de tous les contrastes que l'on observe sur une peau fraîche, et souvent colorée du plus vif incarnat; on voit s'élever çà et là, ou sur une seule partie du corps, des pustules et des croûtes sordides, qui se changent en ulcères hideux. Le mal semble s'être, pour ainsi dire, concentré sur un point des tégumens, tandis que les autres présentent l'aspect de la santé la plus régulière et la plus brillante.

DCCXXXIV. C'est surtout chez les femmes et chez les enfans que l'on remarque ces formes arrondies, ces contours polis, et surtout cette fraîcheur qui tient à la redondance des sucs muqueux dans les alvéoles du tissu cellulaire. Telle étoit une jeune actrice d'un des théâtres de la capitale; aucune n'avoit des regards plus expressifs et plus animés, un teint plus pur et plus éclatant de blancheur; elle charmoit la ville par la beauté de sa voix et la grâce infinie de ses attitudes, etc. Cependant elle portoit sur l'une des parties latérales de son col un ulcère sanieux, dont il falloit sans cesse masquer la présence par une fraise de gaze, ou pallier la fétidité par des parfums. Dans les grandes villes, ne voit-on pas tous les jours une multitude d'enfans qui, semblables à des plantes étiolées ou à ces fruits trop succulens que détériore la culture, recèlent une maladie fâcheuse sous les formes les plus agréables à la vue?

DCCXXXV. Qui croiroit que la dépravation physique de l'un des systèmes les plus essentiels à la nutrition, n'est en aucune manière défavorable à l'exercice des fonctions intellectuelles et morales ! En général, les scrophuleux ont l'âme très-active et très-passionnée; ils manifestent une aptitude singulière pour les travaux de l'esprit. On diroit que les idées circulent avec plus de liberté au milieu des circonvolutions et des anfractuosités cérébrales, ordinairement plus dilatées et plus volumineuses chez ces sortes de malades, comme l'anatomie le démontre. Une remarque que tout le monde peut faire, c'est qu'il y a eu parmi eux beaucoup d'hommes d'un ordre supérieur, et qui ont efficacement contribué à la gloire des sciences et des arts. Ceci n'est point un paradoxe, et donne matière à des réflexions importantes. On dira tout ce qu'on voudra, mais on connoît tel poète, ou tel savant, dont les chefs-d'œuvre ne sont par fois que le résultat d'un tempérament exalté par la fièvre, ou d'une susceptibilité nerveuse exaspérée par l'insomnie. Il faut avoir vu comme nous les malades en masse, pour être assuré de la justesse de ces observations.

DCCXXXVI. On croira facilement que les mêmes causes qui développent avec tant d'activité l'intelligence des scrophuleux, doivent pareillement influer sur l'énergie et l'intensité de leurs passions. La plupart sont très-portés aux plaisirs de l'amour. A l'hôpital Saint-Louis, j'en ai vu plusieurs singulièrement disposés à des sentimens de haine et de vengeance, et qui s'abandonnoient quelquefois à des mouvemens de colère incoercibles. Dans les maisons d'éducation, les instituteurs éprouvent des difficultés sans nombre pour corriger ces penchans précoces, résultat d'une irritabilité morbifique qu'on n'a point encore étudiée.

DCCXXXVII. Tout ce que j'ai dit jusqu'à présent n'est relatif qu'à la scrophule des villes; mais lorsque cette maladie est endémique, lorsqu'elle se manifeste au sein de la misère et des qualités malfaisantes de l'atmosphère, elle offre un aspect tout différent aux regards de l'observateur. C'est bien le même genre d'affection, mais avec des caractères tranchés qui en font une espèce particulière. Nous avons eu occasion de recevoir, à l'hôpital Saint-Louis, quelques-uns de ces scrophuleux, qui arrivoient du département de la Lozère. Ils étoient presque tous dans un état effrayant de décharnement et de maigreur; les glandes cervicales et sous-maxillaires étoient prodigieusement engorgées et se prononçoient en tumeurs sous les tégumens amincis; la thyroïde sembloit monstrueuse; la couleur de leur peau étoit sale et terreuse; leur épiderme étoit dur et calleux dans plusieurs parties de leur corps; leurs mains et leurs avant-bras étoient desséchés comme les membres d'une momie d'Égypte; leurs ongles étoient raccornis et recourbés; la plupart étoient chauves et d'une stature raccourcie; ils avoient le regard terne et pour ainsi dire inanimé, la voix rauque et sourde, comme si elle sortoit d'un tombeau; leur marche étoit vacillante. Enfin, la vie sembloit n'exister que par un souffle chez tous ces individus flétris et absolument dégradés par les ravages de l'atrophie scrophuleuse.

DCCXXXVIII. Quand on visite chez eux ces malheureux villageois, on ne s'étonne plus des ravages que produit dans leur économie physique la maladie déplorable dont nous nous occupons. La plupart vivent constamment dans des vallées étroites, obscures, entrecoupées, où pénètre à peine le soleil; leurs chétives cabanes sont presque toujours adossées à des tertres ou appuyées sur la base des collines, où elles se trouvent sans cesse en butte aux eaux qui proviennent de l'accumulation des pluies ou de la fonte des neiges. Quelques-uns couchent dans des granges ou dans des écuries, pêle-mêle avec les animaux domestiques. Leur lit touche à des murailles humides, et le linge qui les recouvre est d'une malpropreté aussi nuisible que les vapeurs ammoniacales qu'ils y respirent; ajoutons qu'ils ne se soutiennent que par une nourriture mal-saine, et qu'aucune éducation morale ne vient d'ailleurs corriger chez eux les rigueurs de l'indigence ou l'âpreté du climat. Toutes ces causes doivent certainement dépraver à la longue le système lymphatique, et donner lieu à tous les fâcheux accidens que nous observons.

DCCXXXIX. Le traitement de la maladie scrophuleuse est essentiellement lié à la prospérité publique; toutes les académies, tous les cabinets savans devroient proposer ce sujet à l'émulation générale. Parmi les fléaux sans nombre dont la race humaine est accablée, aucun en effet n'oppose aux ressources de notre art une opiniâtreté plus désespérante. Je me propose de donner sur ce point de doctrine quelques aperçus utiles, que l'expérience m'a suggérés; mais afin de procéder dans cette dissertation avec plus d'ordre et de convenance, je commencerai préalablement par exposer, avec l'exactitude rigoureuse des sciences naturelles, les divers symptômes de cette infirmité, aussi honteuse que dégoûtante, qui nous rend le rebut de nos semblables; qui fait redouter l'union conjugale, qui se transmet à nos descendans, qui frappe l'enfant dans les bras de sa mère, et transforme les plus belles années de la vie en une série de peines et de souffrances.

SECTION PREMIÈRE.

Faits relatifs à l'histoire particulière des Scrophules.

ESPÈCE PREMIÈRE.

SCROPHULE VULGAIRE. *Scrophula vulgaris* (1).

Scrophule, se manifestant sur une ou plusieurs parties des tégumens, surtout aux angles de la mâchoire inférieure, par l'accroissement, l'induration et la saillie des glandes lymphatiques, par la tuméfaction de la lèvre supérieure, par des gonflemens et des caries articulaires, par des taches, des écailles, des croûtes ou des ulcérations à la peau, par des végétations celluleuses, etc. d'où naissent les variétés suivantes :

A. LA SCROPHULE VULGAIRE GLANDULEUSE. *Scrophula vulgaris glandulosa.* — Ce sont les glandes du col et des aisselles, qui sont le plus sujettes à s'engorger par l'effet de l'irritation scrophuleuse. Les glanglions lymphatiques, qui se trouvent immédiatement situés sous la peau, se gonflent par fois dans toutes les parties du corps, en sorte qu'en parcourant avec les doigts ces petites éminences, on croit sentir les grains d'un grand chapelet ou des œufs de perdrix. La Scrophule vulgaire glanduleuse est tantôt stationnaire; tantôt elle arrive à suppuration et forme des abcès plus ou moins étendus; quelquefois elle contracte la dégénérescence cancéreuse.

---

(1) Consultez les planches XLVI, XLVII et LXVIII de mon ouvrage in-folio, sur les Maladies de la Peau, observées à l'hôpital Saint-Louis.

B. La Scrophule vulgaire articulaire. *Scrophula vulgaris articularis.* — La Scrophule des articulations est la plus commune après celle que nous venons de signaler. Nos hospices de charité en sont remplis. Elle se montre indifféremment aux pieds et aux mains, dont elle carie et détruit les petits os; aux genoux, où elle détermine des épanchemens de synovie; autour de la tête du fémur, dont elle cause la luxation, etc. Cette maladie est très-fâcheuse, puisqu'elle réduit les individus qu'elle attaque à un état de nullité absolue. Comme la précédente variété, elle se manifeste principalement dans le jeune âge; mais ses traces persistent jusque dans la veillesse la plus reculée.

C. La Scrophule vulgaire cutanée. *Scrophula vulgaris cutanea.* — Lorsque la maladie scrophuleuse s'étale sur la peau, elle y produit des effets qui simulent d'une manière frappante ceux de la dartre ou de la syphilis. Ces effets sont si différens, qu'on pourroit établir une multitude de sous-variétés intéressantes, si l'on avoit égard à toutes les formes qui se présentent. Ainsi, par exemple, je ne pense point qu'aucun auteur, avant moi, ait jamais signalé une sorte de Scrophule superficielle, dont il est singulièrement difficile de concevoir la marche et les progrès. Lorsque la peau commence à s'altérer, elle devient très-poreuse; ensuite il se manifeste sur l'endroit attaqué une tache jaunâtre, à laquelle succède une cicatrice légère de même étendue, dont la couleur est d'un blanc de nacre. Mais il est des phénomènes plus communs, et qui caractérisent la variété dont nous parlons. Quelquefois la peau s'amincit, se gerce et devient squammeuse, comme dans certaines dartres; d'autres fois elle exhale une humeur ichoreuse, qui s'épaissit et se condense en croutes épaisses d'une couleur verdâtre ou jaune. Souvent ce sont des pustules analogues, par leur forme, à celles de la syphilis, mais moins proéminentes sur les tégumens. Ces pustules s'arrangent d'ordinaire circulairement, et l'aréole qu'elles tracent va toujours en s'élargissant, d'où lui est venu le nom de *centrifuge*, que je lui donne dans mes leçons cliniques. Enfin, qui n'est pas journellement effrayé de voir dans les rues ou dans les hôpitaux, tant d'individus de l'un et l'autre sexe, dont les lèvres et le nez sont journellement atteints et successivement dévorés par des ulcérations sanieuses et fétides !

D. La Scrophule vulgaire celluleuse. *Scrophula vulgaris cellulosa.* — Cette variété de Scrophule est celle qui porte spécialement son impression sur le tissu cellulaire. Elle détermine souvent sur les extrémités inférieures, ou sur quelqu'autre partie du corps, des végétations humides, qui simulent des fraises, des champignons, comme dans la syphilis ou dans la lèpre tuberculeuse. Il convient aussi de rapporter à cette variété les accumulations prodigieuses de graisse qui s'effectuent dans quelques portions du tissu adipeux. J'ai recueilli à l'hôpital Saint-Louis plusieurs exemples de cette altération, aussi singulière qu'intéressante pour l'art.

E. La Scrophule vulgaire vasculeuse. *Scrophula vulgaris vasculosa.* — Il s'établit quelquefois sur la peau des scrophuleux, particulièrement au visage, de vrais tubercules hématodes scrophuleux. J'en ai brûlé un avec succès au nez d'une jeune demoiselle, et un autre qui étoit situé à la tempe gauche chez une femme nouvellement mariée. Ces bizarres fongosités sont à peu près indolentes au toucher. Cependant, lorsqu'on les irrite imprudemment, on peut les faire tourner à l'état cancéreux, et j'ai recueilli un exemple funeste du fait que j'avance. La dégénérescence variqueuse par l'effet de la diathèse scrophuleuse est moins commune.

Tableau de la Scrophule vulgaire.

DCCXL. La Scrophule vulgaire mérite surtout le nom particulier par lequel on la désigne ; car elle encombre, pour ainsi dire, nos cités et nos campagnes ; elle infecte dans tous les lieux les populations les plus nombreuses. Dans la description que je vais en donner, j'insisterai principalement sur les ravages qu'elle produit à la peau. Rien n'est plus facile que de tracer un pareil tableau, dans un hôpital où tant de malades de ce genre viennent frapper mes regards. On n'est, pour ainsi dire, embarrassé que sur le choix des traits dont il convient le mieux de faire usage.

Personne n'ignore que la Scrophule vulgaire fait souvent les progrès les plus rapides, sous les dehors trompeurs d'une constitution vigoureuse et robuste. On prendroit, au premier coup-d'œil, l'embonpoint des malades pour celui d'une santé imperturbable. C'est la plénitude graisseuse des alvéoles cellulaires qui rend leurs formes rondes et agréables à la vue. Presque toujours leur peau flatte l'œil de l'observateur par une blancheur éclatante qui contraste avec le vif incarnat de leurs joues. Les couleurs néanmoins n'y sont pas alliées et fondues, comme dans les beaux ouvrages de la nature. Ils ressemblent, pour la plupart, à ces statues modelées en cire, qui représentent des personnages célèbres, et qui attirent la curiosité sur nos boulevards. Il est d'autres signes extérieurs qui caractérisent leur physionomie ; parmi ces signes, il faut surtout rappeler la teinte bleue de la sclérotique, la dilatation habituelle des pupilles, la finesse et la teinte dorée de leurs blonds cheveux. Mais, quand le vice scrophuleux se prononce davantage, on en est averti par la bouffissure de la face, la blennophtalmie des paupières, la tuméfaction particulière de la lèvre supérieure, par la saillie des angles de la mâchoire, et enfin par l'engorgement plus ou moins sensible des glandes lymphatiques qui appartiennent à la région cervicale. Le moral des individus qui sont atteints de la Scrophule des villes, mérite une attention très-particulière. En général, ils sont précoces dans leurs facultés intellectuelles, et montrent une sagacité rare pour les conceptions de l'esprit; lorsqu'ils n'ont pas été perfectionnés par l'éducation, ils sont très-portés à la colère. Il est dangereux de les irriter. Nous en avons vu qui étoient si peu maîtres de la violence naturelle de leur caractère, qu'ils ne craignoient pas d'insulter jusqu'aux personnes qui pouvoient en imposer davantage par leur puissance et leur autorité.

Les tumeurs scrophuleuses se manifestent communément sur les parties latérales, antérieures et postérieures du col. Elles persistent souvent durant un certain nombre d'années, sans rien perdre de leur dureté et de leur volume. Enfin, après un certain laps de temps, si la maladie continue de parcourir ses périodes, il survient une fluctuation sourde et lente, qui annonce une suppuration prochaine. C'est alors que la couleur des tégumens change et devient livide ou d'un rouge pourpre, chez presque tous les sujets. Les tumeurs s'amollissent, mais arrivent difficilement à une maturité louable ; le pus qui résulte de ces froids abcès n'a ni la consistance ni l'épaisseur de celui du phlegmon ; il est ichoreux et délayé : c'est une sérosité visqueuse qui acquiert dans quelques circonstances l'odeur la plus fétide et la plus repoussante. Pour comble de fatalité, l'ulcération profonde autant qu'opiniâtre se termine par des cicatrices informes, dont l'empreinte indélébile atteste, pendant toute la vie, la hideuse infirmité dont on a été victime.

Ce qui caractérise les abcès scrophuleux, c'est leur promptitude à renaître dans une autre partie du corps, dès qu'une fois ils ont été terminés et guéris par un traitement méthodique. En général, ils sont peu douloureux, et ce n'est que dans les premiers momens où ils se préparent, que les malades se plaignent d'une tension incommode dans la peau. On en voit néanmoins qui déterminent des souffrances assez vives, et qui suscitent dans les membres des élancemens insupportables. La Scrophule vulgaire se montre le plus souvent aux ailes du nez ; elle corrode successivement tous les cartilages ; elle envahit parfois tous les tégumens de la face. L'hôpital Saint-Louis est plein de ces êtres horriblement défigurés, qui redoutent de se montrer aux regards de leurs semblables. L'un d'eux porte depuis long-temps à la joue gauche un ulcère fort large, dont les bords frangés semblent avoir été découpés par des insectes. Le même phénomène a lieu sous l'angle droit de la mâchoire inférieure ; la glande paroît à nu au milieu de cette grande fonte suppuratoire.

Les ravages que le vice scrophuleux produit à la peau doivent être plus particulièrement signalés. Ce vice se déclare quelquefois par une énorme quantité de pustules, dont la configuration est moins prononcée que chez celles qui résultent de la présence du virus syphilitique; elles affectent communément une couleur d'amaranthe ou de lie de vin; rangées par traînées ou par séries les unes à la suite des autres, comme les grains d'un chapelet, tantôt elles s'agglomèrent par groupes inégaux et irréguliers, tantôt elles forment des segmens de cercle à bords proéminens et relevés, dont le centre va toujours en s'élargissant, comme cela s'observe dans certaines dartres (*Herpes furfuraceus*). Les unes se recouvrent d'écailles légères, les autres sont surmontées par des croûtes épaisses, tuberculeuses et sillonnées à leur surface. Presque toujours les parties où résident ces pustules sont sensiblement tuméfiées; la face surtout est atteinte d'un boursoufflement rougeâtre et érysipélateux.

Jusqu'à présent je n'ai parlé que des effets les plus communs de la Scrophule vulgaire; mais il est des accidens qui, quoique plus rares, ne doivent point être omis dans une description. C'est ainsi que la maladie scrophuleuse produit souvent sur la peau les altérations les plus bizarres et les plus singulières. Tel est le cas d'une petite fille âgée d'environ douze ans, qui jouissoit d'ailleurs d'une bonne santé; mais qui éprouvoit un accident dont il est difficile de rendre un compte fidèle. Lorsque la maladie débutoit, la peau commençoit par s'épaissir et prenoit plus de consistance dans l'endroit affecté; ensuite elle blanchissoit et présentoit un aspect luisant ; enfin, elle se déprimoit et demeuroit légèrement cicatrisée, comme dans une brûlure superficielle ; il se formoit plusieurs autres points d'altération analogues, qui étoient en quelque sorte disséminés sur toute la périphérie des tégumens.

L'affection scrophuleuse doit nécessairement varier dans ses signes et dans ses symptômes, selon la nature des organes où elle a établi son siége principal : de là vient que, dans un cadre nosologique, elle seule paroît constituer plusieurs genres de maladies. La Mésentérie, communément désignée sous le nom de *Carreau*, n'est très-souvent qu'une dépendance des scrophules : lorsqu'elle se dirige vers les glandes du poumon, elle détermine tous les phénomènes de la phthisie dans cet important viscère. J'ai déjà dit, en commençant cette dissertation, que la Scrophule vulgaire avoit la plus grande analogie avec la syphilis ; en effet, l'une et l'autre ravagent le système osseux. On les voit fréquemment gagner les articulations des membres abdominaux ou thorachiques, et y susciter des caries, des tumeurs blanches, etc. Enfin, la Scrophule vulgaire est une maladie de tous les systèmes ; elle introduit même dans les sécrétions muqueuses un ferment corrupteur qui les détériore, et ceux qui refusent de croire à la dégénérescence des humeurs dans l'économie animale, n'ont qu'à considérer avec attention ce qui se passe à cet égard dans la maladie qui nous occupe. Il n'est pas rare de voir suinter de l'intérieur des narines une matière ichoreuse, qui a des qualités plus ou moins âcres ; il faut porter le même jugement sur le cérumen qui découle de l'intérieur des oreilles, et de la chassie qui s'accumule autour des yeux; la sueur est d'un jaune verdâtre, les urines sont presque toujours sablonneuses et sédimenteuses. Les salles de nos hôpitaux, qui contiennent un grand nombre de scrophuleux, ont une odeur *sui generis*, qu'il est impossible de ne pas reconnoître. Cette odeur est acescente; elle a quelque rapport avec celle de la viande fraîche des boucheries. J'ai donné des soins à une jeune dame, d'une blancheur éblouissante, et dont les formes agréables tenoient à la prédominence du tissu cellulaire par la présence du vice scrophuleux; il étoit difficile de supporter les émanations qu'elle exhaloit à son réveil, et lorsqu'on n'avoit point encore ouvert les fenêtres de son appartement. Nul doute que pour se conserver dans leur intégrité, les humeurs vivantes du corps n'aient besoin de recevoir l'action contractile des vaisseaux qui les renferment; dès qu'elles cessent d'être frappées du même caractère de vitalité, elles subissent des altérations qu'il importe de soumettre à l'examen le plus attentif.

Je ne finirois pas si je voulois rapporter ici tous les faits extraordinaires dont j'ai été le témoin dans le vaste hôpital que je dirige. Ce sont surtout les désordres du système nutritif qu'il faut considérer dans cette maladie. Souvent l'accroissement s'arrête, et plusieurs individus, par leur petitesse ou leur difformité, sont un objet de commisération ou de rebut pour le reste des hommes. Quelquefois c'est un phénomène contraire, et une sorte d'exubérance dans les puissances assimilatrices, qui imprime à tous les membres des dimensions démesurées. J'ai fait paroître naguère à mes leçons cliniques Pierre Du***, âgé de trente-deux ans; il étoit né foible et resté maigre jusqu'à la puberté; mais à cette époque, sa taille s'accrut à un tel point, qu'elle arriva presque soudainement à six pieds quatre pouces; ses bras, ses mains, ses cuisses et ses pieds étoient d'un volume proportionné, c'est-à-dire, du double de l'état ordinaire; sa figure étoit oblongue, sa langue d'une largeur considérable; sa voix étoit rauque et ressembloit à celle d'un acteur qui contrefait la voix d'un vieillard. Ce géant scrophuleux éprouvoit des tiraillemens dans les jambes et des douleurs continuelles dans les reins. Il étoit tourmenté d'une soif si vive, qu'il buvoit jusqu'à dix-huit bouteilles d'eau pure tous les jours. Cet homme colossal urinoit par fois avec tant d'abondance, qu'il produisoit une sorte d'inondation dans les lieux où il se trouvoit; il avoit d'autres infirmités, qui sont inutiles à décrire; il n'éprouvoit aucun attrait pour le sexe féminin.

Parmi les dégénérescences qu'entraîne la diathèse scrophuleuse, la plus redoutable est sans contredit celle qui conduit à la mélanose ou au cancer. J'ai vu, à l'hôpital Saint-Louis, nne multitude d'individus qui nous arrivoient déjà frappés, sans aucun espoir, de cette maladie épouvantable. Chez eux, le tissu cellulaire de la face présentoit une induration rénitente et comme éburnée; les plus nobles traits de la physionomie étoient absolument défigurés par la hideuse tuméfaction. J'ai vu un petit garçon de douze ans, dont le visage, horriblement déformé, offroit à s'y méprendre l'aspect de la tête d'un lionceau. Je me souviens d'une jeune fille dont le front, le pourtour du nez et le bas des paupières étoient hérissés de petits tubercules de couleur violacée et absolument semblables à des hæmatoncies tubéreuses, par leur forme et leur consistance; l'extrémité du nez et la lèvre supérieure avoient monstrueusement grossi. Toutes ces parties étoient rougeâtres, et paroissoient avoir été ecchymosées par de fortes contusions; les dents des deux mâchoires étoient ébranlées; le menton étoit surmonté de plusieurs tumeurs fluctuantes et remplies d'une matière sanguinolente et pultacée. Cette petite fille mourut, et la dissection prouva que ces nombreuses éminences n'étoient que des carcinomes, tantôt lardacés, tantôt mélanés. J'ai fait représenter dans mon ouvrage in-folio un de ces accidens qui glacent d'épouvante les spectateurs.

Que n'aurois-je point à retracer encore, si je voulois consigner ici tous les phénomènes morbifiques que j'ai eu occasion de rencontrer ! Mais, je m'arrête, et si mes lecteurs jugent qu'il manque quelque chose à ce tableau, ces omissions seront infailliblement réparées dans la description générale de cette maladie, que je me propose de produire dans la seconde partie de cette dissertation. Afin d'éviter des répétitions fastidieuses, je m'en tiens provisoirement aux traits caractéristiques de la Scrophule vulgaire. Les naturalistes ne procèdent pas autrement dans leurs recherches; rien n'est plus utile que de les imiter.

Observations relatives à la Scrophule vulgaire.

DCCXLI. *Première observation.* — Voici l'exemple d'une Scrophule vulgaire, qui s'est déployée avec une intensité très-remarquable chez le nommé Claude Beer, employé dans les contributions indirectes. Cet individu avoit eu pendant son enfance les glandes cervicales plusieurs fois engorgées; mais ce ne fut qu'à la puberté qu'il sentit à la région droite et vers la partie supérieure du col une petite tumeur qui paroissoit fuir sous le doigt; quelques semaines après, elle avoit déjà triplé de volume et faisoit une saillie de la grosseur d'un œuf de pigeon. Elle augmenta peu à peu et devint, au bout de deux ans, si volumineuse, qu'elle fatiguoit singulièrement le malade par son poids incommode. Il n'y avoit point d'ailleurs d'accidens inflammatoires, et la peau n'avoit point changé. Mais cet état d'indolence ne dura pas; bientôt elle fut le siége d'une sensation pungitive, et fut presque aussi grosse qu'une tête d'homme; les tégumens qui la recouvroient acquirent une couleur violacée; les vaisseaux jugulaires se gorgèrent de sang, augmentèrent de calibre; le malade ne dormoit plus. C'est dans ce malheureux état qu'il vint se faire admettre à l'hôpital Saint-Louis. La tumeur glanduleuse dont il s'agit, s'étendoit du côté droit et de haut en bas, depuis le condile de la mâchoire inférieure jusqu'à la quatrième ou cinquième côte; elle avoit dans certaines parties plus de six pouces d'épaisseur. Du côté gauche, un pareil engorgement de la grosseur

du poing, s'étendoit de la partie postérieure du bor
inférieur de l'os maxillaire jusques vers l'apophy
genie, et là se réunissoit à la tumeur du côté oppos
Du côté droit, l'engorgement s'étendoit jusqu'à
partie la plus postérieure du col; il étoit si consid
rable, surtout à la région supérieure, que le lob
de l'oreille se trouvoit refoulé et reployé en haut pa
cette volumineuse tumeur. Cette dernière, par so
énorme masse, empêchoit le malade de mouvoir l'o
moplate sur le tronc, parce qu'elle reposoit en parti
sur le sommet de l'humérus, et en même temps su
l'apophyse acromion du scapulum. C'est avec un
pareille infirmité que se présenta à nous cet infortuné
qui termina bientôt ses jours dans les plus cruelle
souffrances.

Deuxième observation. — Voici un exemple d
Scrophule qui se dirigeoit à la fois sur les glandes e
les articulations. La nommée Louise-Élisabeth Ha-
reng, âgée de trente-quatre ans, présenta dans sa jeunesse tous les symptômes d'une affection scrophuleuse; mais c'est surtout dans l'âge avancé, que plusieurs tumeurs lymphatiques s'élevèrent de la partie
externe et intérieure du col. Bientôt elles disparurent,
et ce fut alors que la tumeur articulaire dont je vais
parler, se manifesta. Elle venoit de faire une chute
violente; dès-lors gonflement et douleur de l'articulation fémoro-tibiale; il lui fut impossible de se tenir
debout; il fallut se rendre à l'hôpital. Le genou gauche
étoit au moins doublé de volume; la peau qui le
recouvroit étoit lisse, tendue et comme œdémateuse.
Une grande quantité de veinules se prononçoient sur

, tissu cutané : les règles se supprimèrent. Nous îmes appliquer des vésicatoires volans, nous lui îmes prendre les eaux de Vichy, et autres remèdes nalogues à sa situation; le gonflement lymphatique e dissipa, et la malade étoit rétablie après dix-uit mois de repos.

Troisième observation. — Je pourrois citer beau-oup d'exemples de la Scrophule cutanée. Laurette ienti étoit née de parens sains; à l'âge de huit ans, lle fut atteinte d'un petit bouton au bout du nez. Ce outon ne tarda pas à occasionner dans cette partie n prurit très-incommode, qui contraignit la jeune alade à le gratter et à l'excorier; une petite croûte e forma, et fut à son tour écorchée. Cette manœuvre ndiscrète exaspéra le mal, qui fit en très-peu de emps des progrès rapides; des boutons et des croûtes e même nature se développèrent en même temps ur l'avant-bras, le bras et l'articulation huméro-cu-ıtale droite. Une année s'écoula; même accident sur jambe et la cuisse du côté gauche. L'aspect de ces roûtes, leur étendue et les traces qu'elles ont lais-sées dans les parties qu'elles occupoient, leurs irra-diations, nous présentoient les caractères suivans: éruption qui avoit commencé au bout du nez, avoit nvahi tout le lobe et les ailes de cet organe; elle s'étoit ensuite propagée sur toute la lèvre supérieure, ù elle formoit un tubercule d'un demi-pouce et une couleur noirâtre. Il y avoit autour de ce tu-ercule d'autres petites croûtes provenant des ulcé-ations profondes de la peau et de l'exhalation séro-lbumineuse qui s'écouloit sans cesse à leur surface;

la joue droite offroit des croûtes de même nature, à quelques différences près pour la couleur qui étoit ici d'un jaune verdâtre très-prononcé; lorsqu'elles venoient à tomber, elles laissoient sur la peau des cicatrices légères. Dans la région des glandes parotides et sous-maxillaires, on voyoit des sutures inégales et difformes, qu'on auroit pu comparer à des coutures mal faites sur du gros drap, et qui dérivoient manifestement d'une perte de substance dans le tissu cellulaire des mêmes glandes. Les yeux de la petite malade étoient atteints d'une blennophtalmie chronique. Si de la face on portoit ensuite ses regards sur les croûtes qui occupoient le bras droit, on y retrouvoit surtout les caractères de la Scrophule crustacée centrifuge; les boutons croûteux étoient disposés en forme de chapelet, ou plutôt représentoient parfaitement les circonvolutions, les orbes que le serpent décrit par les mouvemens variés de ses nombreuses articulations. Dans les espaces rhomboïdaux, elliptiques, que ces croûtes circonscrivoient, on distinguoit facilement les innombrables sutures qui se portoient du centre à la circonférence; le pli du coude présentoit surtout cette disposition, au point que la peau y avoit perdu toute son extensibilité, et que l'avant-bras étoit retenu dans une demi-flexion sur le bras, comme si les cicatrices résultoient d'une véritable brûlure; les boutons situés sur la cuisse et la jambe gauche avoient pareillement une disposition circulaire et serpigineuse.

Quatrième observation. — Un des phénomènes extraordinaires que puisse produire la Scrophule vulgaire, est sans contredit celui des intumescences graisseuses qui se forment dans une ou plusieurs parties du corps; je pourrois en citer plusieurs exemples; je me borne au suivant: André Larive, âgé de vingt-sept ans, avoit joui pendant long-temps d'une santé parfaite; il fut atteint d'une maladie longue et dangereuse, à la suite de laquelle survinrent plusieurs tumeurs des articulations. Le vice scrophuleux dont le malade étoit atteint, parut alors bien manifeste; une tumeur située à la région cubitale inférieure de l'avant-bras s'abcéda, et il en sortit un pus très-fluide; l'ouverture resta fistuleuse; le pus qu'elle fournissoit acquit de plus en plus de la consistance. Le malade souffroit beaucoup, lorsqu'il s'aperçut d'une grosseur qui se portoit à la partie inférieure et droite de la région dorsale; plusieurs autres parties du corps, mais surtout l'avant-bras, devinrent le siége de tumeurs pareilles. Deux surtout étoient fort remarquables: la première se trouvoit placée à la partie externe, postérieure et supérieure de l'avant-bras; elle étoit oblongue, dirigée de haut en bas, et d'avant en arrière; elle avoit environ deux pouces de large sur trois de long. La seconde étoit un peu plus en dehors; elle étoit arrondie, peu saillante, et occupoit un plus grand espace. Il y en avoit encore plusieurs autres, de grandeur et de forme différentes. Toutes ces tumeurs étoient pâteuses au toucher; la peau qui les recouvroit paroissoit un peu livide. Ce qu'il y avoit d'intéressant dans le cas que je cite, c'est qu'à mesure que ces tumeurs se développoient, l'état du malade s'amélioroit, les articulations reprenoient leur volume naturel. Ces hypertrophies graisseuses étoient d'ailleurs indolentes ; elles ne causoient que de la gêne au malade.

Cinquième observation. — Ainsi que la syphilis, la maladie scrophuleuse simule quelquefois la framboesia. J'ai montré, dans mes leçons cliniques, plusieurs exemples de ce genre; mais je préfère rapporter le cas qui suit, lequel a été recueilli en province par M. Martin, résidant à Aubagne, et qui s'est rendu recommandable par de grands succès dans son art. Cet habile praticien m'a communiqué l'histoire d'un individu nommé Tabaud, âgé d'environ soixante-huit ans, scrophuleux dès sa première enfance. A quarante ans cet homme reçut un violent coup de pierre, vers le tiers inférieur et antérieur de la jambe droite; cette plaie ne fut pas bien pansée; on l'irrita par des topiques astringens qui ne firent qu'arrêter le travail salutaire de la suppuration. Cependant, Tabaud ne laissoit pas de vaquer aux travaux pénibles de la campagne, et il se négligea ainsi pendant trois ans, laissant la guérison de sa plaie à la merci du temps et du hasard. Le seul topique dont il usoit pour la recouvrir, étoit une feuille de chou ou de poirée, par fois une compresse de linge sale, etc.; dans quelques cas il l'humectoit avec de l'huile de térébenthine; et s'imaginoit tempérer par ce remède les douleurs vives qui commençoient à se faire sentir. Tous ces soins peu méthodiques ne firent qu'exaspérer l'ulcère; une multitude de végétations verruqueuses s'élevèrent dans son pourtour; elles se multiplièrent d'une manière alarmante, en sorte qu'au bout de dix ou douze mois, toute la partie inférieure de la jambe

et le pied même, jusqu'aux orteils, furent environnés et masqués, pour ainsi dire, par ces singulières excroissances. Le mal parut ensuite s'arrêter dans sa marche ; mais l'infortuné Tabaud ne pouvoit plus subsister du travail de ses mains. Plein de courage et de résignation, par le secours d'une béquille, il se transportoit sur les routes publiques pour implorer la compassion des passans. Qu'on juge de ses angoisses et de son malheur, lorsqu'il fut contraint, pour subsister, d'affronter toutes les intempéries des saisons, pour aller mendier son pain dans tous les lieux les plus fréquentés ! M. Martin raconte que, dans le fort de l'été, lorsque son malade se trouvoit assis sur les bords d'un grand chemin, et qu'il exposoit sa jambe aux regards des voyageurs, les mouches venoient déposer leurs larves dans les interstices des végétations cellulaires, et se repaissoient à l'envi des chairs ulcérées de ce malheureux. De là provenoit une sensation de fourmillement insupportable qu'il est difficile d'exprimer. M. Martin a décrit avec une énergie très-remarquable la triste situation de cet homme, dont le supplice le plus cruel étoit de lutter pendant tout le jour contre cette vermine dévorante. « Mais, dit-il, une circons-
« tance qui ajoute à l'affligeante émotion que faisoit
« naître la vue de cette victime déplorable de la dou-
« leur, c'étoit l'empressement, l'avide complaisance
« avec laquelle un chien fidèle et bienfaisant, accou-
« rant à la voix de son maître, léchoit mollement sa
« jambe malade, malgré l'odeur repoussante qui s'en
« exhaloit, et endormoit ainsi, pour quelque temps,
« ses cruelles souffrances. Je n'oublierai jamais la sou-

« mission, que dis-je ! le zèle affectueux, impatient « de cet animal, le plus aimant de tous, pour dé- « pouiller la jambe de son maître de toutes les im- « puretés qui s'y étoient amassées. A peine ce der- « nier commençoit à enlever les sales chiffons qui « enveloppoient cette jambe, et détachoit la ficelle « grossière qui les maintenoit, que le chien, averti « par ce signal, attentif à tous les mouvemens de son « maître, épioit et saisissoit le moment où l'ulcère, « mis à nu, pourroit lui permettre de témoigner son « ardeur et son attachement. Les chaleurs de la cani- « cule rendoient cette opération nécessaire jusqu'à « quatre fois par jour : pendant l'hiver, il suffisoit « de la répéter le soir et le matin. Le malade, ajoute « M. Martin, m'a assuré en avoir toujours éprouvé « du soulagement; et quelquefois à des douleurs « cruelles, à des tiraillemens violens, l'allèchement « du chien faisoit succéder un calme si prompt et si « parfait, que ce bon-homme croyoit presque qu'un « pouvoir enchanteur étoit départi à un animal si « ami de l'espèce humaine. » Je passe d'autres détails non moins intéressans, pour insister davantage sur la nature des végétations qui constituent la variété de Scrophule dont il s'agit. Je me sers encore pour la décrire des propres expressions de l'auteur. « A qua- « torze travers de doigt au-dessus de la malléole in- « terne, étoit un ulcère très-superficiel, dont les « bords ni élevés ni durs, étoient découpés en « *zig-zag*, lequel avoit deux travers de doigt « et demi dans sa plus grande largeur, et environ « deux pouces de longueur; sa forme, un peu cour-

« bée, ressembloit assez à la surface d'une poire »
« coupée par le milieu, dans le sens de sa longueur,
« dont la partie la plus étroite correspondroit à la
« crête du tibia, et seroit supérieure à l'autre extré-
« mité plus large qui descendroit sur la surface in-
« terne de cet os; la superficie de cet ulcère étoit
« pâle et blafarde. Un peu au-dessous de cet ulcère,
« à un demi-pouce de la malléole externe, on voyoit
« s'élever une multitude d'excroissances rondes, plus
« ou moins grosses, en forme de *framboises*, les-
« quelles entouroient toute la partie inférieure de
« la jambe, recouvroient le talon, presque tout le
« dessus du pied, ainsi que les orteils. Ces espèces
« de *fraises* étoient d'abord placées irrégulièrement
« les unes à côté des autres, et tellement rapprochées
« entre elles, que par suite de leur compression ré-
« ciproque, d'arrondies qu'elles étoient primitive-
« ment, elles avoient toutes pris des formes variées,
« telles qu'un tétraèdre ou autre polyèdre d'un
« nombre de faces différent. Mais à mesure que ces
« excroissances s'approchoient antérieurement de
« l'articulation du pied avec la jambe, elles sem-
« bloient être implantées sur des lignes horizontales,
« et laissoient un peu plus d'espace entre elles. Il est
« à présumer que cette direction leur avoit été donnée
« par les rides ou les plis que forme la peau vers
« cette partie, lorsque le pied est appuyé à plat sur
« le sol; cela paroît d'autant plus vraisemblable, que
« précisément dans l'angle rentrant, formé par l'ar-
« ticulation fibro-astragalienne, la peau présentoit
« horizontalement deux larges plis demi-circulaires,

« séparés entre eux par deux rainures, deux scis-« sures de deux travers de doigt de profondeur, re-« couvertes dessus et dessous de petites excroissances, « et bordées chacune par une rangée d'autres végé-« tations; les plus grosses de ces excroissances, bien « arrondies, portées sur des pédicules très-distincts, « étoient de l'épaisseur d'un petit tuyau de plume « plus ou moins long. Ces deux espèces de crètes « horizontales, assez rapprochées l'une de l'autre « lorsque le pied étoit fléchi sur la jambe, s'ouvroient « dans certains mouvemens de ces parties, et lais-« saient entrevoir les deux scissures dont je viens de « parler; ce qui produisoit presque l'effet de deux « grandes bouches qui se seroient ouvertes, et faisoit « naître une sensation difficile à rendre, en augmen-« tant l'horreur du spectacle. »

Sixième observation.— Marguerite Pavillon, âgée de quarante-quatre ans, s'est présentée à l'hôpital Saint-Louis, avec une tumeur cancereuse, surmontée d'une multitude de tubercules de couleur amaranthe, située à la partie latérale de la face. Cette femme avoit eu plusieurs enfans. Tout à coup elle vit ses glandes parotides se gonfler, se tuméfier, sans pourtant qu'on observât aucun changement à la peau. On appliqua des cataplasmes sur la tumeur. Soins superflus ! Marguerite étoit dévorée par le chagrin, à cause de l'invasion des Cosaques, dont elle redoutoit la fureur. Ce fut alors que la tumeur se bossela et prit une couleur rougeâtre foncé; cette couleur provenoit des vaisseaux capillaires cutanés, qu'on distinguoit très-bien et qui étoient dilatés par l'abord du sang. La paupière du même côté étoit tuméfiée, au point que l'œil en étoit totalement clôturé. La malade éprouvoit des élancemens intolérables dans les gencives, et une gêne considérable dans la mastication. Tout l'intérieur de la bouche étoit ulcéré; et ce qu'il y avoit d'affreux, c'est que les alimens se mêloient avec la pourriture émanée de l'ulcère, en sorte que la malade se voyoit obligée le plus souvent de la revomir, avec des dégoûts qu'on ne peut exprimer. Toute sa face étoit horriblement défigurée. Sa maigreur croissoit tous les jours; elle avoit perdu l'appétit, et supportoit à peine quelques tasses de bouillon; la viande et le pain lui répugnoient. Les menstrues se supprimèrent; son sommeil étoit presque nul; elle finit par succomber. Nous donnerons plus bas son autopsie cadavérique.

Septième observation. — Voici un exemple fort intéressant de Scrophule variqueuse : une jeune fille de douze ans, douée d'une constitution lymphatique, fut affectée dès l'âge de deux ans par des tumeurs scrophuleuses à la région du col; mais particulièrement sur la face dorsale de la main gauche. Bientôt l'affection se propagea et envahit les doigts, la paume de la main, l'avant-bras et le bras. Un engorgement assez étendu occupoit la partie supérieure de la poitrine, au-dessus de la mamelle gauche. L'augmentation graduée de ces diverses tumeurs fit ressentir à la malade des douleurs légères dans les membres. Voici quel étoit leur caractère principal au moment où nous eûmes occasion de les considérer : c'étoit des tubercules coniques, manifestement variqueux, dont la base étoit fixée au derme, et dont le sommet, plus ou moins proéminent et arrondi, avoit une couleur tantôt bleuâtre, tantôt rouge, tantôt violette ou d'un brun terne; leur surface étoit recouverte d'écailles farineuses qui ne cessoient de tomber et de se reproduire; il en découloit une humeur fétide.

ESPÈCE DEUXIÈME.

SCROPHULE ENDÉMIQUE. *Scrophula endemica* (1).

Scrophule, se manifestant, comme l'espèce précédente, sur une ou plusieurs parties des tégumens, par des engorgemens du tissu glanduleux, par des squammes, des croûtes, des ulcérations, des végétations cellulaires, etc., mais imprimant à la peau une couleur sale et comme terreuse, produisant une atrophie universelle et un affoiblissement dans les facultés intellectuelles.

Cette espèce a les variétés qui suivent :

A. La Scrophule endémique rhumatismale. *Scrophula endemica rhumatica.* — C'est la complication la plus fréquente dans des pays humides et malsains, particulièrement sur les bords de la mer, des lacs, des étangs, etc. Elle attaque principalement les individus qui exercent le métier de batelier, de pêcheur, les bergers qui couchent la nuit à la belle étoile pour veiller à la garde des troupeaux.

B. La Scrophule endémique rachitique. *Scrophula endemica rachitica.* — On observe la plus grande affinité entre le vice scrophuleux et le vice rachitique. Dans cette variété, les jambes surtout sont minces et grêles. Les dents sont noires et cariées. Leur deuxième développement est toujours incomplet. Il y a déviation de la colonne vertébrale, gonflement de ses apophyses, gibbosité, tuméfactions articulaires, etc.

C. La Scrophule endémique crétinique. *Scrophula endemica cretinica.* — Les Cagots de la vallée d'Aure, les

(1) Consultez la planche XLIX, de mon ouvrage in-folio, sur les Maladies de la Peau, observées à l'hôpital Saint-Louis.

Crétins de la Suisse, etc. presentent quelquefois cette réunion du vice scrophuleux avec toutes les altérations qui constituent leur genre d'infirmité, et qu'il n'est pas de mon sujet de traiter ici. C'est chez ces derniers qu'on observe plus spécialement une augmentation considérable de volume dans la glande thyroïde.

Tableau de la Scrophule endémique.

DCCXLII. La Scrophule endémique agit comme la Scrophule vulgaire ; elle se manifeste dès la plus tendre enfance, et continue ses ravages jusqu'au moment de la puberté, quand toutefois le sujet résiste à sa maligne influence. En général, tous ceux qui en sont affectés ont une mine triste, pâle ou d'une couleur jaunâtre et comme terreuse ; leurs yeux sont mornes et inanimés ; toute leur physionomie est chétive et sans aucune sorte d'expression ; leur teint n'offre jamais ni cette blancheur éblouissante, ni ce rouge fleuri qui est l'attribut de la Scrophule des villes ; leurs joues sont tellement flétries et desséchées, que lorsqu'ils arrivent à l'hôpital Saint-Louis, on les prendroit pour des cadavres qu'on a fait sortir de leur tombeau. Il n'y a pas long-temps qu'à mes leçons cliniques je vis paroître un de ces infortunés, qui avoit tout l'aspect d'une momie égyptienne ; il falloit le faire parler pour savoir qu'il vivoit encore ; sa voix étoit foible et pour ainsi dire sépulcrale ; on distinguoit avec peine les paroles qu'il proféroit.

La Scrophule endémique dirige spécialement son activité funeste sur la fonction de l'accroissement ; elle arrête presque toujours ses progrès. Les individus qu'elle attaque dans la première enfance arrivent lentement à la puberté. Nous avons vu quelques paysannes chez lesquelles les menstrues n'avoient point encore paru avant l'âge de vingt-cinq ans. J'ai déjà fait mention, dans mes *Considérations générales*, d'un frêle individu, qui mourut, il y a quelques années, à l'hôpital des Incurables, et qui comptoit déjà six lustres depuis qu'il avoit reçu la naissance au pied des montagnes du Cantal; il avoit absolument la petitesse d'un nain, et ressembloit pour la dimension de la taille aussi-bien que des membres, au fameux Bébé du roi de Pologne, dont on conserve encore le modèle dans quelques cabinets d'histoire naturelle; mais chez lui les glandes maxillaires et cervicales se trouvoient singulièrement tuméfiées et endurcies. Il étoit d'ailleurs imberbe, et lorsqu'on le considéroit avec attention, on voyoit tous les traits d'une précoce vieillesse se heurter de la manière la plus hideuse avec ceux de la jeunesse. Cet être manqué contrastoit singulièrement avec le géant scrophuleux dont j'ai aussi parlé en décrivant la Scrophule vulgaire.

Cependant, il faut en convenir, chez ces êtres dégradés, les différentes parties du corps se trouvent rarement dans une harmonie réciproque; la nature procède de la manière la plus irrégulière dans la distribution du suc osseux. La plupart viennent au monde avec une fatale disposition à tous les accidens du rachitisme; la colonne épinière se courbe en divers sens: quoiqu'il n'en résulte aucun inconvénient pour les viscères renfermés dans l'intérieur de la poitrine, souvent les vertèbres se luxent progressivement et forment d'horribles saillies. Aussi voit-on qu'en général, tous leurs mouvemens sont d'une lenteur extrême; ils ont l'allure cambrée et se balancent beaucoup en marchant; quelques-uns se voûtent comme des vieillards décrépits, et tiennent leur tête constamment baissée vers la terre, dans l'attitude de ceux qui cherchent un objet perdu. La plupart ont les glandes du col en suppuration; mais ce sont surtout les jambes qui se recouvrent d'ulcères hideux.

Une complication très-fréquente de la Scrophule, dans les contrées où elle est endémique, est celle du rhumatisme, qui rend une multitude d'individus boiteux ou absolument impotens de leurs bras; ainsi la plupart n'ont pas même les facultés physiques nécessaires à leur conservation. Cette infirmité se fortifie à mesure qu'ils avancent en âge, parce qu'ils passent toute leur vie sous la même influence atmosphérique. Comme leurs membres et leur corps sont absolument privés de tout exercice, et qu'ils ne se nourrissent que de mauvais alimens, le sang circule à peine dans leurs veines, et ils tombent progressivement dans une émaciation qui les dessèche comme des squelettes.

Le moral des individus qui se trouvent atteints de la Scrophule endémique, diffère essentiellement de celui qu'on observe dans l'espèce précédente; ils sont en général d'une conception très-lente, et mettent beaucoup de temps pour prendre la décision la plus simple; ils sont mornes et presque toujours silencieux comme les solitudes qui les environnent; il en est qui sont presque idiots, et ceux même dont la tête est moins mal organisée, sont ignorans et enclins à la superstition. En général, rien n'est plus triste à considérer que la misérable condition de ces villageois, qui errent comme des spectres dans des lieux sauvages, où règne une nature marâtre; qui existent sans jamais manifester aucune énergie intérieure, et dont la vie enfin n'est qu'une obscure végétation depuis la naissance jusqu'à la mort.

Observations relatives à la Scrophule endémique.

DCCXLIII. *Première observation.* — J'ai fait graver, dans le premier volume de ma *Nosologie naturelle*, le buste d'un garçon âgé d'environ quatorze ans, et qui étoit rongé par les Scrophules depuis sa plus tendre enfance. La paysanne qui le nourrissoit n'espéroit pas pouvoir le conserver. Il eut un accroissement très-pénible. Lorsqu'on nous le présenta, il avoit l'air d'un *déterré*; et certes, une semblable expression n'est pas trop forte, pour exprimer la triste situation où il se trouvoit : son visage étoit couleur de feuille morte; son nez étoit mince, court et écrasé; ses yeux étoient ternes, et il n'y avoit pas d'ailleurs le moindre jeu dans les muscles qui animent l'ensemble de la physionomie. On observoit sur ses lèvres quelques croûtes sèches et noirâtres, et sur sa tête quelques cheveux rares et clairs-semés, comme on en rencontre sur le crâne des momies ou des cadavres embaumés depuis plusieurs siècles; les dents se trouvoient habituellement recouvertes par un enduit fuligineux; toute la conque de ses deux oreilles étoit endurcie comme du parchemin. Les mains de cet individu mériteroient une description particulière; elles paroissoient raccornies, comme si elles avoient été rôties par le feu; les ongles manquoient ou croissoient à peine; toutes les articulations des doigts étoient comme soudées entre elles : aussi le malade ne pouvoit en user pour saisir les objets qui se trouvoient à sa portée. Il avoit une voix foible et grêle, en sorte qu'il falloit s'approcher très-près de lui pour entendre le peu de paroles qu'il proféroit. Ses camarades de l'hôpital essayoient quelquefois de l'exciter à la gaîté; mais rien de plus sinistre que le sourire errant sur les lèvres d'un être dont la peau flétrie offre les couleurs et les dégradations de la mort.

Deuxième observation. — Antoinette Vazon étoit une paysanne de la Lozère, très-retardée dans son accroissement; ses menstrues étoient irrégulières et n'avoient paru que très-tard; elle souffroit d'une blennophthalmie chronique, qui résistoit à tous les moyens usités. A la suite de cette blennophthalmie, les glandes du col s'engorgèrent, ainsi que celles des deux aisselles; il se forma en outre, à la partie inférieure de l'oreille droite, un ulcère dont les bords étoient durs, calleux et rougeâtres; sa circonférence présentoit une aréole violacée. La physionomie de cette malade avoit quelque chose d'ignoble et d'abject; son nez étoit aplati et comme écrasé dans sa partie supérieure; elle avoit les lèvres singulièrement épaisses, les joues bouffies, le teint blafard, le regard hébété, et les facultés intellectuelles abruties; elle s'exprimoit avec lenteur et bégayoit péniblement. Elle mourut de la consomption scrophuleuse.

Troisième observation. — Marie Pouzoulet avoit trente-six ans, et paroissoit n'en avoir que vingt. Elle avoit des caries scrophuleuses au doigt médius de la main gauche, et au pouce de la main droite; depuis six ans cette infirmité la tourmentoit. Un énorme gonflement s'étoit manifesté à l'articulation du carpe de l'avant-bras du côté droit. Cette pauvre malade éprouvoit une douleur sourde dans les os; mais elle avoit un autre symptôme qu'on observe fréquemment dans la Scrophule des campagnes; c'étoit un engorgement considérable dans la glande thyroïde. Marie Pouzoulet avoit eu et conservoit encore une gibbosité très-apparente dans les dernières vertèbres lombaires. Cette gibbosité étoit presque toujours douloureuse, surtout dans les temps humides et orageux. Le visage de la malade étoit pâle, bouffi et luisant comme celui des hydropiques.

Quatrième observation. — La nommée Pierrette Collot s'étoit présentée à l'hôpital Saint-Louis, avec une Scrophule crustacée très-remarquable, qu'elle portoit depuis huit mois. Cette éruption s'étoit, pour ainsi dire, opérée spontanément et subitement; elle se manifesta par des croûtes verdâtres qui noircissoient avec le temps; toutes ces croûtes étoient tuberculeuses; il y en avoit à la paupière gauche, à la racine et sur les deux ailes du nez, aux lèvres, au menton; toute la face en étoit, pour ainsi dire, hérissée; lorsqu'elles tomboient, elles laissoient sur la peau des cicatrices analogues à celles qui succèdent par fois à l'application des vésicatoires. La maladie avoit commencé par l'engorgement des glandes cervicales; le col étoit pour ainsi dire labouré par les progrès de l'ulcération; les cils absolument détruits et les paupières rongées; il y avoit sur le cuir chevelu plusieurs protubérances énormes et de nature celluleuse.

Cinquième observation. — On vient de nous envoyer de la campagne, à l'hôpital Saint-Louis, une jeune fille de quinze ans, dont la peau est toute ridée comme chez les femmes accablées par la vieillesse. Son visage est d'une couleur sale et couverte de taches de rousseur; elle porte un goître qui a beaucoup d'étendue, pour sa petite taille; ses paupières sont attaquées par la blennophthalmie. Elle prétend appartenir à une famille dans laquelle tous les individus viennent au monde avec une pareille infirmité.

Sixième observation. — Le pâtre Jacques, né au milieu des marais de la Sologne, de parens malsains, éprouva une maladie scrophuleuse qui se jeta d'abord sur l'articulation de l'avant-bras droit avec le coude. Le chirurgien de son village chercha dès-lors à faire résoudre cette tumeur, par diverses applications qui n'eurent aucun succès; la tumeur se tourna vers la suppuration; il se fit trois petites ouvertures de forme ronde, desquelles s'échappoit une certaine quantité de pus jaunâtre et très-fétide. Ce malheureux paysan ne fut pas plutôt arrivé à l'hôpital Saint-Louis, qu'il se déclara une inflammation nouvelle aux malléoles des deux pieds; il fut pris d'une leucopyrie dévorante, qui mina lentement ses forces; les glandes axillaires s'engorgèrent d'une manière alarmante : il se manifesta divers abcès à la surface du corps. Le berger Jacques étoit d'ailleurs très-cacochyme depuis son enfance ; sa colonne épinière s'étoit totalement déformée ; sa peau étoit flétrie et singulièrement ridée par les progrès d'une ichtyose congéniale ; elle s'exfolioit par intervalles, surtout aux bras et aux cuisses. Jacques étoit d'ailleurs horriblement défiguré par le simple effet de la vieillesse. Dans les derniers temps de sa vie, il étoit devenu pour ainsi dire insensible à toutes les impressions extérieures ; il ne répondoit pas un seul mot aux questions qu'on lui adressoit, lorsqu'il étoit interrogé sur ses besoins. Il s'éteignit, après avoir langui deux années dans l'affaissement et le marasme.

DCCXLIV. Je souhaite que ces observations, toutes recueillies en présence des nombreux élèves qui ont écouté mes leçons cliniques, puissent démontrer d'une manière satisfaisante la ligne tranchée qui sépare la Scrophule vulgaire de la Scrophule endémique. Ce point de vue, ce me semble, n'avoit pas été saisi jusqu'à nous. Examinons maintenant les phénomènes généraux d'une maladie qui afflige tant de générations, et qui s'est en quelque sorte identifiée avec l'espèce humaine.

SECTION DEUXIÈME.

Faits relatifs à l'histoire générale des Scrophules.

DCCXLV. J'arrive à la partie la plus intéressante de ma dissertation : je vais présenter en masse les nombreux phénomènes d'une maladie que tout le monde connoît, et qui attriste en tous lieux les regards. Il n'est personne qui n'ait été le témoin des accidens que je vais mettre sous les yeux de mes lecteurs ; le vulgaire même pourra juger de la vérité de mes recherches, puisque le mal affreux dont il s'agit empoisonne toutes les classes de la société, depuis les palais du riche jusqu'à la cabane du villageois.

ARTICLE PREMIER.

Des phénomènes généraux qui caractérisent la marche des Scrophules.

DCCXLVI. Personne n'ignore que les premières atteintes de la maladie scrophuleuse se dirigent communément vers les glandes du col ; c'est de ce premier siége que ses progrès s'étendent, et qu'elle se propage successivement jusqu'aux autres systèmes ou appareils dont l'économie animale se compose. Le vulgaire, qui a observé la lenteur avec laquelle cette affection parcourt d'ordinaire ses périodes, la désigne avec beaucoup de justesse sous le nom d'*humeurs froides.* Une semblable épithète, ainsi que je l'ai déjà dit dans le premier volume de ma *Nosologie naturelle*, exprime une des plus justes idées dont la multitude soit en possession.

DCCXLVII. Une dissection exacte met facilement en évidence ce grand nombre de glandes lymphatiques qui sont, pour ainsi dire, incrustées dans le tissu cellulaire; celles qui sont susceptibles d'être infectées par le vice scrophuleux, se rencontrent surtout aux deux angles de la mâchoire inférieure, et dans toute la région cervicale. Ces glandes s'engorgent, augmentent de volume, jusqu'au point de devenir très-saillantes par l'effet de la maladie; elles contractent une dureté très-remarquable; la peau qui les recouvre conserve d'abord sa couleur ordinaire, et n'a pas plus de sensibilité que de coutume; mais à mesure que les glandes s'irritent pour devenir le centre d'un travail suppuratoire, elle s'altère et prend une couleur rougeâtre ou purpurine.

DCCXLVIII. Les tumeurs scrophuleuses ne suppurent point régulièrement et en masse, comme les abcès dus à toute autre cause; il est des parties qui se ramollissent pour fournir un pus homogène, et offrent les conditions louables de la maturité, tandis que d'autres ne fournissent qu'une sérosité visqueuse, où nagent une sanie ichoreuse et une matière blanche, comme caséeuse, qui se fait jour par plusieurs petites ouvertures ou perforations, comme au travers des trous d'une écumoire. Telle est du moins la comparaison dont se servent communément les pathologistes, pour rendre compte de cet accident; cette matière est plus ou moins fétide, selon qu'elle a plus ou moins séjourné dans le foyer où elle a pris naissance.

DCCXLIX. Les engorgemens scrophuleux ne font d'abord éprouver aux malades qu'une sorte de gêne dans le mouvement des muscles cervicaux, gêne qui provient manifestement de la compression qu'éprouvent les ganglions lymphatiques. La plupart des malades se plaignent d'étourdissemens, de céphalalgies, etc., qu'il faut sans doute attribuer à la stagnation du sang dans le cerveau. Cependant les tumeurs deviennent douloureuses, lorsqu'une phlegmasie propre à les amener à suppuration s'en empare, et bientôt la peau amincie vers leur sommet par la destruction du tissu cellulaire soujacent, se déchire pour donner une issue aux flocons purulens qu'elle renferme.

DCCL. Les cicatrices qui succèdent aux ulcérations scrophuleuses, mériteroient une description fidèle; elles ne sont jamais régulières, comme dans les abcès qui résultent d'une cause accidentelle; les tégumens restent déprimés dans l'endroit où elles s'opèrent, et leurs bords sont fongueux et proéminens, comme s'ils avoient été réunis par une suture grossière : on en voit qui restent béantes ou qui se rouvrent instantanément, lorsque le ciment muqueux n'a point les conditions requises pour les consolider. Quelques-unes se recouvrent d'une croûte verdâtre et tuberculeuse; d'autres d'un boursoufflement celluleux; enfin, il est des circonstances où la matière de la suppuration, loin de se vider au-dehors, s'épanche au contraire dans les aréoles du corps cellulaire, pour y détruire en totalité les glandes, ou pour y former de vastes et tortueux clapiers. Cet accident ne sauroit avoir lieu sans que le malade ne soit consumé par une leucopyrie continue, qui dessèche et dévore progressivement tout le corps de l'individu.

DCCLI. Il est démontré, par l'observation journalière, que le vice scrophuleux ne se borne point aux glandes du col, et qu'il peut s'établir communément dans toutes les parties où abondent les ganglions lymphatiques. La mésenterie, qui moissonne une si grande quantité d'enfans dans les murs de Paris et dans toutes les grandes villes, ne reconnoît pas d'autre origine. Chez les adultes, nous voyons fréquemment les souclavières et toutes les glandes situées sur le trajet des glandes axillaires, s'engorger successivement; c'est surtout la suppuration de ces dernières qui est lente, difficile et laborieuse. On en voit qui restent toute la vie dans un état d'induration; d'autres, après un laps de temps considérable, laissent échapper un pus âcre et corrosif. C'est même de ce siége qu'elle se propage ordinairement jusqu'au poumon, pour y susciter tous les phénomènes d'une consomption lente et progressive. Je crois devoir remarquer à ce sujet, que cette phthysie scrophuleuse manifeste des caractères qui lui sont particuliers; elle est la plus lente de toutes et a des momens de repos ou de véritable intermittence; nous la voyons quelquefois s'assoupir pendant plusieurs années, ce qui plonge les malades dans une fausse sécurité. Tel étoit précisément l'état d'une jeune dame intéressante, qui s'étoit confiée aux soins de plusieurs médecins de la capitale;

on s'imaginoit que la nature avoit épuisé sur elle tous ses efforts destructeurs, et l'on croyoit qu'elle en seroit quitte pour quelques tumeurs extérieures, qui déformeroient plus ou moins la régularité de ses traits; mais les progrès de l'inflammation, après avoir été très-lents, furent tout-à-coup extraordinaires; la fièvre consomptive se ralluma, et la mort survint après quelques jours de souffrance et de langueur.

DCCLII. Le fait que nous venons d'énoncer s'explique aisément, par ce que les physiologistes observent journellement sur la vie particulière des glandes dans l'économie animale; elles sont sujettes à une sorte de sommeil et de lassitude, ce qui fait que la nature perd tout-à-coup son activité dans le cours des maladies scrophuleuses. D'ailleurs, comme je l'ai fréquemment remarqué, elles ne sauroient être simultanément mises en action dans le système des fonctions humaines. On n'ignore pas que souvent elles s'affoiblissent dans une partie du corps, et augmentent d'énergie dans une autre : ajoutons même que le travail glanduleux paroît en général subordonné à l'empire des saisons et d'autres influences atmosphériques; phénomène qui mériteroit une étude approfondie. C'est ainsi qu'au sein de l'hôpital Saint-Louis, où résident tant de scrophuleux, nous voyons les ganglions lymphatiques s'irriter d'une manière spéciale à l'arrivée du printemps et de l'automne, etc. Je reviendrai sur ce point de doctrine.

DCCLIII. L'irritation scrophuleuse ne se borne point aux glandes conglobées; elle se déploie souvent dans les capsules des articulations, au point d'y déterminer des gonflemens, des nodosités, des caries, des dépôts purulens qui détruisent les phalanges des doigts; elle fuse le long des gaînes tendineuses et y suscite des douleurs intolérables. J'ai fait paroître devant mes élèves, l'individu qui est l'objet de l'observation suivante : François Bayer, âgé de soixante-quatre ans, apporta en naissant une tumeur de la grosseur d'une aveline au bout du doigt médius de la main gauche; cette difformité, qui parut d'abord singulière à ses parens, ne les inquiéta que fort peu, surtout lorsqu'ils virent qu'elle n'augmentoit pas avec l'âge. Effectivement, cette tumeur ne prit que très-peu d'accroissement pendant les 25 premières années de la vie de Bayer; mais depuis cette époque, le doigt n'a cessé de grossir, en sorte qu'il a aujourd'hui trois pouces de circonférence et six de longueur. A mesure que la tuméfaction s'est opérée de bas en haut, c'est-à-dire de la dernière phalange à la première, le doigt malade s'est toujours incliné de droite à gauche, de manière à décrire une sorte de demi-cercle; les articulations ankilosées sont encore senties à travers cet engorgement, qui n'est autre chose qu'un amas de graisse, puisqu'il en a la consistance, et puisque d'ailleurs les parties osseuses ne sont en aucune façon altérées. Le doigt indicateur de la même main participe au même état pathologique, à cette différence près, qu'il a mieux conservé sa forme et sa direction naturelles; mais il est sans mouvement, tandis que le doigt médius se meut encore dans son articulation métacarpo-phalangienne : tous deux ont une température moindre et une sensibilité plus obtuse; mais ils ne sont jamais le siége d'aucune douleur ; seulement ils sont lourds et engourdis, lorsqu'il fait froid. Sur le même bras on trouve d'autres tumeurs d'un volume assez considérable, principalement sur la face dorsale de l'avant-bras, au bord externe du cubitus ; la plus volumineuse de toutes se trouve sous la peau qui recouvre la longue portion du triceps brachial.

DCCLIV. Dans un ouvrage tel que celui qui nous occupe, nous devons spécialement nous attacher à décrire les ravages extérieurs des scrophules. J'ai déjà parlé des ulcérations qui s'établissent sur diverses parties du corps, et qui sont constamment abreuvées par une humeur jaunâtre et ichoreuse ; nous devons dire aussi que cette activité corrosive se dirige de préférence vers les tégumens et les cartilages qui concourent à la formation du nez ; ces parties sont presque toujours corrodées, ainsi que les paupières et la lèvre supérieure. Quand cet accident funeste s'unit au gonflement des joues et au boursoufflement du tissu cellulaire ambiant, le patient perd tous les caractères distinctifs de la figure humaine. L'hôpital Saint-Louis est en quelque sorte peuplé de ces êtres infirmes et horriblement dégradés, qui ne laissent pas de travailler dans les cours, pour l'utilité de ce vaste établissement ; mais dont l'aspect hideux épouvante les personnes qui ne sont pas dès long-temps aguerries à la contemplation des misères humaines.

DCCLV. Jusqu'ici j'ai particulièrement entretenu mes lecteurs des ulcérations scrophuleuses qui font que la peau se trouve perforée en plusieurs endroits, comme si elle avoit été rongée par des insectes, ou découpée avec des ciseaux; quelquefois la face se recouvre de tubercules celluleux, qui ont la grosseur d'une aveline. Ces tubercules sont tantôt circulaires, tantôt oblongs, comme on peut le voir dans le portrait que j'ai consigné dans mon ouvrage in-folio. J'en ai vu qui formoient comme des languettes à la périphérie des tégumens. En général, on peut dire que le tissu muqueux a une grande propension à végéter dans la maladie scrophuleuse. On vient de nous annoncer une jeune fille, âgée d'environ vingt ans, dont les extrémités inférieures sont hérissées d'indurations et de fongosités informes, absolument analogues par leur configuration à des mûres ou des champignons. J'ai conservé long-temps dans mon hôpital une vieille femme, non moins malheureuse que la précédente, et chez laquelle on observoit deux excroissances polypeuses dans l'intérieur des oreilles, et qu'on avoit inutilement excisées jusqu'à six fois par le secours du bistouri. Je ne finirois pas, si je voulois exposer ici avec détail tous les phénomènes rares et pour ainsi dire incompréhensibles, dont j'ai été le témoin. Hélène Micant nous fut présentée dans l'état le plus déplorable, quoiqu'elle fût encore à la fleur de l'âge; sa face et ses membres étoient successivement recouverts d'une quantité de tumeurs pyriformes, qui avoient la même couleur que la peau dans les premiers temps de leur existence; ces tumeurs finissoient par s'amollir et donnoient alors issue à une matière albumineuse, mêlée de quelques stries sanguinolentes. Hélène étoit d'ailleurs d'une foiblesse extrême, et pouvoit à peine bouger de son lit; deux énormes staphylômes interceptoient chez elle les rayons lumineux; les bords des paupières étoient rouges et enflammés; toute la région cervicale des deux côtés se trouvoit bosselée par la saillie des ganglions lymphatiques engorgés, et une mésenterie opiniâtre s'étoit déclarée dans l'abdomen, à la suite d'une longue fièvre adynamique; sa peau entière sembloit gercée ou plutôt brûlée par une multitude de cicatrices scrophuleuses : jamais il n'y avoit eu de menstruation. J'ai recueilli d'autres faits non moins extraordinaires. Julienne portoit à la jambe droite une hypertrophie celluleuse, qui étoit d'un volume prodigieux, et qui avoit la mollesse d'une éponge. Antoinette Silet avoit toutes les veines de la surface du corps saillantes et variqueuses; les phalanges de ses doigts tomboient successivement, sans qu'elle en fût avertie par aucune douleur. Geneviève Rubio offroit à la fois des engorgemens glanduleux et tous les caractères extérieurs de l'ichtyose nacrée. Sa peau, recouverte d'écailles aussi dures que celles de certains poissons, paroissoit comme noircie et desséchée par les ardeurs du soleil. Sophie étoit sourde de ses deux oreilles; ses yeux voilés, par des taches laiteuses, étoient d'une étonnante convexité; toutes ses articulations se détruisoient par des fistules caverneuses, et le tissu cellulaire dans son entier sembloit se résoudre par des apostèmes purulens. J'ai eu l'occasion de montrer à mes élèves plusieurs individus qui traînoient une jambe singulièrement tuméfiée et déformée, comme les lépreux de l'île de Barbade. Cette dégénérescence éléphantine se manifestoit avec plus de disgrâce encore chez un mendiant défiguré de la manière la plus étrange par les progrès de la maladie; avec son nez aplati et comme enfoncé par la destruction totale de sa cloison moyenne, avec son front tuméfié et hideusement sillonné de rides, ses pommettes gonflées, ses joues bouffies, ses mâchoires larges, il avoit plutôt l'air d'un sapajou que d'un homme.

DCCLVI. Mais attachons-nous plutôt à décrire pour nos lecteurs les altérations cutanées qui résultent le plus communément de la présence du vice scrophuleux; ces altérations se manifestent d'ordinaire sous la forme de dartres squammeuses; la plupart se rassemblent sur le visage par plaques rougeâtres, et le recouvrent d'un masque hideux et dégoûtant; elles se dessinent en quelque sorte sur l'appareil tégumentaire, par des segmens de cercle, qui vont toujours en s'agrandissant, et dont les bords sont relevés et saillans. Germaine a eu le corps labouré par une éruption de ce genre : on apercevoit çà et là, sur son visage et sur ses membres, des séries ou rangées de pustules, qui laissaient au milieu d'elles des aréoles plus ou moins étendues, selon les progrès et l'ancienneté du mal. Je crois devoir rapporter ici l'observation suivante, qui ne fait qu'ajouter à la vérité de ce tableau. Alexandre D***, âgé de vingt-deux ans, d'un tempérament lymphatique, né de parens sains, et qui n'avoient jamais éprouvé aucune maladie analogue, fut atteint d'une petite-vérole confluente à l'âge de huit ans. Cette maladie parcourut ses périodes avec la plus grande difficulté; l'éruption se fit mal et mit plusieurs jours pour s'effectuer entièrement; après la cessation de cet exanthême, il resta au malade, à la partie moyenne de la joue droite, un petit cercle enflammé, circonscrit par des boutons miliaires très-rapprochés. Chaque année, ce cercle s'agrandissoit, et lorsque le temps étoit humide, il s'en écouloit un fluide séreux très-abondant; la surface du derme se couvroit souvent de petites croûtes, que le malade détachoit en se lavant. Tel fut à peu près son état jusqu'à la puberté. On comptoit beaucoup sur cette époque, pour opérer une révolution favorable; mais au contraire, l'éruption acquit une étendue triple de ce qu'elle étoit auparavant : bornée naguères au tiers de la joue droite, elle envahit presque subitement la moitié du visage, et en même temps il se développa une affection semblable à la partie moyenne du dos; quelques autres plaques se montrèrent pareillement aux avant-bras et sur les extrémités inférieures. Il y avoit un gonflement manifeste sur tous les endroits que la maladie avoit atteints.

DCCLVII. Je laisse à d'autres le soin de suivre la maladie scrophuleuse dans tous les systèmes de l'économie animale; car il est des circonstances où elle n'en épargne aucun. Mais dans quels détails m'entraîneroit une description complète de cette affection universelle et protéiforme ! Je finirai donc cette esquisse, en observant de nouveau que tant d'infirmités ne sont dans aucun cas préjudiciables à l'exercice plein et entier des fonctions cérébrales : nous remarquons, au contraire, que la plupart des individus *nés* scrophuleux sont capables des plus grands efforts de l'esprit; que plusieurs se sont éminemment distingués par un entendement vaste et par une mémoire prodigieuse. A l'hôpital Saint-Louis, nous voyons même des enfans sans culture, manifester une intelligence précoce, et répondre avec une sagacité surprenante aux questions diverses que nous leur adressons. Le médecin philosophe s'étonne, lorsqu'il voit ainsi les prodiges de la pensée humaine s'allier avec l'état maladif des organes. A la vérité, l'anatomie nous démontre que l'encéphale a plus de volume chez tous les sujets dont la constitution est écrouelleuse, et que les circonvolutions de la pulpe cérébrale y sont plus distinctes et plus marquées. Certes, je voudrois, comme je l'ai déjà dit ailleurs, que les métaphysiciens étudiassent profondément les effets de nos maladies physiques sur l'énergie des facultés morales; ils y puiseroient des renseignemens précieux pour l'agrandissement d'une science dont ils ne possèdent que des lambeaux.

DCCLVIII. Au surplus, si je ne craignois de m'écarter de mon sujet, je donnerois une description plus étendue de l'état moral des scrophuleux, que j'ai observés en si grand nombre et dans toutes les conditions de la vie. Comme ils ont les perceptions très-promptes, ils montrent ordinairement beaucoup de facilité dans la conversation. Plusieurs, à la vérité, ont plus d'imagination que de jugement; ils ne prêtent aux choses qu'une attention peu énergique et ne font qu'effleurer les divers sujets; mais la plupart, doués d'une volonté ferme, parviennent aux plus hauts résultats, lorsqu'ils embrassent une carrière ou une profession quelconque. Les scrophuleux sont presque tous portés à la colère ; ils n'observent aucune retenue, quand cette passion les entraîne. On en voit de très-courageux et qui se défendent avec opiniâtreté contre les adversités de l'existence. Lorsque la fortune les seconde, ils sont gais, voluptueux, lascifs, ils aiment la bonne chère, etc. Il en est peu de mélancoliques, à moins que quelque autre maladie ne les jette dans la tristesse et le découragement.

DCCLIX. Je viens d'exposer les traits généraux et caractéristiques de la maladie scrophuleuse, telle que nous l'observons le plus fréquemment dans l'intérieur des grandes villes ; mais il est des malades qui diffèrent absolument de ceux que nous vénons de décrire, quant au physique et quant au moral. Tels sont ceux qui naissent en quelque sorte victimes des circonstances locales et endémiques. Au sein même des nations les plus civilisées, il est des lieux marécageux dont la population entière se trouve entachée d'une espèce particulière de scrophule, qui mériteroit une description à part. J'ai eu occasion de considérer plusieurs de ces infortunés, venus au monde avec tous les attributs d'une foiblesse qui entrave continuellement toutes les fonctions de la vie assimilatrice. On n'observe chez eux ni cette redondance cellulaire, ni cette pléthore lymphatique, ni ces formes arrondies, ni cette blancheur des tégumens, ni ce teint frais et rosé, ni cette vivacité morale qui donne tant d'expression à la physionomie et qui trompe souvent l'observateur sur la santé de nos scrophuleux citadins. En général, leur peau est flétrie, d'un jaune sale et comme terreux ; leur stature est grêle et raccourcie ;

leur corps décharné, leur visage abattu, leur regard terne et presque éteint. On en voit qui ressemblent à des fantômes, et qui, peu avancés dans leur carrière, portent déjà sur leur visage toutes les rides de la décrépitude et d'une effrayante vétusté; leur marche est lente comme celle des vieillards, leur voix est sourde et cassée; on pourroit même ajouter que l'âme de ces infortunés villageois est aussi inerte que les rochers qu'ils habitent. Tout leur moral se réduit à deux ou trois sensations relatives au maintien de leur existence abrutie. Comme leurs cabanes sont constamment adossées à des terrains humides, presque toujours la scrophule endémique se trouve compliquée d'ulcérations aux jambes, de phlébectasie et d'affections rhumatismales; les articulations des mains et des pieds sont engorgées et pâteuses; les mouvemens y sont presque impossibles, etc. Je dirai plus bas quelles causes établissent des différences spécifiques entre deux maladies qui se rattachent néanmoins au même genre, ce qui nous conduira infailliblement à des considérations utiles pour perfectionner le traitement.

ARTICLE II.

Considérations sur le diagnostic des Scrophules, et sur leurs rapports d'analogie avec quelques autres maladies cutanées.

DCCLX. Il faut n'avoir aucune sorte d'expérience pour se méprendre sur les vrais signes qui décèlent la présence du vice scrophuleux dans l'économie animale. Quoique cette affection se modifie selon la nature des organes où elle établit son siége principal, il est néanmoins très-facile de la reconnoître. Il importe seulement de ne pas la confondre avec les tumeurs glanduleuses, qui sont le résultat de toute autre cause, qui proviennent par fois d'une phlegmasie chronique, de l'application des vésicatoires, etc. Lorsque le travail de la dentition se prépare, lorsque la puberté éclate, il survient des engorgemens qui ne sont souvent que l'effet d'une irritation sympathique. A l'hôpital Saint-Louis nous observons des ulcères sinueux, ouverts, de large circonférence, qui sont tout-à-fait étrangers à la maladie qui nous occupe.

DCCLXI. Pour s'éclairer sur le diagnostic des Scrophules, il suffit de diriger notre attention sur la constitution particulière des individus qui sont l'objet de nos soins. On les reconnoît sans peine à la tuméfaction de la lèvre supérieure, à la grosseur du col, au volume des parties molles et celluleuses, particulièrement de la langue et des mamelles, à la teinte bleuâtre de la cornée transparente, à la dilatation de la pupille, etc. J'ai déjà fait observer à mes lecteurs que la peau des scrophuleux a un éclat, une netteté, une coloration particulière qui flattent l'œil, et que bien des personnes considèrent comme le résultat de la santé. Le tissu cellulaire est tellement abreuvé de sucs albumineux, la lymphe est si abondante dans les vaisseaux qui la contiennent, que toutes ces dispositions donnent aux membres une rondeur agréable, tant il est vrai de dire que la beauté de convention n'est souvent qu'une imperfection physique pour celui qui l'explique avec des données nécessaires.

DCCLXII. Les caractères les plus saillans de la maladie scrophuleuse se manifestent dans les os, qui ordinairement, sont très-spongieux et d'un gros volume. Il y a peu de fibrine dans les muscles. Tous les tissus sont blancs et comme adipeux. Tous les fluides sont, pour ainsi dire, de nature lymphatique. Toutes les articulations sont plus fortes, parce que les ligamens sont plus consistans et plus épais. La graisse des scrophuleux est très-jaune et constamment disposée à la concrescibilité. Leur transpiration a quelque chose de fade, de nauséabond et d'agaçant pour l'odorat. Les jeunes filles, d'ailleurs fraîches et vivement colorées, ont souvent l'arôme de la viande fraîche de boucherie. Cette odeur se remarque surtout le matin, lorsque les malades ont long-temps séjourné dans une chambre close. Les urines sont copieuses et très-chargées.

DCCLXIII. Il existe une analogie incontestable entre la scrophule et la syphilis. En effet, l'une et l'autre de ces deux maladies altèrent la peau par des pustules, des végétations, des ulcérations, etc. L'une et l'autre se portent, avec une sorte de préférence, sur les ganglions lymphatiques, sur les membranes muqueuses et sur le système osseux. Toutes deux produisent des caries, des tumeurs blanches dans les articulations, etc. Les éruptions scrophuleuses ont néanmoins un caractère particulier et qui les distingue des éruptions syphilitiques. La peau sur laquelle on les voit se développer, est constamment tuméfiée et comme boursoufflée. Ajoutons que les pustules, ainsi que les végétations résultantes de la présence du levain scrophuleux, ont une configuration moins prononcée et moins régulière que celles produites par une cause vénérienne : elles sont communément plates et fixées sur une grande base rougeâtre et tuméfiée.

DCCLXIV. On peut aisément distinguer les scrophules de toutes les affections qui sont purement herpétiques. Car ces dernières provoquent sur les tégumens des démangeaisons constantes, dont les écrouelleux sont exempts. D'ailleurs, elles disparoissent communément sans laisser sur les tégumens ni cicatrice, ni aucune trace de leur apparition.

ARTICLE III.

Considérations sur le pronostic des Scrophules.

DCCLXV. Les scrophules constituent une affection d'autant plus rebelle aux moyens curatifs et d'autant plus fatale à l'espèce humaine, que leur source est originelle, et fait en quelque sorte partie de notre être. De là vient que le pronostic est toujours fâcheux, si l'art n'est secondé par des circonstances extraordinaires et par les moyens puissans d'une nature réagissante.

DCCLXVI. Les scrophules sont moins dangereuses lorsqu'elles se bornent à la surface des tégumens. Mais il n'en est pas ainsi si elles attaquent l'ensemble des ganglions lymphatiques. C'est alors qu'elles interceptent toutes les voies de la nutrition, et qu'une sourde leucopyrie réduit les malades à un état de marasme ou de consomption. Les scrophules ne sont pas moins funestes lorsqu'elles se concentrent sur les articulations. Elles y déterminent des caries, des suppurations, des épanchemens, souvent même des douleurs atroces, qui nécessitent l'amputation des membres.

DCCLXVII. C'est surtout chez les adultes que les scrophules sont interminables, parce qu'alors on ne sauroit attendre aucun secours des révolutions qui pourroient s'opérer dans la constitution physique des individus et des secousses critiques de l'âge. Nous voyons arriver à l'hôpital Saint-Louis des scrophuleux septuagénaires, auxquels il est difficile de procurer le moindre soulagement. La réaction lymphatique ne s'opère avec quelque succès que dans la première enfance. Il n'y a qu'une époque pour la vigueur du système absorbant. Cette assertion est d'une vérité frappante, surtout lorsqu'il s'agit des femmes *si non curatæ fuerint in fœminis obstructæ glandulæ ante ætatis annum quadragesimum quintum, vel circiter, tum cessante menstruorum fluxione, plerumque recrudescit morbus.*

DCCLXVIII. La maladie scrophuleuse dure communément jusqu'à la septième, treizième, quatorzième ou quinzième année. Elle se guérit ensuite par les soins de la nature ou par ceux du médecin. Quelquefois elle se convertit en anasarque, en phthysie pulmonaire, en atrophie universelle, etc. Ces affections secondaires conduisent insensiblement les malades à la mort. Il est rare de les voir succomber dans le premier stade de l'infection. Dans certains cas les scrophules dégénèrent en ulcères chroniques, qui ne cèdent ni au temps, ni à la puissance d'un traitement méthodique. Leur conversion en cancer est rare; mais elle est rapidement sinistre.

ARTICLE IV.

Des causes organiques qui influent sur le développement des Scrophules.

DCCLXIX. La plupart de ceux qui ont écrit sur les scrophules ont erré lorsqu'ils ont prétendu faire dériver les causes organiques de cette maladie d'une acrimonie particulière, d'une acidité prédominante et autres phénomènes analogues. Avoient-ils des preuves suffisantes pour appuyer une semblable assertion?

DCCLXX. Les causes organiques des scrophules doivent certainement être recherchées dans la foiblesse radicale des absorbans et des ganglions lymphatiques. Des observations faites avec soins sur un grand nombre de cadavres, ont démontré que ces vaisseaux blancs se dilatoient, devenoient turgescens et comme noueux. La sécrétion de la lymphe doit nécessairement se pervertir, puisque la force des organes qui la recèlent est manifestement diminuée.

DCCLXXI. Personne ne doute aujourd'hui que les scrophules ne soient héréditaires. Les faits militent à chaque instant en faveur de cette opinion. Cette cause organique est, je dois le dire, la plus fréquente. Il suffit même que l'un des parens soit infecté de ce vice, pour que la postérité ne soit pas épargnée. Alors même qu'il ne se développe point, il n'est pas difficile de s'apercevoir que les enfans en portent le germe dans leur économie physique. Telle est d'ailleurs l'opinion de M. le docteur Baumes, qui a écrit une dissertation complète sur cette matière, et qui en a traité tous les points avec une lucidité digne des plus grands éloges. « Pour moi, dit cet auteur, je crois « avoir des raisons suffisantes pour admettre cette « hérédité. Je pense même que si la force de l'ac- « tion héréditaire ne va chez quelques individus que « jusqu'à produire la constitution scrophuleuse, tandis « que la génération qui suit est affligée de véritables « scrophules, c'est qu'il faut un certain concours de « circonstances et de dispositions, qui font qu'une « maladie passe aux descendans d'une manière directe « et non interrompue, ou par des interruptions et « une espèce de substitution. »

DCCLXXII. Les causes qui disposent aux scrophules tiennent donc communément à une disposition native, et aucune maladie ne se transmet plus aisément par voie de génération. Un père qui est naturellement foible et qui se trouve encore trop jeune lorsqu'il se marie, doit engendrer une être débile. Lorsqu il y a chez les parens une altération congéniale des glandes lymphatiques, cette altération doit nécessairement passer à leur progéniture et se retrouver dans la construction et la mixtion de leurs organes.

DCCLXXIII. Si des personnes ont été long-temps tourmentées par la maladie syphilitique et ont négligé les soins convenables à sa guérison, il est rare que leurs descendans ne soient pas infectés d'une maladie qui a toutes les apparences du vice scrophuleux. A l'hôpital Saint-Louis il se présente une foule d'individus des deux sexes qui se trouvent dans ce cas; et dans une circonstance j'ai vu jusqu'à trois générations d'un aïeul qui avoient été infectées par le virus vénérien. Tous les sujets appartenant à cette race avoient les lèvres grosses et tuméfiées, les glandes submentales frappées d'engorgement, le tissu cellulaire flasque, les os spongieux, et tous les autres signes de la diathèse écrouelleuse. Nul doute que la plupart des scrophules, à Paris, ne soient des syphilides déguisées.

ARTICLE V.

Des Causes extérieures qui influent sur le développement des Scrophules.

DCCLXXIV. Lorsque les enfans sont mal nourris, lorsqu'ils sucent un lait corrompu, la maladie scrophuleuse se développe; les glandes du mésentère s'engorgent; les malades tombent insensiblement dans l'amaigrissement et la consomption. Chez les adultes pauvres, ce sont aussi les vices de la puissance digestive qui préparent de loin la maladie dont il s'agit. La plupart ne se soutiennent qu'avec des alimens gâtés et qui n'ont rien de substantiel. Ils mangent du pain fait avec des farines gâtées, boivent du lait aigri et du vin tourné, abusent des substances graisseuses et butyreuses, etc.

DCCLXXV. On observe que les individus renfermés dans des prisons malsaines, dans les cachots, ont parfois les glandes du col engorgées; que ces mêmes glandes finissent par abcéder et par se convertir en ulcères fongueux. Il est une multitude de gens qui, par état, travaillent et habitent dans des lieux humides, comme les blanchisseurs, les tissserands, les vignerons, les portiers, etc. Les jeunes villageois qui, dans les campagnes, sont préposés à la garde des bestiaux et qui passent les nuits dans les pâturages, subissent le même sort. Le tiers du département de la Lozère est occupé à une fabrique de cadisserie, connue sous le nom de *serge de Mende.* C'est la principale ressource et la seule industrie du pays. On travaille les laines sans huile; et, pour en faciliter la fabrication, on manufacture dans des boutiques basses et voûtées, où l'humidité et la chaleur se concentrent à la fois. C'est dans cette classe d'artisans qu'on trouve le plus grand nombre de scrophuleux.

DCCLXXVI. Il y a un effroi généralement répandu touchant la génération et la propagation des scrophules. Des auteurs très-recommandables n'ont pas craint d'avancer dans leurs ouvrages qu'elles sont éminemment contagieuses; ce qui est manifestement une erreur. M. Hébréard a tenté des expériences sur des animaux vivans, dont aucun n'a contracté la maladie par la voie de l'inoculation. Mais une expérience plus décisive est la co-habitation journalière de certaines femmes scrophuleuses avec des hommes qui n'ont jamais eu lieu de s'en repentir.

ARTICLE VI.

Des résultats fournis par l'autopsie cadavérique des individus morts des suites de la maladie scrophuleuse.

DCCLXXVII. *Première autopsie cadavérique.* La nommée Éléonore Marchand, née à Versailles, âgée de vingt-huit ans, d'un tempérament lymphatique, entra à l'hôpital Saint-Louis. Elle présenta à notre examen diverses tumeurs scrophuleuses d'un volume assez considérable, placées dans différens points de la région du col. Le coude droit étoit affecté d'un gonflement pâteux. Les mouvemens de l'articulation étoient gênés. On appliqua des cataplasmes pour dissiper l'inflammation. On eut recours aux emplâtres de ciguë et de mercure. La malade faisoit en même temps usage de la décoction de houblon et de l'élixir amer. Tous ces moyens furent sans succès. A l'affection principale vinrent se joindre la fièvre, la tuméfaction de l'abdomen, et par suite, la gêne de la respiration, ainsi qu'un commencement d'infiltration dans les grandes lèvres. La fluctuation que l'on ressentoit dans l'intérieur de l'abdomen, la tuméfaction des extrémités inférieures, la soif vive que la malade ressentoit, etc., ne laissoient aucun doute sur l'existence de l'hydropisie ascite. On combina les diurétiques avec les anti-scrophuleux. La malade s'affoiblit graduellement, et finit par succomber. On ouvrit le cadavre en ma présence : les glandes lymphatiques du col formoient des tumeurs, qui paroissoient dans divers points de cette région, principalement vers la partie supérieure droite. Un foyer purulent se trouvoit à leur centre. Leur tissu offroit au scalpel beaucoup de dureté et de résistance. L'articulation de l'avant-bras offroit une fausse ankilose. Le tissu cellulaire environnant étoit épaissi et tuméfié. L'examen de la poitrine montra une adhérence très-forte du poumon avec la plèvre costale. Les poumons étoient tuberculeux dans une grande étendue; on remarquoit des vomiques vers leur partie supérieure. L'ouverture de l'abdomen donna issue à une sérosité très-abondante. Les organes contigus dans cette cavité offroient diverses altérations : le foie étoit d'un volume énorme, et avoit subi une transformation entièrement graisseuse. La rate, très-volumineuse, offroit aussi une consistance très-ferme, et divers tubercules étoient placés, soit à l'intérieur, soit à l'extérieur de ce viscère. Les glandes du mésentère étoient toutes engorgées, la vessie rétrécie, la matrice squirrheuse. Il y avoit un abcès au rectum. Cet abcès avoit probablement son siége hors du sac péritonéal. Tels sont les principaux phénomènes que nous observâmes. — *Deuxième autopsie cadavérique.* Le nommé Thevenard mourut à l'hôpital Saint-Louis, des suites d'un engorgement considérable dans les glandes du col. Je fis l'ouverture de son corps. Une tumeur très-volumineuse occupoit le côté gauche du col, s'étendant supérieurement jusqu'à la région parotidienne, et jusqu'à la base de la langue, se portant en bas jusqu'à la clavicule. En devant elle recouvroit en partie la glande thyroïde, et postérieurement elle commençoit à gagner le côté droit du col. Cette tumeur, divisée dans sa partie moyenne, offroit une épaisseur d'environ trois pouces. La substance qui la formoit étoit blanche et dure, en un mot, squirrheuse. Le lieu seul où le moxa avoit été appliqué offroit de la suppuration. Tout le reste de la tumeur paroissoit très-éloigné de cette dégénérescence. Voici ce que présentoient les trois principales cavités : dans la tête, rien de particulier. Les veines cependant paroissoient plus gorgées de sang que ne l'avoit fait présumer l'état de foiblesse du sujet; mais ce sang, que l'on remarquoit surtout du côté gauche, pouvoit être le résultat de la situation du cadavre ou de la compression des jugulaires par la tumeur. Les poumons, quoique peu volumineux, étoient cependant pleins de sang; le diaphragme, par sa convexité, laissoit à ces organes peu de place pour se dilater. Mais c'étoit dans la cavité abdominale que se trouvoient les plus grands désordres. Le péritoine étoit le siége d'une suppuration très-abondante. L'épiploon gastro-hépatique offroit, dans sa partie moyenne, une escarre gangréneuse; l'estomac s'étoit rapetissé, et la rate avoit acquis un volume triple de ce qu'elle est ordinairement. — *Troisième autopsie cadavérique.* J'ai procédé à l'ouverture du corps d'un autre scrophuleux. Nous avons observé un accroissement considérable dans la plupart des glandes, particulièrement dans celles du col et du mésentère. La plupart avoient acquis une dégénérescence réniforme et comme couenneuse. Leur substance intérieure offroit l'aspect d'un marbre jaspé. Il y avoit des points stéatomateux. —

Quatrième autopsie cadavérique. Voici ce que nous avons observé dans le cadavre d'Agathe Micoult, morte à la suite d'une maladie scrophuleuse. Maigreur de tout le corps; peau dans l'état ordinaire. Fistule au côté droit du col, dont le trajet suivoit le bord antérieur du muscle sterno-cleïdo-mastoïdien, et aboutissoit à l'angle de la mâchoire, qui étoit affecté de carie, d'où il étoit sorti plusieurs esquilles. Tissu musculaire du côté droit de la joue engorgé, épaissi et comme lardacé. Le masseter de ce même côté étoit pâle, et les glandes cervicales réduites en une substance blanche et pour ainsi dire homogène. Foie très-volumineux. Tous les autres organes dans l'état ordinaire. — *Cinquième autopsie cadavérique.* Nous avons exploré avec beaucoup d'attention une tumeur scrophuleuse, dégénérée en cancer, dont j'ai déjà donné le dessin dans mon ouvrage in-folio. Vue extérieurement, cette énorme tumeur étoit d'une couleur bleuâtre-violacée. Elle étoit recouverte d'une multitude de tubercules ou tumeurs particulières plus ou moins ovales ou globuleuses, contiguës les unes aux autres, mais qu'on pouvoit aisément séparer par le scalpel. Quelques-unes de ces tumeurs étoient extraordinairement petites, et ne ressembloient pas mal, pour la forme, à des pommes de terre. On observoit à la partie supérieure de cette aggrégation de tumeurs diverses, une tumeur beaucoup plus considérable que les autres, mamelonnée à sa surface. Il paroît que c'est en croissant que ces mamelons devenoient de véritables tumeurs. Un grand coup de scalpel dans cette masse tuberculeuse fit voir une substance lardacée et couenneuse. Cette consistance n'empêchoit pas le sang de couler par une multitude de vaisseaux. La glande parotide avoit la dureté du cartilage. Elle avoit doublé de volume. L'intérieur de la bouche étoit ulcéré et mamelonné. L'arcade dentaire disparoissoit dans cette masse dégénérée. L'agonie de cette femme fut longue. Un long affaissement avoit précédé sa mort.—*Sixième autopsie cadavérique.* Uue femme d'une constitution scrophuleuse éprouva, à l'âge de trente ans, un gonflement de l'avant-bras. Tout annonçoit un engorgement scrophuleux. Des abcès se formèrent, et laissèrent échapper un pus jaunâtre et ichoreux. Ensuite la tumeur demeura stationnaire. A l'âge de quarante ans, elle mourut accidentellement d'une fièvre adynamique. La dissection de l'avant-bras se fit avec soin. La peau, quoique d'une épaisseur considérable, résistoit peu à la lame du scalpel. Le tissu cellulaire du membre étoit très-abondant, et contenoit beaucoup de graisse. Les vaisseaux et les nerfs, qui se distribuoient à ces parties, étoient d'une grosseur proportionnelle. Tout annonçoit les traces d'un engorgement lymphatique, qui exhaloit une odeur semblable à celle de la viande bouillie. — *Septième autopsie cadavérique.* Marie-Louise Robert, âgée de trenteneuf ans, nous a présenté une tumeur curieuse, qu'elle portoit à la face depuis vingt mois, et que j'ai fait dessiner avec soin. Cette tumeur s'étoit formée lentement et sans faire souffrir la malade. Enfin, elle avoit acquis un volume considérable, et voici quels étoient ses caractères : La tumeur avoit son siége sur la branche de la mâchoire. Elle s'étendoit depuis l'arcade zigomatique jusqu'à la base du même os, et depuis l'oreille jusqu'au milieu de la joue. Cette tumeur avoit le volume d'une très-grosse poire. Sa forme étoit à peu près cônique, et c'étoit par la base qu'elle appuyoit sur la mâchoire. Sa surface étoit bosselée, d'un rouge brun violet, suivant l'endroit dans lequel on l'examinoit. Elle présentoit en quelques points, mais surtout en haut et en dedans, des petits tubercules durs et comme carrés par leur consistance et leur couleur, espèce de dégénérescence de l'épiderme. La base étoit dure et avoit la consistance des engorgemens scrophuleux. Le reste de la tumeur offroit une mollesse d'autant plus grande et d'autant plus ressemblante à une véritable fluctuation, qu'on se rapprochoit davantage du sommet. Elle étoit mobile. Sa base ne paroissoit point adhérente. Il s'échappoit de la surface de la tumeur, par une sorte de transsudation, une rosée ichoreuse d'un jaune doré, et dont l'âcreté avoit enflammé les tégumens. Il s'étoit formé des ulcérations superficielles, par lesquelles ce liquide s'écouloit plus abondamment, mêlé par fois d'une petite quantité de sang. Ces ulcérations, de couleur grisâtre et blafarde, augmentoient d'étendue, et en même temps ces hémorrhagies devenoient passives et plus abondantes. Voulant m'assurer de la nature de la tumeur et la croyant en suppuration, j'y plongeai une lancette. Mais au lieu de pus, je ne vis sortir que du sang. La surface des deux lèvres étoit d'un blanc grisâtre et d'apparence lardacée. En y introduisant l'extrémité du petit doigt, on n'éprouvoit aucune résistance, et on auroit pu facilement l'enfoncer dans la propre substance de la tumeur. Dès-lors plus de doute sur sa nature, qu'on jugeoit être de celles des *fongus hœmatodes.* Dans cet état de choses il survint un embarras gastrique. L'appétit étoit perdu, la bouche étoit amère, la langue étoit recouverte d'un enduit jaune et épais. La malade s'étoit long-temps plainte d'un sentiment d'inquiétude à la région épigastrique. Mais bientôt il se déclara un dévoiement, contre lequel on employa vainement toutes sortes de moyens convenables. La malade s'affoiblit peu à peu, et fut bientôt dans l'impossibilité de garder le lit. Les petites ulcérations de la surface de la tumeur se confondirent en une seule, et son aspect changea de nature. On ne vit plus alors qu'une large ulcération, grise, blafarde, fongueuse, à bords durs et renversés, et qui avoit vraiment l'apparence d'un champignon. Les hémorrhagies passives devenoient de plus en plus fréquentes, les douleurs vives et plus rapprochées, la gêne plus grande. Cependant la diarrhée fut bientôt colliquative. La malade s'affoiblissoit considérablement. Les toniques, les cordiaux furent employés pour relever les forces, et n'eurent d'autre effet que de retarder pour quelques jours les symptômes adynamiques qui se prononcèrent. La prostration des forces devint extrême : les dents, les gencives et la langue se couvrirent d'un enduit fuligineux; le pouls devint petit, foible, accéléré; le ventre se météorisa. La malade mourut. La peau seule et le tissu cellulaire étoient malades. Il n'y avoit aucune altération dans les os. On procéda à l'ouverture du corps, qui étoit devenu d'une maigreur extrême. L'organe encéphalique n'avoit rien de remarquable à l'observation; mais la poitrine offroit des altérations sensibles. Les poumons étoient remplis de tubercules purulens. Les glandes du médiastin étoient dures, squirrheuses et aussi volumineuses que des œufs de pigeon. Le même phénomène affectoit les ganglions mésentériques. L'ouverture œsophagienne de l'estomac étoit, pour ainsi dire, obturée par un épaississement prodigieux de sa membrane interne. Le foie et la rate avoient pris un grand accroissement et avoient dégénéré de leur tissu ordinaire. L'infection scrophuleuse avoit envahi toutes les parties du corps. N'oublions pas de dire que tout le système osseux, particulièrement les côtes, étoient d'une friabilité singulière. — *Huitième autopsie cadavérique.* Nous avons disséqué une tumeur qu'avoit portée long-temps le nommé Frimont, couvreur de son métier. Cette tumeur existoit depuis vingt ans, lorsqu'il vint mourir d'une autre maladie à l'hôpital Saint-Louis. Elle étoit circonscrite, et avoit son siége sur la rotule. Elle n'avoit aucune adhérence avec le ligament de cet os. Elle étoit assez mobile, et se portoit tantôt d'un côté, tantôt de l'autre, suivant que l'individu s'appuyoit sur la partie interne ou sur la partie externe de l'articulation. La matière contenue dans cette espèce de kiste avoit une consistance semblable à celle du suif. On assure que le malade avoit eu d'autres tumeurs de ce genre, et qu'elles avoient été pareillement ouvertes par le bistouri.

ARTICLE VII.

Considérations générales sur le traitement des Scrophules.

DCCLXXVIII. Plusieurs considérations générales se présentent à l'esprit lorsqu'il s'agit de déterminer le meilleur mode de traitement qui convient aux maladies scrophuleuses. Ces maladies ont trois époques distinctes aux yeux d'un observateur exercé, et il importe de mesurer en quelque sorte l'échelle que parcourt la sensibilité pour les faire arriver à une maturation complète. Personne n'ignore que la nature est plus lente dans les abcès scrophuleux que dans les phlegmons ordinaires; qu'elle y marche en quelque sorte par sauts et par une succession d'actes souvent interrompus. Il est rare que ses efforts se soutiennent. Elle s'abat par intervalles, et il est des cas néanmoins où elle se montre énergique et puissante.

DCCLXXIX. Pour établir un traitement sage et bien raisonné, nul doute qu'il ne faille avoir égard au génie particulier des symptômes qui signalent la première invasion de la maladie scrophuleuse. Si la peau est sèche, aride et brûlante, s'il y a dans le pouls une plénitude remarquable, si les urines sont rouges, flamboyantes et sédimenteuses, si la susceptibilité nerveuse des entrailles est manifestement exaltée, si l'on observe un état d'excitation dans toutes les facultés vitales, on a de suite recours à tous les moyens de thérapeutique qui doivent apaiser cet orgasme général. Dans une circonstance absolument contraire, lorsque l'action médicatrice languit, lorsque de l'inertie des solides dérivent des résolutions incomplètes, des suppurations inactives, des cicatrices informes, etc., c'est l'occasion de mettre en œuvre les ressources sans nombre que peut offrir la méthode perturbatrice. Ici surtout la doctrine de l'expectation ne seroit en aucune manière admissible.

DCCLXXX. Un des secrets les plus importans de la thérapeutique, pour la guérison des maladies chroniques, est d'appeler sur le système affecté les secours tutélaires des autres systèmes. La réaction la plus utile dans l'économie animale, est celle qui provient de la synergie de tous les organes. Afin d'effectuer cette réaction, l'art prescrit de mettre en jeu les excitations artificielles qui sont en son pouvoir. Les voyages, les distractions, les exercices de la danse ou de l'équitation, le changement d'air et de nourriture, etc., contribuent efficacement à ce but. Les passions même de tous les genres ont une puissance qu'on ne sauroit contester, quand elles sont provoquées à l'improviste; et les Anglais, qui font toucher à leurs malades le corps glacé des pendus, comptent sans doute sur les effets salutaires de la surprise ou de la terreur. Lorsque le sens de l'amour s'éveille, il en résulte un effet plus avantageux encore. Cette passion exhalante provoque dans tous les organes un mouvement fébrile, ou, pour mieux dire, une sorte de tumulte qui accélère le cours de la lymphe, et qui est très-favorable au dégorgement des glandes. J'en ai vu un exemple frappant chez une jeune demoiselle écrouelleuse depuis l'enfance, et à laquelle on avoit inutilement administré beaucoup de remèdes. La plus étonnante métamorphose se manifesta dans son état physique dès qu'elle se fut enflammée pour un jeune homme qui passoit souvent sous les fenêtres d'une maison où elle étoit élevée. Ces faits s'expliquent par la physiologie des âges.

DCCLXXXI. Au surplus, je répète ce que j'ai déjà énoncé dans d'autres ouvrages. Le temps est un élément indispensable dans la curation des maladies chroniques, et particulièrement des maladies scrophuleuses. Les traitemens doivent être en général continués pendant plusieurs années. Il importe, en outre, de les pratiquer dans les temps les plus favorables à leur réussite. Pour les mettre en pratique, on m'a vu souvent attendre les révolutions d'un âge critique ou l'arrivée d'une saison chaude. Si l'on néglige cette condition, les essais de l'art sont infructueux et tournent par fois au détriment des malades.

ARTICLE VIII.

Du traitement interne pour la guérison des Scrophules.

DCCLXXXII. Il est peu de maladies qui résistent autant que les Scrophules aux moyens internes de la médecine pratique. Les substances pharmaceutiques n'exercent qu'une action indirecte sur les systèmes affectés. Il faut, en conséquence, préférer celles qui manifestent une sorte d'affinité pour le système absorbant. Sous le rapport de cette propriété médicinale, le mercure, le fer et le soufre se trouvent certainement en première ligne. Mais l'or, considéré comme un métal si précieux, n'occupe ici qu'un rang très-secondaire, malgré les vaines prétentions des alchimistes; et les effets miraculeux qu'on lui attribue, ne sont appuyés sur aucune observation positive.

DCCLXXXIII. Le mercure remplit d'autant mieux les vues pratiques du médecin dans le traitement des maladies scrophuleuses, que la cause organique de ce fléau désespérant est presque toujours un levain syphilitique, ainsi que nous l'avons souvent constaté à l'hôpital Saint-Louis par des observations précises. La plus active des préparations que nous offre ce métal extraordinaire, est sans contredit le muriate de mercure sur-oxidé, complètement dissous dans l'eau distillée, et incorporé dans des véhicules mucilagineux; j'ai communément recours à ce sel, si diffusible et si pénétrant, pour arrêter les progrès des tumeurs lymphatiques ou pour prévenir leur développement. Il faut bénir les effets perturbateurs de ce médicament, l'un des plus salutaires que possède notre art. A Paris, on fait un fréquent emploi du calomelas ou muriate de mercure doux, qui passe avec célérité dans le système absorbant, et modifie avec plus ou moins d'avantage ses propriétés vitales. On l'administre sous forme de pilules, qui sont devenues une branche considérable de commerce pour les officines de nos pharmaciens. Qui n'a pas entendu parler d'un sirop médicamenteux auquel la renommée de Bouvard a donné une grande vogue, et dont le nitrate mercuriel forme la base spéciale! Ce sirop jouit d'une activité salutaire. Mais il faut avouer que quelques praticiens de nos jours le prodiguent avec un empirisme risible et qui ne s'accorde guère avec les progrès de la médecine philosophique. Cette pratique routinière est d'autant plus condamnable, qu'il faudroit, au contraire, varier infiniment les essais dans une maladie aussi rebelle, et pour ainsi dire incompréhensible, par les nombreux ravages qu'elle occasionne.

DCCLXXXIV. Les divers produits que nous donne le fer plus ou moins oxidé par l'atmosphère ou autres agens chimiques, ont une action bienfaisante sur l'économie animale. Le safran de mars apéritif est très-accrédité. L'eau martiale est la meilleure tisane dont puissent user les scrophuleux. Le vin chalybé seconde miraculeusement les effets d'une bonne méthode curative. Toutes les substances *quas ferrea virtus nobilitavit* semblent augmenter les oscillations du système vasculaire, et réveiller les forces médicatrices. J'ai vu toute une famille singulièrement tourmentée par des symptômes écrouelleux, et qui s'étoit presque entièrement guérie par l'usage continué des eaux de forges. Les médecins de l'Europe s'accordent aujourd'hui sur l'efficacité des furrugineux dans le traitement des affections scrophuleuses.

DCCLXXXV. Je n'ai jamais trop compté sur les vertus du soufre lorsqu'il est uniquement administré à l'intérieur. Mais je parlerai plus bas des effets avantageux qui résultent de son application extérieure. Le carbonate de potasse étoit fort vanté par Peyrilhe, qui lui attribuoit gratuitement une propriété fondante et résolutive. D'autres praticiens donnoient la préférence aux préparations antimoniales. Nous avons répété devant nos élèves les essais entrepris avec le muriate de chaux, et nous n'avons recueilli que des doutes. Un docteur anglais, M. Crawfort, a postérieurement donné de grands éloges au muriate de baryte, et l'avoit présenté comme un stimulant spécial des glandes lymphatiques. M. le professeur Baumes cite un exemple très-remarquable des bons effets de ce sel dans son ouvrage sur le vice scrophuleux, qui est un vrai modèle d'expérience médicinale. Il fait mention d'un homme traité par M. le docteur Poutingon, et chez lequel toutes les glandes du col étoient considérablement engorgées. Cet homme désespéroit de sa situation. Il fut néanmoins radicalement guéri par la dissolution du sel de baryte, qu'on administra d'une manière soutenue et méthodique. Les expériences de mon condisciple, M. Hébréard, méritent d'être citées. Elles ont été faites avec la plus scrupuleuse exactitude. J'en avois tenté de pareilles à l'hôpital Saint-Louis, et j'avois aussi signalé la substance dont il s'agit comme un médicament très-énergique lorsqu'il s'agit de combattre les maladies lymphatiques.

DCCLXXXVI. Au surplus, lorsque la thérapeutique d'une maladie est peu avancée, chaque médecin, chaque apothicaire a, pour ainsi dire, son arcane. A Paris, les teintures, les élixirs, sont dans une vogue extraordinaire. On les compose communément avec la racine de gentiane, l'écorce d'orange, le carbonate ammoniacal, etc. On y fait entrer la poudre de scrophulaire, la résine de scammonée ou de jalap. On vend aussi des pillules dont les ingrédiens sont le calomélas, le sulfure d'antimoine, l'éthiops minéral, etc. Il est bien certain que si, à l'aide de ces médicamens, on peut parvenir à rétablir le ton des organes digestifs, le cours de la lymphe doit reprendre son activité première, et les engorgemens doivent diminuer.

DCCLXXXVII. Le traitement que l'on fait suivre aux malades de l'hôpital Saint-Louis est simple et souvent efficace. Lorsque les premières voies ont reçu un ébranlement salutaire par l'administration des émétiques et des purgatifs, nous associons l'usage des plantes amères à celui des préparations mercurielles. Les décoctions de quinquina, de houblon, de bardane, et de tous les bois sudorifiques, nous ont paru très-utiles dans beaucoup de circonstances, pour remédier aux langueurs des forces digestives. Il est peu d'années où on ne renouvelle les essais qu'on avoit d'abord tentés sur la ciguë, la *phellandrium aquaticum*, la digitale, l'aconit, etc.; et nous pouvons dire que les mêmes incertitudes nous arrêtent encore, lorsqu'il s'agit de déterminer les meilleurs effets de leur administration. On est fâché de voir dans les livres de la science tant de promesses vaines, tant d'assertions futiles, tant de guérisons imaginaires, tant de détails mensongers. Gardons-nous donc de rien affirmer sur la foi trop prompte de nos prédécesseurs. C'est au temps seul qu'il appartient d'affermir les pas de l'expérience et d'en épurer tous les résultats.

ARTICLE IX.

Du traitement externe employé pour la guérison des Scrophules.

DCCLXXXVIII. Les frictions mercurielles ont des effets très-remarquables, lorsqu'elles sont pratiquées avec discernement et continuées avec méthode sur les tumeurs scrophuleuses. Elles sont le meilleur résolutif qu'on puisse employer; mais il importe d'y recourir de bonne heure, et avant que les absorbans qui avoisinent la glande engorgée aient cessé d'être perméables par ce médicament salutaire.

DCCLXXXIX. Nous venons d'employer avec quelque succès la pommade de tartre stibié, dont j'ai donné la formule dans mes *Nouveaux Élémens de Thérapeutique et de Matière médicale.* Cette pommade a pour singulier effet de provoquer une sorte d'orgasme fébrile sur la peau affectée, et d'y susciter une éruption de petits boutons qui ont quelque ressemblance avec ceux qui résultent de l'inoculation de la vaccine. Ces érysipèles artificiels impriment une excitation salutaire et finissent quelquefois par diminuer le volume des tumeurs. Mais j'ai vu aussi des circonstances où ce moyen a été infructueux. Il faut en réitérer les applications avec prudence, et les soutenir assez long-temps pour effectuer la résolution des tumeurs.

DCCXC. Le soufre a une action très-favorable sur les individus qui se trouvent atteints de la maladie scrophuleuse, lorsqu'il est toutefois administré avec les procédés qui peuvent lui donner l'impulsion nécessaire. Je suis souvent à même de constater les propriétés médicinales de cette substance aux bains de Tivoli, où les eaux minérales se trouvent imitées avec un art si parfait. C'est à l'arrosoir que je les fais communément administrer, et presque toujours sur les parties malades. J'ai donné des soins à la santé d'une jeune demoiselle dont les deux joues étoient couvertes de pustules hideuses, et qui fut miraculeusement guérie par l'emploi continué de ce moyen. Je puis dire pareillement avoir vu des personnes qui se louoient beaucoup d'un voyage fait à Barèges, à Cauterets ou à Bagnères de Luchon. En général, toutes les eaux qui charrient le soufre et qui jouissent d'une température très-élevée, sont salutaires dans les scrophules, parce qu'elles réveillent par la percussion l'action assoupie ou languissante de toutes les glandes lymphatiques. Les eaux chargées de sels alkalins, tels que le carbonate de soude ou de potasse, etc., celles qui contiennent des substances ammoniacales, sont d'une grande utilité. Enfin, de grands avantages sont accordés à l'eau de mer, et il paroît surtout que les Anglais la font servir avec un plein succès à leurs divers systèmes de guérison. Il faut toutefois savoir l'approprier aux circonstances et aux périodes de la maladie. *Marina aqua et magnâ et variâ quâdam vi pollet : sed imperiti facilè ipsâ perperàm uti possunt.* Russel. *DE TABE GLANDULARI SIVE DE USU AQUÆ MARINÆ, IN MORBIS GLANDULARUM, etc.*

DCCXCI. On peut employer avec succès, à l'extérieur des glandes engorgées, des emplâtres qui ont pour base de leur composition, la ciguë, le savon, les oxides mercuriels, etc. Lorsque la scrophule se manifeste par des pustules, et qu'elle s'étale uniquement sur l'appareil tégumentaire, aucun topique ne m'a paru préférable au nitrate d'argent fondu, pour amoindrir les ravages de la maladie scrophuleuse, et je supplie mes lecteurs d'y faire une attention sérieuse. Ce topique a pour avantage de produire une excitation permanente sur la peau et d'y susciter tous les phénomènes d'une fièvre locale. Il est rare que la maladie ne perde pas de son intensité lorsqu'on a pratiqué plusieurs couches successives de cette préparation à des intervalles convenables. Le nitrate d'argent dénature à la longue les irritations morbifiques. Les médecins étrangers qui sont venus visiter l'hôpital Saint-Louis, ont été frappés d'étonnement en voyant une si grande quantité de malades guéris ou soulagés par ce procédé extérieur, dont je puis dire avoir donné le premier l'idée et suggéré le mode d'application.

DCCXCII. Les vésicatoires, les cautères, les sétons, les ventouses, le moxa, etc., trouvent leur emploi dans le traitement des scrophules cutanées. Le feu semble épurer le ferment corrupteur de cette maladie. Il semble empêcher les déviations funestes de ce vice, qui a tant d'affinité pour les organes de la poitrine. Que ne dirois-je pas, si je voulois exposer ici toutes les précautions à prendre pour assurer la cure des ulcérations, pour consolider la réunion des plaies et diminuer la difformité des cicatices, etc.? Les physiologistes seuls, qui ont une idée exacte des lois de la réaction vitale, peuvent saisir les heureux effets de tous ces moyens extérieurs, tandis que les médicastres s'abusent et prodiguent infructeusement une multitude de remèdes absurdes ou insignifians.

DCCXCIII. Une discussion sérieuse s'est élevée dans nos écoles cliniques, relativement à l'utilité des opérations chirurgicales pour les scrophules articulaires. Un moyen aussi hardi m'avoit paru d'abord très-redoutable. Mais le raisonnement doit se taire devant des expériences décisives. Sans doute il seroit imprudent d'enlever des tumeurs scrophuleuses dans des parties pourvues de nerfs ou de vaisseaux importans; mais il n'en est pas de même pour les caries qui attaquent les articulations des membres. J'ai vu pratiquer plusieurs opérations de ce genre par mon ami, M. Richerand, et toujours le succès a couronné cette tentative : à la vérité les sujets étoient vigoureux et robustes. Mais M. Lallement n'a pas été moins heureux dans l'hospice de la Salpêtrière. Nous conservons dans l'hôpital Saint-Louis une jeune fille de vingt ans dont l'exemple doit encourager ceux qui voudroient tenter de pareils essais. Il s'étoit établi à sa cuisse et à sa jambe droite une dégénérescence éléphantine qui avoit acquis un volume monstrueux, et qu'on désespéroit de pouvoir guérir par les moyens communément usités. Il est digne d'observation que, depuis que cette jeune personne a eu l'extrémité inférieure amputée, son embonpoint s'est accru à un point prodigieux; son teint a pris toutes les couleurs de la santé la plus vive. On diroit qu'il se passe ici un phénomène analogue à celui de l'émondation des arbres. Les membres qui restent semblent augmenter d'énergie et de vigueur.

DCCXCIV. Je ferai remarquer, du reste, que les remèdes appliqués à la curation des scrophules n'obtiennent quelque réussite qu'autant que les malades ne négligent aucun des moyens diététiques, et qu'ils s'astreignent aux lois du régime. Ils doivent n'user que d'une nourriture saine et facile à digérer; mais on a tort, ce me semble, d'imaginer qu'il ne faut les alimenter qu'avec une bonne et succulente viande. Ce préjugé est un de ceux qu'il est le plus important de détruire. En effet, si la diète, purement animale, influoit tant, comme on le dit en France, sur la guérison de la maladie qui nous occupe, l'Angleterre seroit-elle peuplée de scrophuleux? Ce régime fortifiant ne convient réellement qu'aux malheureux habitans des campagnes, dès long-temps affoiblis par tous les genres de privation. Ce qui convient, du reste, aux scrophuleux de toutes les classes, c'est de respirer un air salubre, de rechercher les lieux secs et bien exposés, de se livrer à un exercice habituel, de monter à cheval, de cultiver la natation, de se fortifier par des voyages ou par des travaux rustiques, de se distraire par la chasse, la pêche, ou par des jeux propres à raffermir la fibre et à provoquer une transpiration abondante. Je l'avouerai toutefois, la thérapeutique des scrophules forme véritablement un grand vide dans les fastes de notre art. Tout est, pour ainsi dire, à rechercher contre cette maladie, si profondément invétérée dans l'économie physique de l'homme. Rien n'est plus inexpugnable que ce mal factice de notre vie sociale. Il faudroit d'autres habitudes et surtout d'autres mœurs pour s'en délivrer.

FIN DU DEUXIÈME VOLUME.

TABLE.

LES LÈPRES.

LES PIANS.

SECTION PREMIÈRE.

SECTION DEUXIÈME.

LES ICTHYOSES.

SECTION PREMIÈRE.

SECTION DEUXIÈME.

LES SYPHILIDES.

SECTION PREMIÈRE.

SECTION DEUXIÈME.

LES SCROPHULES.

FIN DE LA TABLE DU SECOND VOLUME.

www.ingramcontent.com/pod-product-compliance
Ingram Content Group UK Ltd.
Pitfield, Milton Keynes, MK11 3LW, UK
UKHW020321200726
13857UKWH00001B/251

9 782011 919267